Amel Bouzabata

Le genre Myrtus en Algérie

Amel Bouzabata

Le genre Myrtus en Algérie

Myrtus communis L. et Myrtus nivellei Batt. et Trab.

Éditions universitaires européennes

Imprint

Any brand names and product names mentioned in this book are subject to trademark, brand or patent protection and are trademarks or registered trademarks of their respective holders. The use of brand names, product names, common names, trade names, product descriptions etc. even without a particular marking in this work is in no way to be construed to mean that such names may be regarded as unrestricted in respect of trademark and brand protection legislation and could thus be used by anyone.

Cover image: www.ingimage.com

Publisher:
Éditions universitaires européennes
is a trademark of
International Book Market Service Ltd., member of OmniScriptum Publishing Group
17 Meldrum Street, Beau Bassin 71504, Mauritius

Printed at: see last page
ISBN: 978-3-8416-6910-0

Zugl. / Agréé par: Annaba, Université Badji-Mokhtar, 2015.

REMERCIEMENTS

Ce travail a été financé par le Ministère de l'Enseignement Supérieur et de la Recherche Scientifique dans le cadre de la coopération interuniversitaire Franco-Algérienne sous le programme «PROFAS B».

Je remercie Monsieur le Professeur Lahouari Abed pour la confiance qu'il m'a accordée en acceptant de remplacer la défunte Mme le Professeur Faffani Boussaha, pour ses précieux conseils et son écoute tout au long de mon parcours universitaire. Je tiens également à exprimer ma profonde reconnaissance à Monsieur le Professeur Félix Tomi, pour m'avoir accueillie dans son équipe au sein du laboratoire de Chimie et de Biomasse, CNRS-UMR 6134, et pour m'avoir donné l'opportunité de me former en Phytochimie avec des appareils modernes. J'ai été très sensible à sa grande disponibilité et à la confiance qu'il a bien voulu m'accorder.

Je tiens à adresser mes plus vifs remerciements au Professeur Joseph Casanova pour son dévouement incomparable et nos nombreuses entrevues enrichissantes. Il m'a inculqué l'importance de la rigueur scientifique.

J'aimerais également citer les personnes dont la collaboration a été essentielle pour plusieurs aspects de ce travail. Je remercie en particulier Madame le Professeur Ligia Salgueiro, et Madame le Docteur Celia Cabral de l'Université de Coimbra, Portugal pour leurs conseils et leur aide concernant la réalisation des tests antifongiques e tdes tests anti-inflammatoires. Mes remerciements vont également à Monsieur le Professeur Ange Bighelli (Université de Corse) ainsi qu'à Monsieur Vincent Castola (Maître de Conférences à l'Université de Corse).

Je remercie également Monsieur Taoufik Mouhoubi de l'Institut Forestier de Bainem, Alger, et Monsieur Abdelhamid Chebli Ingénieur en Agronomie à l'Institut Forestier de Tamanrasset. Je remercie également Monsieur Messaoud Betina, directeur de la société ExtraBio, pour son aide précieuse.

Enfin, je ne saurais terminer sans remercier ma mère, une amie et une confidente qui m'a soutenu dans mes choix et a su toujours m'encourager quelques que soient les difficultés que j'ai pu rencontrer dans mon travail.

I

ABREVIATIONS ET SYMBOLES

ACP : Analyse en Composantes Principales
APG III : Angiosperms Phylogeny Group
AFNOR : Association Françaisede Normalisation
ANOVA : Analyse de Variance
CC : Chromatographie sur Colonne
CCM : Chromatographie sur Couche Mince
CLHP : Chromatographie Liquide Haute Performance
CMF : Concentration Minimale Fongicide
CMI : Concentration Minimale Inhibitrice
CMI90 : est la plus faible concentration inhibant la croissance de 90% de l'inoculum
CPG : Chromatographie en Phase Gazeuse
CPG(Ir) : Chromatographie en Phase Gazeuse (associée aux Indices de rétention)
CPG-IRTF : Chromatographie en Phase Gazeuse couplée à la spectroscopie Infra-Rouge à la Transformée de Fourrier
CPG-SM : Chromatographie en Phase Gazeuse couplée à la Spectrométrie de Masse
CPG-SM-SM : Spectrométrie de Masse multidimensionnelle à double analyseur
DEPT : Distortionless Enhancement by Polarization Transfer
DMAPP : Pyrophosphate de Diméthyl-Allyle
ELISA : Enzym-Linked Immunosorbent Assay
Δ : déplacement chimique
$\delta^{13}C$: déplacement chimique RMN ^{13}C
$\delta^{1}H$: déplacement chimique RMN ^{1}H
Δδ : variation de déplacement chimique
FID : Détecteur à Ionisation de Flamme
FPP : FarnésylPyroPhosphate
GPP : GéranylPyroPhosphate
GGPP : GéranylGéranylPyrophosphate
HCA : Analyse Hiérarchique Ascendante
Ir : Indices de rétention
IRTF : la spectroscopie Infra-Rouge à la Transformée de Fourrier
IPP : Pyrophosphate d'IsoPentényle
ISO : International Standards Organization on Essential Oils
K-means : Algorithme de partition des centres
LPS : Lipopolysaccharide
CML : Concentration Minimale Létale
MTT : bromure de 3-(4,5-Diméthylthiazol-2-yl)-2,5-diphényltétrazolium
PMA : Plantes Médicinales et Aromatiques
ppm : partie par million
RMN^{13}C : Résonance Magnétique Nucléaire du carbone-13
RMN 1D et 2D : Résonance Magnétique Nucléaire (mono- et bidimensionnelle)
RMN ^{1}H : Résonance Magnétique Nucléaire du proton-1
SARM : *Staphylococcus aureus* Résistant à la Méthicilline
SM : Spectrométrie de Masse
UV : Ultra Violet

II

LISTE DES FIGURES

IV

LISTE DES TABLEAUX

SOMMAIRE

INTRODUCTION

L'Algérie couvre une surface de 2381741 Km^2; elle est dotée d'un patrimoine floristique très diversifié, notamment dans le domaine des plantes aromatiques. Deux chaines montagneuses importantes, l'Atlas tellien au nord et l'Atlas saharien au sud, séparent le pays en trois types de milieux qui se distinguent par leur relief, leur morphologie et leur climat, donnant lieu à une importante biodiversité écologique. De ce fait, on distingue le littoral et la zone tellienne qui bordent la mer méditerranée, les hauts plateaux et la steppe au centre et enfin l'Atlas saharien au Sud. Du Nord au Sud de l'Algérie, des forêts, maquis et matorrals aux steppes semi-arides et arides puis vers les écosystèmes désertiques, suivant une variabilité des tranches pluviométriques. Dans l'Atlas tellien, caractérisé par un étage climatique per-humide se développent des espèces méditerranéennes comme le myrte commun (*Myrtus communis* L.), le sapin de Numidie (*Abies numidica* de Lannoy ex Carrière), le tremble (*Populus tremula* L.), le chêne liège (*Quercus suber* L.) et le cèdre (*Cedrus atlantica* (Endl.) Manetti ex Carrière) mais aussi des espèces acclimatées comme les eucalyptus (*Eucalyptus globulus* Labill.). L'Atlas tellien est caractérisé par un étage subhumide dans les régions dominées en altitude, sur lesquelles se développent les forêts à *Quercus rotundifolia* Lam.et *Pinus halepensis* Mill. Les hauts plateaux algériens et les zones steppiques constituent un relief bordant l'Atlas tellien au Nord et l'Atlas saharien au Sud. Les steppes algériennes sont dominées par quatre grands types de formations végétales: les steppes graminéennes à base d'alfa (*Stipa tenacissima* L.) et de sparte (*Lygeum spartum* L.), des steppes chamaephytiques à base d'armoise blanche *Artemisia herba alba* Asso. dont les valeurs pastorales sont très appréciables et *Hammada scoparia* (Pomel) Iljin. Des formations azonales sont représentées par les espèces psammophiles et les espèces halophiles de bonne valeur fourragère. Enfin, la flore saharienne est caractérisée par la pauvreté floristique et l'endémisme de la végétation. A titre d'exemple, le plateau du Tassili des n'Ajjer présente un taux d'endémisme proche de 50%. Parmi les espèces endémiques les plus importantes, on peut citer plusieurs espèces: *Cupressus dupreziana* A. Camus, *Myrtus nivellei* Batt. & Trab., *Olea europaea* subsp. *laperrinei* (Batt. & Trab.) Cif., *Lavandula antineae* Maire, et *Lupinus digitatus* Forssk. La biodiversité actuelle de cet environnement a conduit à la préservation de ce patrimoine qui puise ses racines dans l'empirisme des utilisations ancestrales [1-6].

Aujourd'hui, le secteur des plantes médicinales et aromatiques (PMA) concerne majoritairement des marchés tels que la parfumerie, la cosmétique, l'aromathérapie et l'agroalimentaire et il est en constante progression. En Algérie, ce secteur est encore balbutiant contrairement au Maroc et à la Tunisie qui ont dans ce domaine un savoir faire plus affirmé et son développement passe d'abord par une meilleure connaissance de la composition chimique des huiles essentielles.

Les huiles essentielles constituent des produits à forte valeur ajoutée qui peuvent être valorisés dans différents secteurs d'activités: pharmacie, cosmétique ou agroalimentaire. Ces mélanges complexes peuvent renfermer une centaine (et parfois plus) de constituants. La valorisation de ces substances naturelles passe préalablement par une étape de caractérisation de leur composition chimique, permettant de les caractériser d'en contrôler la qualité et de mettre en évidence une éventuelle spécificité. Cependant, l'identification et la quantification des constituants d'un mélange naturel demeurent toujours une opération délicate nécessitant l'utilisation de techniques complémentaires. De ce fait, la démarche analytique utilisée doit présenter une grande fiabilité et nécessite l'association de plusieurs techniques complémentaires.

D'une manière générale, on distingue trois voies pour l'analyse des mélanges naturels :

• La première voie consiste à identifier et à quantifier les composés dont les caractéristiques physico-chimiques et spectroscopiques sont décrites en utilisant le couplage en ligne d'une technique chromatographique qui permet d'individualiser les constituants et d'une technique spectroscopique qui permet de les identifier.

• La seconde voie est utilisée pour élucider la structure d'un composé inconnu préalablement isolé et purifié. Elle consiste à isoler chacun des constituants par différentes techniques chromatographiques exemple, chromatographie sur colonne (CC), chromatographie sur couche mince (CCM), et une étude structurale par des techniques spectroscopiques (SM, UV, IR, RMN ^{1}H et ^{13}C RMN). Cette méthode est très fiable, elle requiert un investissement en un temps considérable.

• Une troisième voie, intermédiaire entre les deux précédentes, met en œuvre la Résonance Magnétique Nucléaire du carbone 13 (RMN ^{13}C) comme méthode d'identification des constituants d'un mélange sans séparation préalable, ou en réduisant au minimum les étapes de fractionnement. C'est à la suite des travaux précurseurs de Formacek et Kubeczka, que l'équipe de Chimie et Biomasse de l'Université de Corse a mis au point et a développé une méthode d'analyse basée sur la RMN ^{13}C pour l'identification des composés de mélanges complexes, sans séparation préalable. Le principe de cette méthode repose sur la comparaison, à l'aide d'un logiciel d'aide à l'identification, des raies de résonnance du spectre de mélange avec celles des composés de référence contenus dans une bibliothèque de spectres.

Ce travail s'inscrit dans le cadre d'une collaboration avec l'équipe de Chimie et Biomasse de l'Université de Corse qui fait partie de l'UMR-CNRS 6134, SPE (Sciences pour l'Environnement, thème «Ressources Naturelles»), sur la valorisation des produits issus de la biomasse végétale dans le cadre d'un programme de coopération Franco-Algérienne «Profas B». Toutefois, l'Université de Corse a développé depuis une dizaine d'années des collaborations avec des universités d'Algérie (Tlemcen, Sidi Bel Abbès, Alger, Annaba).

Ce travail contribue à la valorisation des ressources naturelles pour une meilleure connaissance de plusieurs plantes aromatiques d'Algérie. Le territoire algérien comporte une flore très diversifiée à travers ses étages bioclimatiques. L'objectif principal de ce travail consiste dans la caractérisation chimique et biologique del'huile essentielledu myrte (*Myrtus communis* L.) d'Algérie, qui est très appréciée en médecine traditionnelle comme une plante médicinale et aromatique. Ce travail a également pour but une meilleure connaissance chimiotaxonomique des huiles essentielles des myrtes algériens. Nous mettons également en évidence l'adaptation des techniques analytiques en fonction du but recherché et en particulier l'utilisation de la RMN du carbone-13 dans l'analyse des mélanges complexes.

Ainsi, ce manuscrit est divisé en trois parties. Dans une première partie, nous réalisons une synthèse bibliographique sur les huiles essentielles incluant les différentes techniques d'analyse des mélanges naturels, ainsi que sur les propriétés biologiques. Dans un premier temps, nous décrivons les techniques d'analyse conventionnelles utilisées dans le domaine des huiles essentielles et nous mettons en évidence à travers divers exemples, leurs avantages et leurs limites. Nous insistons plus particulièrement sur la RMN du ^{13}C, utilisée non pas comme outil d'élucidation structurale mais comme outil d'analyse des mélanges complexes. Nous démontrons la spécificité de cette technique, ainsi que sa complémentarité avec les autres techniques d'analyse, ces deux aspects étant illustrés par des exemples, provenant des travaux réalisés au laboratoire. Dans un deuxième temps, nous présentons les propriétés biologiques des huiles essentielles, incluant les propriétés antifongiques, antibactériennes, anti-inflammatoires et anticancéreuses. Pour cela, nous illustrerons quelques exemples. Dans un troisième temps, nous présentons les caractères botaniques, et la description des travaux antérieurs d'une espèce méditerranéenne *Myrtus communis* L. qui a fait l'objet de nombreux travaux aussi bien d'un point de vue de caractérisation chimique des constituants de son huile essentielle que l'étude de ses propriétés biologiques.

Nous décrivons ensuite, une espèce endémique du Sahara Central appartenant au genre Myrtus, représentée par *Myrtus nivellei* Batt. & Trab., vu le lien de parenté qui existe entre *Myrtus communis* L. et *Myrtus nivellei* Batt. & Trab.Nous montrons également l'intérêt d'élargir nos travaux sur cette espèce endémique.

La deuxième partie sera consacrée à la partie expérimentale englobant, la méthodoolgie des différentes techniques utilisées pour l'étude de la composition chimique des huiles essentielles, incluant les techniques histologiques, les techniques chromatographiques, spectroscopiques, ainsi que les techniques de séparation. Nous détaillons ensuite, les méthodes ethnobotaniques, les techniques et les différentes normes utilisées pour la détermination de l'activité antifongique, anti-inflammatoire et la cytotoxicité. Enfin, nous précisons différents types de tests statistiques utilisés selon le besoin.

La troisième partie sera consacrée aux résultats englobant les résultats botaniques, phytochimiques, ethnobotaniques et biologiques. Nous avons montré à travers une étude histologique, les caractères microscopiques de la feuille et de la poudre. De plus, nous avons démontré que la combinaison des techniques analytiques constitue un atout appréciable pour la caractérisation des huiles essentielles. L'application de la méthode développée à l'Université de Corse est illustrée par un exemple de caractérisation de l'huile essentielle de *Myrtus communis* L.

En effet, nos travaux s'articulent pour la majorité sur la caractérisation de l'huile essentielle de *Myrtus communis* L., grâce à la méthodologie d'analyse exposée dans la partie illustration de la méthode. Nous examinerons la variabilité intraspécifique des huiles essentielles de *Myrtus communis* L. à travers l'analyse de quatre vingt deux échantillons originaires de l'est, du centre et dans une moindre mesure de l'ouest de l'Algérie. Ainsi, nous essaierons de fournir le ou les types de composition (s) chimique (s) présentes en Algérie afin de les comparer à ceux qui existent au Maghreb mais aussi dans l'aire méditerannéenne. Pour cela, nous avons mené notre étude en deux temps, dans un premier temps avec 27 échantillons provenant du Nord- Est d'Algérie puis dans un deuxième temps avec 55 échantillons provenant de l'ensemble de l'Algérie. Nous utiliserons des outils statistiques d'interprétation pour réaliser l'étude sur la variabilité intraspécifique (ACP, K-means). Ensuite, nous nous intéresserons aux différentes utilisations traditionelles de cette espèce, connue en Algérie pour son effet anti-inflammatoire. A travers l'etude éthnobotanique réalisée dans le Nord-Est d'Algérie, nous déterminerons, les formes d'utilisation et les modes de préparation, ainsi que les pathologies traitées par cette espèce. Enfin, nous nous interesserons au potentiel biologique de cette huile essentielle. Pour cela, nous évaluons l'activité antifongique, anti-inflammatoire et la cytotoxicité à partir de deux échantillons collectifs, en respectant la répartition chimique. Ces tests ont été effectués avec la collaboration de l'équipe de Pharmacognosie de l'Université de Coimbra, Portugal sous la direction du Professeur Ligia Salgueiro.

Sachant le lien de parenté entre *M. communis* et *M. nivellei,* nous présentons l'huile essentielle d'une espèce endémique du Sahara Central *Myrtus nivellei* Batt. & Trab., qui jusqu'à présent n'a pas fait l'objet d'études. Tout d'abord, nous décrivons la composition chimique de cette huile essentielle qui s'avère plus complexe que celle de *M. communis.* L'analyse détaillée d'un échantillon d'huile essentielle extraite à partir des feuilles de *M. nivellei* est réalisée par RMN ^{13}C, CPG (Ir) et CPG-SM. Cette première étude servira de base pour l'analyse de neuf autres échantillons d'huile essentielle provenant de deux stations différentes, pour l'étude de la variabilité chimique intraspécifique. De manière parallèle à ce qui a été réalisé sur *M. communis*, nous étudierons le potentiel antifongique, anti-inflammatoire et la cytotoxicité de l'huile essentielle de *M. nivellei,* utilisée en médecine traditionnelle dans le traitement des dermatoses. Les résultats de tous les travaux obtenus, ont été valorisés dans cinq publications présentées dans la partie annexe en fin du document.

1. DONNEES BIBLIOGRAPHIQUES

1.1. GENERALITES SUR LES HUILES ESSENTIELLES.

1.1.1. Historique.

L'utilisation des huiles essentielles (parfums et aromates) fut étroitement associée à la phytothérapie et remonte à la haute antiquité [7]. La première utilisation est datée de 40000 ans avant notre ère, quand l'huile essentielle de *Melaleuca alternifolia* a été utilisée par les peuples aborigènes, présents sur le Continent Australien [8].

L'Inde, la Chine et le bassin méditerranéen constituent les trois grandes zones dans lesquelles l'utilisation des huiles essentielles s'est développée. Ainsi, un alambic en terre cuite a été découvert au Pakistan et semble dater de 5000 ans avant notre ère. L'Inde est un pays extrêmement riche en plantes aromatiques [7]. La médecine Ayurvédique (Sciences de la Vie) a codifié l'usage de nombreuses plantes aromatiques. Il y a 3000 ans, de nombreuses formules de bains et de massages utilisaient la cannelle, la cardamome, la coriandre, le gingembre, la myrrhe et de nombreuses autres plantes aromatiques. En Chine, vers 3500 ans avant l'ère chrétienne, les bois aromatiques étaient utilisés comme encens. Les ouvrages médicaux chinois les plus anciens traitent de l'utilisation des plantes aromatiques. Shen Nung rédigea le plus ancien traité de phytothérapie dans lequel il cite de nombreuses plantes aromatiques telles que la canelle de Chine (*Cinnamomum cassia*) ou le camphre (*Cinnamomum camphora*) [7,8].

Autour du bassin méditerranéen, l'usage des plantes aromatiques occupait une place prépondérante aussi bien dans la vie quotidienne que lors des rituels dans les civilisations égyptienne, hébraique, grecque et romaine. En Egypte, entre 3000 et 2000 ans avant l'ère chrétienne, (XVIIIe dynastie pharaonique) une méthode rudimentaire de distillation était déjà utilisée. Afin de préserver les chairs du défunt, l'embaumement utilisait, entre autre, *Myrtus communis* (myrte) et *Cinnamomum verum* (cannelle), ainsi que d'autres huiles essentielles [7]. Les Hebreux hériteront de ces pratiques, et les employaient pour les arômes et surtout lors des offices religieux. A partir de 1200 ans avant l'ère, les Grecs et les Romains grands navigateurs et commerçants, étaient de grands utilisateurs d'onguents et de parfums. Ils croyaient aux vertus des plantes aromatiques pour restaurer la vie sexuelle. Théophraste auteur de l'ouvrage intitulé «Traité des odeurs», remarque l'intérêt thérapeutique des odeurs [8].

Au Moyen Orient, et en Andalousie vers le XIIIe siècle, les Arabes ont perfectionné les méthodes de distillation pour la fabrication des parfums, des remèdes et des soins de peau par le massage. Ils produisent de nombreux parfums, particulièrement à Damas. Ibn Sina, connu sous le nom d'Avicenne perfectionne la technique d'extraction des essences et entre autres celle de *Rosa centifolia* et publie le «Canon de la médecine», qui développe l'utilisation de nombreuses huiles essentielles. L'importante utilisation des épices et d'extraits aromatiques que fit l'Occident dès le Moyen-Age fut sans doute en grande partie liée aux croisades et permirent de rapporter l'Art de la distillation. Vers le XVe siècle, le nom *aromaterii* donné aux apothicaires, montre déjà l'importance et la place occupée par les plantes aromatiques et leurs extraits dans la médecine [8].

Au XVIe siècle, l'industrie des parfums s'installe à Grasse et dépasse Montpellier. L'alchimie atteint sa gloire avec Paracelse qui met au point les quintessences de plantes. Au XVIIe siècle, sous le règne de Louis XIV, les huiles essentielles ont été très couramment employées pour se parfumer. Au XVIIIe siècle, les premiers contrôles voient le jour, afin de démasquer les falsifications qui apparaissent. Demanchy dans son ouvrage sur «*l'art du distillateur des Eaux Fortes*» en 1755 décrit un appareil de distillation utilisant la vapeur d'eau [7].

Le milieu du XIXe siècle, et sa révolution industrielle, transformera l'extraction artisanale des huiles essentielles en une exploitation industrielle de la distillation à la vapeur d'eau. Les premières analyses chimiques et la production des huiles synthétiques font leur apparition. Le Codex de 1837 contient la description de 44 huiles essentielles. Les eaux florales ont été commercialisées, comme par exemple l'Eau de mélisse des

Carmes, composée vers 1600. Le vinaigre aromatique est resté insrit au Codex pharmaceutique juqu'au début du vingtième siècle [7,8].

Au début du XXe siècle, l'aromathérapie connait une renaissance par les travaux des Français pour la plupart. En 1918, le chimiste lyonnais René-Maurice Gattefossé se brûle la main lors d'une explosion dans son laboratoire. Il a le réflexe de la plonger dans un récipient contenant de l'huile essentielle de lavande vraie. La guérison de la plaie ainsi que la cicatrisation sont d'une rapidité étonnante. Face à ce résultat il consacre sa vie à l'étude des propriétés antimicrobiennes des huiles essentielles en laissant un ouvrage «Aromathérapie». En 1929, Sévelinge poursuit ses travaux dans le domaine de la médecine vétérinaire et confirme le potentiel élevé de ces substances aromatiques.

Vers 1950, Shnoder et Messing mesurent les zones d'inhibition. Ils sont les pères de l'aromatogramme. En 1964, à la suite d'un manque de médicaments usuels, le Dr Valnet chirurgien Français, vérifie leur efficacité sur le terrain et diffuse le livre «Aromathérapie». Dans sa lignée, lui succèdent les Drs Durrafourd, Lappraz, D'Hervincourt, Belaiche. En 1975, Pierre Franchomme apporte une notion fondamentale, le chémotype aujourd'huit nommé chimiotype, et montre son importance pour réduire les échecs thérapeutiques, les effets secondaires ou les risques de toxicité [7,9].

1.1.2. Définitions.

Selon les normes de l'*International Standards Organization on Essential Oils*, ISO 9235 et celle de l'*Association de Normalisation Française*, AFNOR NF T 75-006 (octobre 1987), une huile essentielle est définie comme: «Produit obtenu à partir d'une matière première végétale, soit par entrainement à la vapeur, soit par des procédés mécaniques à partir de l'épicarpe des Citrus, soit par distillation à sec» [10,11].

1.1.3. Procédés d'obtention.

1.1.3.1. Techniques de l'hydrodistillation/l'entrainement à la vapeur.

La technique d'extraction des huiles essentielles utilisant l'entrainement des substances aromatiques grâce à la vapeur d'eau est de loin la plus utilisée à l'heure actuelle. La méthode est basée sur un entrainement mécanique des composés volatils (phase organique) par un courant de vapeur (phase aqueuse). Les deux phases n'étant pas miscibles, il y a formation d'un azéotrope. Ainsi, les composés volatils et l'eau distillent simultanément à une température inférieure à 100 C° sous pression atmosphérique normale. Deux procédés, sont décrits utilisant ce principe: l'entrainement à la vapeur d'eau, et l'hydrodistillation.

L'entraînement à la vapeur d'eau et l'hydrodistillation constituent les procédés d'extraction de certaines substances organiques les plus anciens, apportés par les Arabes au IXème siècle. Cette opération s'accomplit traditionnellement dans un alambic [12]. L'entrainement à la vapeur constitue la technique la plus utilisée et la plus aisée à mettre en œuvre pour la production d'huiles essentielles et elle reste sans doute la plus rentable. L'hydrodistillation au laboratoire, peut être utilisée avec un appareil de type Clevenger, codifié par la pharmacopée européenne (8.0 ed.), et illustré dans la figure 1 [13]

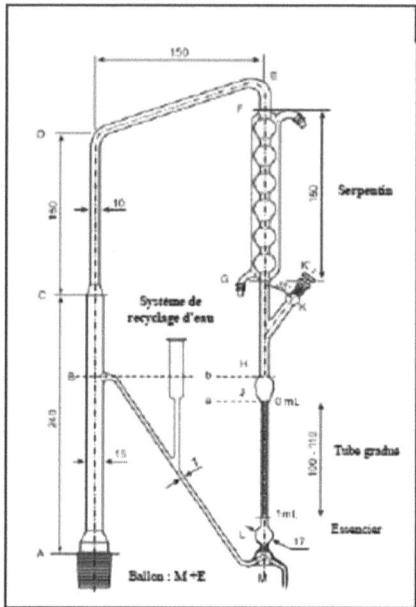

Figure 1 : Appareil de Clevenger pour la détermination des huiles essentielles dans les drogues végétales [13].

M+E : le matériel végétal (M) est mis en contact direct avec l'eau (E) qui est porté à ébullution, la distillation s'effectue avec recyclage d'eau appelé : cohobation.

Le chauffage génère la vapeur d'eau qui détruit la structure des cellules végétales, libére les molécules contenues et entraine les plus volatiles en les séparant du subtrat cellulosique. Le courant de vapeur ainsi créé permet l'entrainement d'un mélange hétérogène d'eau et de molécules organiques. Il s'agit précisement de la formation d'un azéotrope entre l'eau et chacun des constituants du mélange qui permet dans la majorité des cas une volatilisation de ces métabolites secondaires à une température d'ébullution inférieure à celle de chaque composé et à celle de l'eau [14]. La vapeur chargée de l'huile essentielle se condense dans le serpentin de l'alambic avant d'être récupérée dans un essencier. L'huile essentielle se sépare de l'eau de condensation en raison de sa plus faible densité et se place au dessus de celle-ci. La phase aqueuse contenant les composés hydrosolubles est appelée eau de distillation (ou hydrolat ou encore eau florale) [14].

1.1.3.2. Expression des épicarpes de Citrus.

Le principe de la méthode est très simple: les zestes des agrumes sont dilacérés et le contenu des poches sécrétrices qui ont été rompues est récupéré par procédé physique. Le procédé classique consiste à exercer, sous un courant d'eau, une action abrasive sur la surface du fruit. Après élimination des déchets solides, l'huile essentielle est séparée de la phase aqueuse par centrifugation. D'autres machines rompent les poches par dépression et recueillent directement l'huile essentielle, ce qui évite les dégradations liées à l'action de l'eau [15].

1.1.3.3. Extraction par microondes.

Cette technique est un exemple d'éco-extraction puisqu'elle conduit, en réduisant le temps d'extraction et la dépense énergétique par rapport à une méthode conventionnelle, à un faible coût énergétique et un moindre impact pour l'environnement [16]. Toutefois, le produit obtenu ne peut pas être nommé huile essentielle. Il s'agit d'un extrait par micro-onde. En 1990, Paré *et al.,* ont déposé un premier brevet européen, sur « l'extraction de produits naturels assistée par micro-ondes » [17]. Ils proposaient d'irradier le matériel végétal en présence d'un solvant transparent aux micro-ondes de type hexane. L'efficacité des micro-ondes est liée à leur action puisqu'elles atteignent directement les systèmes glandulaires et vasculaires du végétal [18-21].

1.1.4. Les terpènes et les huiles essentielles.

1.1.4.1. Généralités structurales.

Les huiles essentielles sont des mélanges, souvent complexes, de constituants qui appartiennent, à deux groupes caractérisés par des origines biogénétiques distinctes : le groupe des terpénoïdes et le groupe des phényl propanoïdes qui est cependant moins fréquemment rencontré [15].

Les terpènes constituent le plus important groupe des produits naturels, comprenant environ 30000 composés [22]. Les terpènes sont constitués de l'assemblage d'une ou plusieurs unité(s) à cinq atomes de carbones à squelette 2-méthylbutane, très fréquemment représentée par une unité isoprène $(C_5H_8)_n$ (Figure 2). Selon le nombre d'unité(s) isoprène(s), on distingue: les hémiterpènes C_5, les monoterpènes C_{10}, les sesquiterpènes C_{15}, les diterpènes C_{20}, les sesterpènes C_{25}, les triterpènes C_{30}, les tétraterpènes C_{40} et les polyterpènes C_{5n}. Les terpènes les plus fréquemment rencontrés dans les huiles essentielles sont les hémiterpènes, les monoterpènes, les sesquiterpènes, et parfois quelques diterpènes [22-24]. Dans la nature, les terpènes peuvent présenter diverses fonctions chimiques: alcools, oxydes, aldéhydes, cétones, acides carboxyliques, et esters [22].

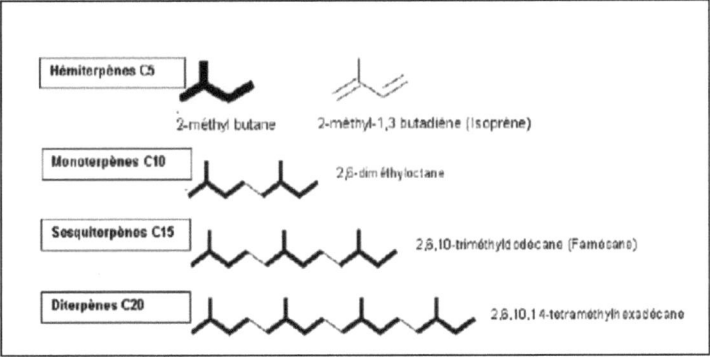

Figure 2 : Parents hydrocarbonés des terpènes des huiles essentielles [22].

A. Les hémiterpènes : environ 50 hémiterpènes, ont été décrits [22]. Ces composés à cinq atomes de carbones peuvent être des alcools, des aldehydes et des esters, avec un squelette 2-méthylbutane, et constituent les composés minoritaires des huiles essentielles. Nous citons l'exemple du prénol : 3-méthylbut-2-ène-1-ol representé dans la figure 3, retrouvé dans l'huile essentielle d'ylang ylang obtenu à partir des fleurs fraiches de *Cananga odorata* (Annonaceae), ainsi que dans l'huile essentielle du houblon *Humulus lupulus* (Cannabaceae) [22]. Les esters comme le prényl acétate confèrent la note fruitée des huiles essentielles, ainsi que les formes thioesters correspondantes qui contribuent à l'odeur caractéristique du galbanum [14].

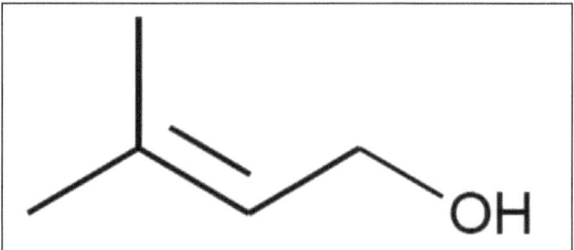

Figure 3: Structure du 3-méthylbut-2-ène-1-ol

B. Les monoterpènes : plus de 1500 monoterpènes, résultant de la fusion de deux unités isoprènes ont été décrits [22]. Les monoterpènes peuvent être: linéaires (acycliques), ou cycliques (mono, bi ou tricycliques). Nous présentons dans la figure 4 quelques exemples.

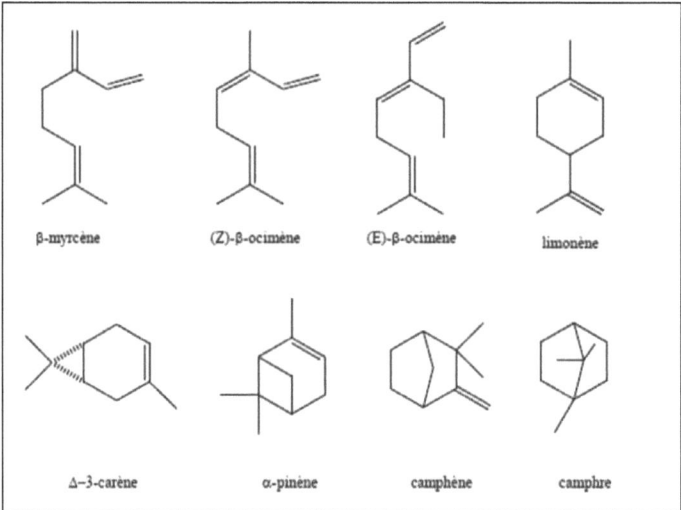

Figure 4: Structure de quelques monoterpènes

C. Les sesquiterpènes : Le nombre de molécules sesquiterpéniques connues n'a cessé de croitre, depuis l'isolement du cadinène et du caryophyllène par Wallach à la fin du XIXe siècle. Il s'agit de la classe la plus diversifiée des terpènes, avec plus de 10000 molécules connues jusqu'à ce jour [22]. Ce sont des dérivés du 2, 6, 10-triméthyldodécane ou farnésane, et ils présentent une très grande variété de squelettes. Des exemples sont illustrés dans la figure 5.

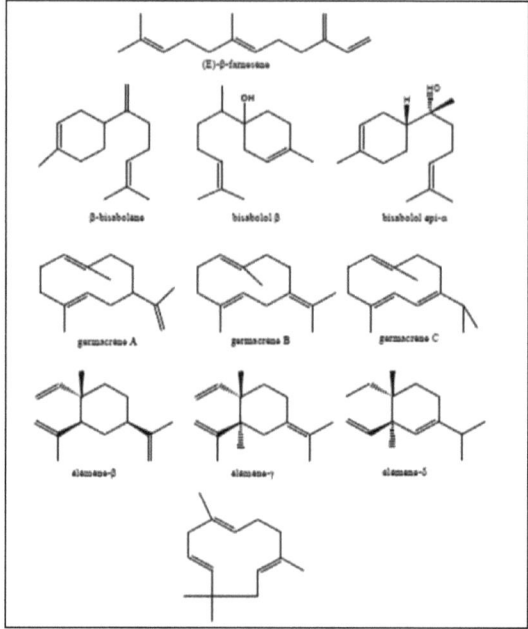

Figure 5: Structure de quelques sesquiterpènes

1.1.4.2. Origine biosynthétique.

Les précurseurs des principales classes des terpènes, formés par des réactions enzymo-catalysées, sont des esters pyrophosphoriques d'alcools en $(C_5)_n$, issus de l'addition séquentielle d'une unité en C_5, le pyrophosphate d'isopenténryle (IPP) ou isoprène actif:

-géranylpyrophosphate (GPP), précurseur des monoterpènes à C_{10};

-farnésylpyrophosphate (FPP), précurseur des sesquiterpènes à C_{15};

-géranylgéranylpyrophosphate (GGPP), précurseur des diterpènes à C_{20}.

Le pyrophosphate d'isopentényle (IPP) constitue l'unité isoprénique d'enchainement, il s'isomérise en pyrophosphate de diméthyl-allyle (DMAPP) par l'isopentényl diphosphate Δ-isomérase. Le pyrophosphate de diméthylallyle formé se condense avec une nouvelle molécule d'IPP (Figure 6). Le mécanisme a été élucidé par Croteau [25].

La réaction du couplage est catalysée par une GPP synthase, implique le centre nucléophile du méthylène de l'isopenténylpyrophosphate (tête) et le centre électrophile du groupement allylique CH2 du DMAPP (queue). Cette réaction de couplage «tête à queue» donnera naissance au géranylpyrophosphate (GPP) à C_{10}. Nous décrivons les étapes de la réaction:

-En premier, la réaction d'ionisation du pyrophosphate d'allyle implique le départ du groupe pyrophosphate.

-Ensuite, la réaction de carbocation donne naissance à l'ion carbonium allylique qui est attaqué par les électrons de la double liaison du pyrophosphate d'isopentényle ; la condensation s'accompagne de l'élimination d'un protonsur le C_2 de l'IPP. Cette réaction donne naissance au géranyle de pyrophosphate. Une addition similaire d'IPP sur le pyrophosphate de géranyle (GPP) conduit au farnésyle de pyrophosphate (FPP) à C_{15}, puis au géranylgéranyle de pyrophosphate (GGPP) à C_{20} (Figure 6). Ces différents composés sont à l'origine des monoterpènes, sesquiterpènes, et diterpènes [26].

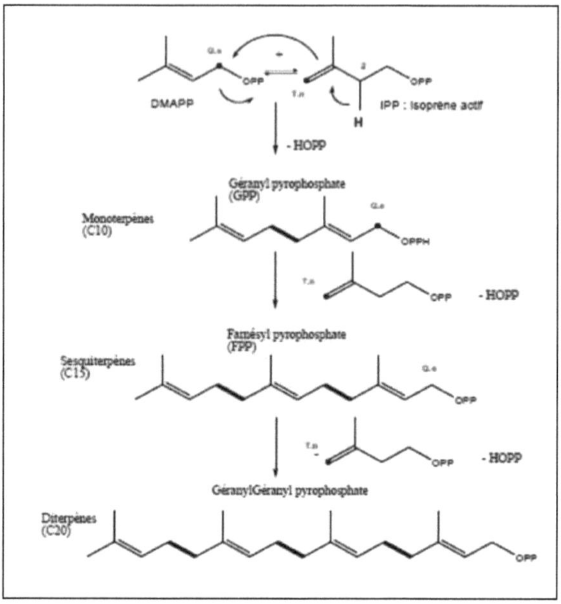

Figure 6: Schéma de biosynthèse des précurseurs des terpènes
T.n : Tête nucléophile, **Q.e** : Queue éléctrophile

La synthèse des terpènes cycliques et polycliques fait intervenir les ions intermédiaires carbonium. Dans le cas des monoterpènes monocycliques comme l'exemple du limonène, qui implique la formation de l'ion carbonium intermédiaire d'α-terpényle après le départ du groupement pyrophosphate. En premier, le cationallylique se cyclise en un cation cyclohexyl. Ensuite, cette réaction s'achève par la perte de proton donnant soit le (R)- ou le (S)- limonène (Figure 7).

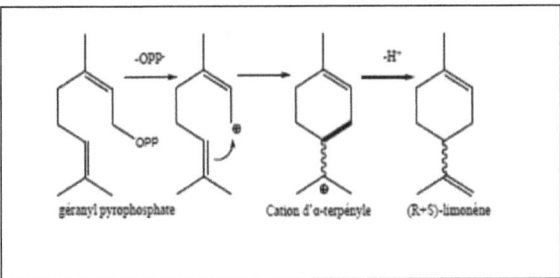

Figure 7 : Mécanisme réactionnel de la synthèse du limonène [22].

Les sesquiterpènes: le FPP, précurseur de toute la série, résulte de l'addition d'une molécule de pyrophosphate d'isopenttényle (IPP) sur le pyrophosphate de géranyle (GPP). La formation de l'ion carbonium se fait par dissociation de l'anion pyrophosphate, du farnésylpyrophosphate (FPP). La réaction de cyclisation de l'ion carbénium d'ionisation «non classique», permet la formation des sesquiterpènes monocycliques. L'allongement de la chaine du FPP, accroît le nombre de cyclisations possibles, et explique la très grande diversité de ces composés [15].

Certains composés aromatiques sont des dérivés des propénylphénols. Ils sont beaucoup moins fréquemment rencontrés que les terpènes mais sont souvent caractéristiques de certaines huiles essentielles de la famille des Apiaceae (anis, fenouil, persil, etc.). Ces composés peuvent présenter diverses fonctions chimiques : aldéhydes (cinnamaldéhyde), alcools (alcool cinnamique), phénols (chavicol, eugénol), oxydes

(anéthole, élémicine, estragole, méthyleugénol, etc) ou bien des hétérocycles oxygénés
(apiole, myristicine, safrole) (Figure 8) [15].[2]

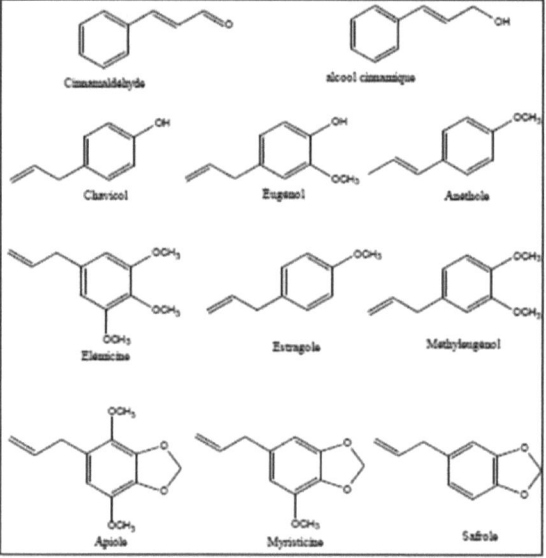

Figure 8 : Structure chimique de quelques composés aromatiques

1.1.5. Répartition, Localisation, Fonction.

A- Répartition: les huiles essentielles n'existent quasiment que chez les végétaux supérieurs. Les huiles essentielles sont réparties dans une cinquantaine de familles dont beaucoup sont des Lamiaceae, des Myrtaceae, des Rutaceae, des Asteraceae, mais aussi des Apiaceae. Les huiles essentielles peuvent être stockées dans tous les organes végétaux: sommités fleuries des Lamiacées (lavande vraie, sauge officinale), graines (ambrette), racines (vétiver), rhizome (gingembre), fruits (anis, fenouil), bois (santal), feuille (eucalyptus), oléorésines (myrrhe), encens et du baume de tolu.

B- Localisation: la synthèse et l'accumulation des huiles essentielles sont généralement associées à la présence de structures histologiques, spécialisées selon trois principales catégories d'appareils sécréteurs: les poils glandulaires épidermiques, les poches et les canaux glandulaires schizogènes ou schizolysigènes:
- les poches sécrétrices schizogènes sont vues par transparence sous forme de points réfringents, caractéristique de la famille des Myrtaceae (*Melaleuca, Myrtus, Eugenia,* etc.), des Myoporaceae, des Rutaceae, et des Hypericaceae.
- les canaux sécréteurs sont caractéristiques des familles suivantes: Hypericaceae, Dipterocarpaceae, Burseraceae, et Anacardiaceae, Rutaceae, Asteraceae, etc.
- les cellules sécrétrices ne sont pas organisées en glandes mais restent isolées. Elles sont retrouvées particulièrement chez la famille des Brassicaceae [27].

C- Fonction: la fonction biologique des terpénoides des huiles essentielles est écologique et constitue une réponse à ses stress biotiques et abiotiques [15]. Ces métabolites secondaires jouent un rôle fondamental de protection et de défense antimicrobien des plantes [28]. Ils participent dans les interactions entre la plante et son environnement, aussi bien dans le domaine des interactions végétales (inhibiteurs de la germination), que dans celui des interactions végétal-animal: protection contre les prédateurs, insectes, champignons et attraction des pollinisateurs [29-31].

1.1.6. Emplois.

Actuellement, près de 3000 huiles essentielles sont décrites, parmi lesquelles environ 300 présentent une importance commerciale dans le cadre d'applications pharmaceutiques, cosmétiques, alimentaires, agronomiques ou dans le domaine de la parfumerie [24].

A- En thérapeutique: les huiles essentielles sont utilisées en aromatothérapie, une branche de la phytothérapie qui utilise les huiles essentielles pour traiter un certain nombre de maladies. Beaucoup d'ouvrages décrivent des préparations à base d'huiles essentielles diverses prescrites pour le traitement de plusieurs maladies. Cependant, ces prescriptions ne possèdent pas de bases scientifiques rigoureuses car elles sont souvent tirées de pratiques empiriques. Les huiles essentielles sont également utilisées en médecine dentaire, l'exemple le plus couramment utilisée est la listerine: inventée au XIXème siècle, comme un puissant antiseptique chirurgical utilisée également sous forme de bain de bouche pour le soin de santé bucco-dentaire [32]. L'eugénol est utilisé en dentisterie pour ses propriétés antiseptiques et analgésiques [33].

B- En industrie: les huiles essentielles sont utilisées dans le domaine de la cosmétique, afin de donner une odeur agréable au produit, masquage de l'odeur des principes actifs, meilleure régularité dans l'utilisation du produit du fait de la sensation agréable apportée, mais aussi comme conservateurs, du fait des propriétés antimicrobiennes fréquemment rencontrées [34]. Dans le domaine de la parfumerie, même si les produits naturels ont pu connaitre un déclin lors de l'essor de la chimie de synthèse, les huiles essentielles jouent toujours un rôle fondamental. A titre d'exemple, l'huile essentielle de *Aniba rosaeodora* Ducke, composée en très grande majorité de 70 à 90 % de linalol possède cependant une plus grande richesse olfactive que la molécule pure, du fait de la présence des constituants minoritaires [35].

Les huiles essentielles sont utilisées aussi bien en thérapeutique qu'en industrie. La valorisation ou la commercialisation de ces mélanges naturels, qu'elle soit la propriété biologique exercée ainsi que leur emploi, est en général précédée d'une étape de caractérisation de leur composition chimique qui inclut l'identification et la quantification des constituants. Ce travail délicat nécessite de disposer des outils analytiques rapides et fiables. Pour cela, nous allons décrire les méthodes d'identification des constituants des mélanges naturels.

1.2. METHODES D'ANALYSE DES HUILES ESSENTIELLES.

La caractérisation des huiles essentielles (analyse chimique) demeure une étape essentielle pour leur valorisation et/ou leur commercialisation. Il est donc nécessaire de disposer d'outils analytiques rapides, fiables et adaptés permettant d'identifier et de quantifier les différents constituants de ces mélanges complexes. D'une façon générale, l'étude de la composition chimique d'un mélange naturel peut être effectuée selon différentes voies (Figure 9) :

- la voie A s'avère bien adaptée aux analyses de routine ou à l'identification des constituants ne présentant pas de difficultés majeures (huiles essentielles déjà décrites, contrôle de qualité,...). Cette voie fait intervenir le couplage en «ligne» d'une ou plusieurs techniques chromatographiques (CPG, CLHP), permettant d'individualiser les constituants, avec une technique spectroscopique (SM, IRTF, etc.), permettant leur identification par comparaison de leurs données spectrales avec celles de produits connus, contenues dans des bibliothèques de spectres informatisées;

- la voie B s'apparente à l'identification de nouvelles molécules. Elle fait intervenir au préalable la purification des constituants par différentes techniques physico-chimiques et chromatographiques, suivie d'une étude spectroscopique (SM, IRTF, RMN ^{1}H, RMN ^{13}C, RMN 2D) de chacun d'eux, en vue de leur identification. Cette méthode s'impose lorsque les constituants d'un mélange présentent des difficultés d'analyses (structures complexes et/ou très proches);
- une troisième approche, la voie C, intermédiaire par rapport aux précédentes, met en œuvre la Résonance Magnétique Nucléaire du carbone-13 (RMN ^{13}C) comme technique d'identification des constituants d'un mélange complexe, sans séparation préalable ou précédée d'une étape de fractionnement réduite au minimum. De plus, cette

technique peut être utilisée pour la quantification de composés difficilement quantifiables par les techniques habituelles.

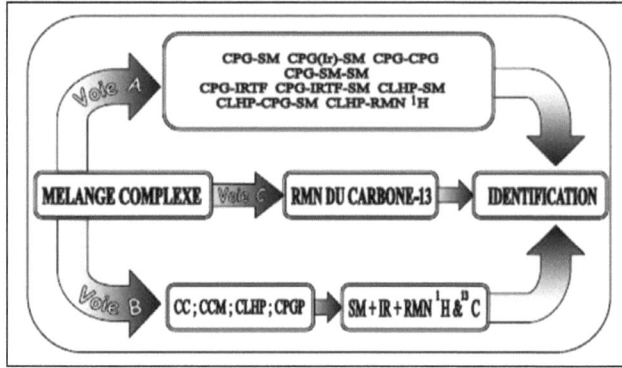

Figure 9 : Les méthodes d'analyses d'un mélange complexe.

1.2.1. Analyse des huiles essentielles par les méthodes conventionnelles : Voie A.

On attribue la découverte de la chromatographie en phase gazeuse (CPG) à Archer John Porter Martin et Richard Laurence Millington Synge, qui publient dès 1941 la théorie de la chromatographie de partage. Ils reçoivent en 1950 le prix Nobel de chimie pour cette découverte qui bouleversera le monde de l'analyse. Depuis 1955, avec la mise sur le marché du premier appareil de chromatographie en phase gazeuse (CPG), grâce aux progrès de l'instrumentation (colonne capillaire, détecteurs) et à sa relative facilité d'emploi cette technique de séparation est l'une des plus utiles et des plus répandues dans les laboratoires de chimie analytique. De nos jours, elle doit sa performance aux conditions optimales liées à l'utilisation des phases stationnaires de mieux en mieux adaptées à l'analyse spécifique des mélanges complexes [36].

Cette technique, comme toutes les techniques chromatographiques, permet de séparer des molécules de natures diverses, présentes dans un mélange éventuellement complexe. Cette méthode s'applique principalement aux composés naturellement volatils, mais aussi à des molécules qui, par des réactions de dérivatisation (acétylation, silylation), sont rendues volatiles à des températures ne provoquant pas leur décomposition [37-38]. Cette technique est très utilisée dans les principaux domaines de la chimie car elle fait preuve d'une grande adaptabilité par un grand choix de phases stationnaires, de température programmée en isotherme ou en gradient et de débit de phase mobile qui peut être l'hélium, l'argon, l'azote, le dioxyde de carbone ou l'hydrogène. La CPG permet aussi grâce à la comparaison des aires des pics de fournir une quantification relative des constituants.

L'identification d'un composé ne peut être basée uniquement sur la connaissance de son temps de rétention qui est une valeur liée à la nature de la phase stationnaire et aux conditions expérimentales utilisées. Les indices de rétention, plus fiables que les temps de rétention, sont privilégiés pour l'analyse des huiles essentielles. Ils sont calculés à partir des temps de rétention d'une gamme d'étalon d'alcanes linéaires à température constante (Indice de Kovats, IK) (Kovats, 1965) ou en programmation de température (Indices de rétention, Ir) [39]. Pour chacun des constituants d'un mélange, les indices de rétention sont calculés sur colonnes polaire et apolaire. Ils sont ensuite comparés avec ceux de composés de référence (mesurés au laboratoire ou décrits dans la littérature). Cependant, pour un même composé, il est fréquent de constater des écarts, lorsque l'on compare les indices de rétention obtenus au laboratoire avec ceux de la littérature, tout particulièrement, pour les composés élués en fin de colonne et dans le cas de la colonne polaire. Ainsi donc, les indices de rétention ne peuvent pas permettre à eux seuls d'identifier un composé, à l'exception de quelques monoterpènes usuels. Il est *a fortiori* impossible d'identifier des sesquiterpènes. Ainsi, Joulain (1994) remarque que 230 sesquiterpènes de même masse moléculaire se répartissaient sur une plage de seulement 300 unités d'indices de rétention [40].

Considérant les limites de la CPG-Ir pour identifier les constituants des huiles essentielles, divers couplages de la CPG avec les techniques spectroscopiques sont utilisés. Nous présenterons les techniques de couplage de la chromatographie avec la spectroscopie de masse.

Couplage CPG-SM:

Le couplage de la CPG avec la spectrométrie de masse (CPG-SM) en mode impact électronique (SM-IE) est la technique la plus utilisée dans le domaine des huiles essentielles. Le principe de la spectrométrie de masse consiste à bombarder à l'aide d'électrons une molécule qui sera fragmentée, les différents fragments positifs obtenus constituent le spectre de masse de la molécule. Cette technique permet d'avoir des informations structurales à partir des fragmentations observées mais permet de connaître, dans la majorité des cas, la massemolaire d'un composé. Elle permet d'identifier un composé en comparant son spectre de masse à ceux des composés de référence contenus dans des bibliothèques de spectres informatisées, commerciales [41-46] ou élaborées au laboratoire.

Dans la plupart des cas, l'utilisation de la spectrométrie de masse et des indices de rétention calculés sur deux colonnes de polarité différente en CPG, permet l'identification d'un grand nombre de constituants dans les huiles essentielles. Les temps de rétention peuvent donner une information sur la nature des molécules et les aires des pics nous fournissent une quantification relative. Depuis peu de temps, la quantification relative par CPG est remise en cause. L'utilisation des détecteurs les plus répandus à ionisation de flamme (FID) et/ou de spectrométrie de masse (SM), ne donnent pas un facteur de réponse unique. Pour certaines familles de composés chimiques, il peut y avoir une erreur relative pouvant atteindre 60% [47]. En effet, le squelette et surtout la composition élémentaire des constituants organiques influent sur le facteur de réponse. Les méthodes de quantification réelle avec étalons interne et externe sont quasiment les seules utilisées aujourd'hui et développées pour répondre aux exigences de la pharmacie, la cosmétique, l'agro-alimentaire et surtout le domaine de la recherche scientifique [47].

Bien que le couplage CPG-SM donne des résultats satisfaisants avec la plupart des huiles essentielles, il arrive cependant que des difficultés soient rencontrées lorsque des molécules possèdent des spectres de masse identiques ou insuffisamment différenciés. Dans la pratique, pour identifier sans ambigüité ces composés, l'utilisation conjointe des données de la SM et des indices de rétention calculés sur colonne apolaire et polaire est la plus appropriée. Ainsi, Vernin et *al.*, d'une part (1986, 2004) [48-49] et Cavaleiro d'autre part [50] (2001) ont mis au point un logiciel informatique permettant de combiner les résultats de la spectrométrie de masse avec les valeurs des indices de rétention sur colonne apolaire et polaire. Cependant, des problèmes d'identification peuvent subsister lors de l'utilisation de la SM-IE. C'est le cas de certains sesquiterpènes et diterpènes, puisque ces molécules sont construites à partir des mêmes entités isopréniques.

Couplage CPG-SM-SM

Diverses difficultés rencontrées lors de l'analyse de mélanges complexes, que ce soit dans le domaine médical (drogues, poisons), dans la recherche de polluants dansl'environnement ou dans l'étude de coupes pétrolières, ont conduit à la mise en œuvre de la spectrométrie de masse multidimensionnelle à double analyseur (SM-SM) [51] ou à triple analyseur [52]. En effet, cette technique consiste à sélectionner les ions correspondants à un rapport *m/z* choisi au moyen d'un premier analyseur qui joue ainsi le rôle d'un filtre et à les envoyer sur un deuxième analyseur. Les fragments de l'ion secondaire constituent un deuxième spectre de masse qui diffère en fonction de l'origine de l'ion primaire [53]. Cette méthode peut présenter une utilité dans le domaine des huiles essentielles. Ainsi les quatre stéréoisomères du dihydrocarvéol ont pu être différenciés à partir des fragments caractéristiques obtenus, qui diffèrent en fonction de la stéréochimie axiale ou équatoriale des groupements hydroxyle et méthyle [54]. Cependant cette technique malgré son efficacité, ne règle pas les problèmes d'identification dans le cas de coélutions.

1.2.2. Identification des constituants après purification: Voie B.

Dans cette méthode, l'identification des différents constituants présents dans un mélange nécessite un fractionnement de ce mélange par distillation fractionnée et/ou par différentes techniques chromatographiques (CC, CCM, CLHP), suivie de leur identification par comparaison des données spectrales (SM, IR, RMN ^{1}H et RMN ^{13}C) avec celles de composés de référence. Cette combinaison de techniques, indispensable lorsqu'il s'agit d'élucider la structure d'un composé qui n'a jamais été décrit, nécessite énormément de temps (fractionnement, purification des produits, identification). Elle est néanmoins utilisée dans le cas des huiles essentielles complexes car elle permet l'identification de constituants nouveaux d'une part, ou décrits dans la littérature, d'autre part, ces derniers étant difficilement identifiables par les couplages conventionnels. A titre d'exemples nous pouvons citer les travaux de Weyerstahl *et al.* (1993,1995, 1996a, 1996b, 1997a, 1997b, 2000a, 2000b, 2000c) [55-63], menés sur diverses huiles extrêmement complexes.

Si la voie A est bien adaptée aux analyses de routine, compte tenu de sa rapidité, la voie B garantit l'identification des composés. Cependant, les diverses étapes de fractionnement et de purification requièrent un investissement en temps très important.

1.2.3. Analyse par RMN ^{13}C sans séparation préalable: Voie C.

Une troisième voie (Voie C), intermédiaire par rapport aux précédentes, repose sur l'identification et parfois la quantification des principaux constituants de mélanges naturels par l'étude du spectre RMN ^{13}C du mélange, sans séparation préalable. Cette technique a été initiée au début des années 1980 puis elle a été développée au laboratoire depuis une vingtaine d'années.

1.2.3.1. Intérêt de la RMN ^{13}C pour l'analyse de mélanges complexes.

La RMN ^{13}C a tout d'abord été utilisée pour élucider la structure de molécules pures, obtenues par synthèse ou isolées d'un mélange naturel. Par la suite, elle a aussi servi à confirmer la présence de composés, identifiés en général par CPG-SM, dans divers mélanges complexes: coupes pétrolières, produits agroalimentaires, huiles essentielles. Dans le domaine des composés volatils, Formácek et Kubeczka (1982a, 1982b) [64-65], ont réalisé des travaux précurseurs sur l'utilisation de la RMN ^{13}C pour l'analyse des huiles essentielles. L'identification des constituants, suggérés par CPG(Ir) et/ou CPG-SM, est basée sur la comparaison des signaux des spectres des huiles essentielles avec ceux de composés de référence enregistrés dans les mêmes conditions expérimentales (benzène-D_6). Cette technique, non informatisée, n'était donc pas utilisée comme méthode d'identification propre.

A la suite des travaux de Formácek et Kubeczka, l'équipe «Chimie et Biomasse» de l'Université de Corse s'est proposée de mettre au point et de développer une véritable méthode d'identification des constituants des mélanges naturels, basée sur l'analyse informatisée du spectre RMN ^{13}C du mélange.

Malgré la faible abondance isotopique du carbone 13 de l'ordre de 1,1% et son moment magnétique qui le rend 5700 fois moins sensible que celui du proton, le carbone-13 présente des avantages qui font qu'il est malgré tout préféré aux autres noyaux [66]:

- le carbone constitue le squelette de toutes les molécules organiques et les différents atomes présents sont à quelques exceptions près, magnétiquement non- équivalents. On observe donc, dans la grande majorité des cas, autant de raies de résonance qu'il y a de carbones dans la molécule. Aussi, la fréquence de résonance des carbones étant très sensible aux variations électroniques et stériques, la moindre modification structurale entraîne une variation plus ou moins importante mais toujours mesurable de tous (ou presque tous) les carbones présents dans la molécule. Il est, de ce fait possible d'identifier par RMN ^{13}C la plupart des molécules organiques, mêmes celles qui ont des structures très proches;

- les spectres de RMN du ^{13}C peuvent être simplifiés par irradiation par découplage total des noyaux d'hydrogène, ce qui permet de n'observer dans le spectre qu'une seule raie de résonance par carbone et d'augmenter l'intensité des signaux [67];

- le temps de relaxation transversal T2 (temps de relaxation spin-spin) est plus important pour le carbone que pour le proton. La largeur à mi-hauteur du signal de résonance étant inversement proportionnelle à T2, il en résulte un gain dans la finesse des pics et donc en résolution;

- le domaine de résonance du carbone s'étend sur une plage beaucoup plus vaste que celle du proton (schématiquement, 240 ppm par rapport à 12 ppm), ce qui améliore notablement la résolution effective c'est-à-dire la dispersion spectrale [68];

- l'enregistrement des spectres de RMN du ^{13}C est réalisé à température ambiante. Cela évite la dégradation ou la transformation éventuelle des molécules thermosensibles ;

La RMN étant une technique non destructive, l'échantillon peut être récupéré et soumis à d'autres analyses.

1.2.3.2. Identification des constituants en mélange par RMN ^{13}C.

L'identification des constituants d'un mélange par RMN ^{13}C est basée sur la comparaison des déplacements chimiques des carbones dans le spectre du mélange avec ceux de composés de référence contenus dans des bibliothèques de spectres. La purification préalable des composés n'est pas indispensable avec cette méthode. Il est donc nécessaire que l'enregistrement du spectre du mélange et ceux des spectres des composés de référence soient réalisés avec des conditions expérimentales optimisées et standardisées afin d'éviter des variations importantes des déplacements chimiques.

A. Observation et individualisation des signaux.

L'observation des signaux dans le spectre d'une molécule dépend de la quantité de produit disponible, de sa solubilité dans un solvant choisi et de sa viscosité ainsi que de la sensibilité de l'appareil qui s'exprime par le rapport signal sur bruit (S/B). Le manque de produit ou de sensibilité (S/B) peut être pallié par:

- une augmentation du nombre d'acquisitions. Il en découle un temps d'expérimentation plus long. D'ailleurs, il faut noter que le temps d'utilisation de l'appareil devient très vite prohibitif par rapport au gain escompté, S/B étant proportionnel à la racine carrée du nombre d'acquisitions;

- l'utilisation d'une cryosonde (sonde à antennes refroidies) reliée à une unité cryogénique à l'hélium. Elle permet de multiplier par 4 la sensibilité et donc de diminuer d'un facteur 16 la durée des expériences.
- De plus, grâce au développement d'aimants supraconducteurs, la RMN voit sa sensibilité augmenter avec l'intensité du champ magnétique des aimants (23,5 Tesla pour les plus performants).

L'individualisation des signaux dépend de la résolution de l'appareil RMN (puissance de l'aimant et des caractéristiques du système informatique permettant l'acquisition du signal). La résolution représente la capacité d'un appareil à individualiser les différents signaux d'un spectre. La limite de résolution peut être définie comme la plus petite différence de fréquence entre deux signaux de résonance pouvant encore être enregistrés séparément [69]. L'individualisation des signaux d'un composé pur pose rarement des problèmes, la superposition fortuite des signaux de deux carbones étant assez exceptionnelle. Dans le cas du spectre d'un mélange, le nombre de constituants et le nombre de carbones qui composent chaque molécule, sont autant de facteurs augmentant la probabilité de superposition des raies de résonance. La résolution est donc un facteur important pour l'identification des constituants d'un mélange complexe. La séparation des signaux de résonance des différents noyaux est d'autant plus importante que le champ magnétique est élevé. L'interprétation des spectres devient alors plus facile, ce qui est primordial dans le cas des études réalisées sur les composés ayant une masse moléculaire élevée (oligomères et protéines par exemple), dont les spectres sont très complexes et dans le cas des mélanges.

B. Attribution des signaux dans le spectre d'un mélange complexe.

L'intérêt de la spectroscopie RMN réside dans sa capacité à reconnaître un noyau déterminé par rapport à son environnement dans la molécule. Les déplacements chimiques des carbones étant très sensibles à l'environnement électronique et stérique des noyaux voisins, la moindre modification structurale entraîne des variations, plus ou moins importantes mais mesurables de pratiquement tous les carbones de la molécule. Contrairement à la majorité des autres techniques spectroscopiques, il est très peu probable que deux composés ayant des structures très proches (diastéréoisomères par exemple) présentent des spectres RMN ^{13}C superposables ou insuffisamment différenciés. De ce fait, le déplacement chimique est le paramètre essentiel pour l'identification d'un composé par RMN ^{13}C. Chaque molécule sera ainsi définie par une série de déplacements chimiques qui constituera son spectre ou son «empreinte digitale», à partir duquel elle pourra être identifiée. De plus, les valeurs de déplacements chimiques d'une molécule sont indépendantes de la valeur du champ magnétique B_o de l'appareil utilisé (données en ppm par rapport à une référence interne, généralement le TMS), des séquences impulsionnelles et des paramètres d'acquisition. Cependant, en fonction de la fonctionnalisation des molécules, les valeurs de déplacements chimiques peuvent être influencées par la nature du solvant, la concentration et la présence d'autres molécules. C'est le cas par exemple pour les composés phénoliques, dont les déplacements chimiques des carbones peuvent varier en fonction de la fonctionnalisation (alcool, composé carbonylé, oxyde) des autres composés oxygénés présents dans le mélange, à cause des liaisons hydrogènes susceptibles de se former [70].

Il est possible d'identifier un composé en comparant ses déplacements chimiques avec ceux de produits de référence. Pour cela, l'enregistrement des spectres des mélanges et ceux des produits de référence (présents dans une bibliothèque de spectres informatisée) doit être réalisé dans les mêmes conditions expérimentales bien définies afin de satisfaire aux conditions de reproductibilité. On peut également utiliser les données de la littérature récente, si le composé est absent de notre bibliothèque de spectres. En effet, les appareils de RMN actuels étant très sensibles, les spectres des nouveaux composés sont enregistrés avec une faible quantité de produit, ce qui a pour effet de conduire à des valeurs des déplacements chimiques   très reproductibles (suppression des liaisons hydrogènes intermoléculaires, etc ...).

1.2.3.3. Méthode développée par l'équipe de «Chimie et Biomasse».

Depuis une vingtaine d'années, l'équipe «Chimie et Biomasse» utilise la RMN ^{13}C comme outil d'analyse des mélanges complexes. Le but de cette méthode est l'identification et éventuellement la quantification des constituants des mélanges naturels sans fractionnement préalable, ou du moins en limitant les étapes de fractionnement. Comme nous l'avons déjà mentionné, cette méthode est basée sur la comparaison des déplacements chimiques présents dans le spectre du mélange, avec ceux de composés de référence contenus dans des bibliothèques de spectres (Figure 10). L'enregistrement des spectres de référence et des mélanges est réalisé dans les mêmes conditions   expérimentales   (concentration,   nature   du   solvant,   paramètres d'enregistrement des spectres).

L'originalité de cette méthode de travail réside dans l'informatisation de la recherche. En effet, un logiciel d'aide à l'identification a été conçu et élaboré au laboratoire et tient compte de plusieurs paramètres:
- le nombre de pics observés par rapport au nombre de pics attendus pour chaque molécule;
- le nombre de superpositions de pics qui peuvent se produire quand deux carbones de deux molécules différentes ont fortuitement le même déplacement chimique, ou quand

les composés présents ont une partie de leur squelette et de leur fonctionnalisation très proche;

- les variations de déplacements chimiques des carbones dans le spectre du mélange par rapport aux valeurs de référence; de plus, l'intensité des pics permet éventuellement de contrôler l'appartenance du signal d'un carbone à tel ou tel composé.

Cette méthode a été appliquée à différentes familles de molécules (terpènes, lipides, sucres, phénols,…) selon un protocole expérimental spécifiquement adapté (nature du solvant, dilution, paramètres d'enregistrement des spectres) [68, 71, 72, 73]. Ces travaux ont conduit à la réalisation au laboratoire de différentes bibliothèques de spectres, au départ à partir de produits commerciaux. Elles sont régulièrement enrichies avec les spectres de composés isolés à partir de mélanges naturels ou préparés par hémisynthèse. La banque « Terpènes » constitue la bibliothèque la plus importante, elle contient les données de près d'un millier de molécules (mono-, sesqui- et diterpènes, phénylpropanoïdes). D'autres bibliothèques de spectres contenant les composés linéaires, triterpènes, sucres, sucres anhydres, phénols, coumarines, flavonoïdes, ont également été créées. Par ailleurs, d'autres bibliothèques de données spectrales, correspondant aux composés appartenant à chacune des familles précitées, ont été élaborées à partir de données de la littérature récente.

Avec l'expérience acquise par le laboratoire quant à l'utilisation de la RMN ^{13}C pour l'analyse des mélanges complexes, nous pouvons faire le bilan suivant :

- Il est possible, dans un mélange naturel, et en particulier dans le cas des huiles essentielles d'identifier des constituants jusqu'à une teneur minimale de 0,3-0,4% (appareil avec aimant de 9,4 T).

- en général, tous les carbones des molécules identifiées sont observés, à l'exception de certains carbones quaternaires appartenant aux composés minoritaires ;

- le nombre de superpositions qui peuvent se produire fortuitement est limité et n'empêche pas l'identification d'un composé;

- les variations de déplacements chimiques ($\Delta\delta$) par rapport aux valeurs de référence sont généralement inférieures à 0,05 ppm pour la très grande majorité des carbones. Il y a toutefois des exceptions, en particulier avec les composés phénoliques (thymol, carvacrol) dont certains carbones présentent de plus importantes variations de déplacement chimique, selon la polarité et le caractère protonant des autres constituants du mélange. Dans ce cas précis, une dilution permet de diminuer ces variations importantes des déplacements chimiques.

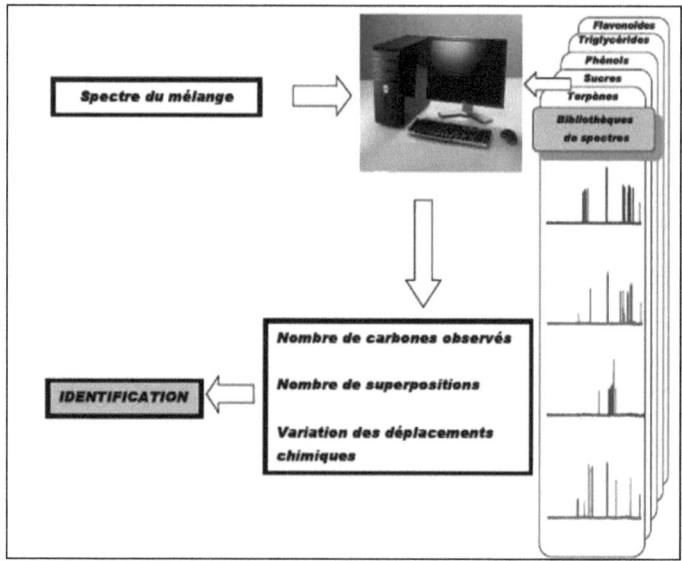

Figure 10 : Identification des constituants d'un mélange complexe par RMN ^{13}C

1.2.4. Applications de la méthode à l'analyse des huiles essentielles.

L'analyse par RMN ^{13}C, qui allie rapidité et fiabilité, est complémentaire des techniques conventionnelles exposées précédemment dans les voies A et B. Nous présenterons ici, quelques exemples, où la RMN est une méthode déterminante.

1.2.4.1. Caractérisation des huiles essentielles.

La caractérisation des huiles essentielles peut prendre plusieurs aspects en fonction du besoin et de l'objectif assigné. Ainsi, pour la très grande majorité des huiles essentielles, les 15-25 composés majoritaires représentant 80 à 95% de la composition chimique globale sont donc suffisants pour caractériser cette huile essentielle. Il faut toutefois signaler que la connaissance des composés minoritaires est parfois un paramètre important de la qualité biologique ou organoleptique du produit et qu'en conséquence une analyse fine est nécessaire.

Au laboratoire, la méthode d'analyse basée sur la RMN ^{13}C, utilisée en complément de la CPG(Ir) ou en combinaison avec la CPG(Ir) et la CPG-SM, a permis de caractériser un grand nombre d'huiles essentielles de plantes (spontanées ou cultivées) de Corse, de Sardaigne et du pourtour méditerranéen, d'Afrique, d'Asie, et d'Amérique Centrale.

Cette méthode s'est avérée être bien adaptée pour l'identification de composés qui co-éluent en CPG (sur les deux colonnes) et pour lesquels il est par conséquent, difficile d'enregistrer un spectre de masse. A titre d'exemple, on peut citer l'identification du β-phellandrène présent à côté du 1,8-cinéole majoritaire dans les huiles essentielles d'*Eucalyptus globulus* Labill. [74] ou encore le linalol et le cis-hydrate de sabinène identifiés dans l'huile essentielle de *Thymus carnosus* Boiss. [75].

1.2.4.2. Identification de stéréoisomères.

La RMN ^{13}C constitue un bon moyen d'identification de certains stéréoisomères dont l'analyse par les techniques conventionnelles est délicate. A titre d'exemple, nous pouvons citer l'identification des isomères géométriques des sesquiterpènes linéaires, farnésol, acétate de farnésyle et farnésal ont pu être différenciés malgré la similitude des structures [76]. Nous pouvons citer également les couples α-cédrène/α-funébrène et β-cédrène/β-funébrène, qui ne diffèrent que par la stéréochimie des jonctions de cycles sont difficilement différenciables deux à deux car leurs indices de rétention sont très proches et leurs spectres de masse quasiment superposables. Par contre, les spectres de RMN ^{13}C de ces quatre composés sont suffisamment différents pour pouvoir les identifier sans difficulté dans des échantillons d'huile essentielle de bois de cèdre [68].

Elle a également permis l'identification des quatre stéréoisomères du dihydroagarofurane [77], et de deux isomères des vinylcyclohexènes (4,4- diméthyl-2-vinylcyclohex-1-ène du 3,3-diméthyl-1-vinylcyclohex-1-ène) dans l'huile essentielle extraite des racines de *Xylopia aethiopica* (Dunal) A. Rich. originaire de Côte d'Ivoire [78].

Cette technique a permis également l'identification et la quantification de deux isomères sesquiterpéniques à squelette guaiane, présentés par le furanoguaia-1,4-diène et le furanoguaia-1,3-diène dans l'huile essentielle de *Xylopia rubescens* Oliv. La comparaison des intensités des signaux dans le spectre de RMN du ^{13}C suggère aussi une probable réaction d'isomérisation du furanoguaia-1,4-diène en furanoguaia-1,3-diène [79].

1.2.4.3. Identification de molécules thermosensibles.

L'identification par RMN ^{13}C a été utilisée au laboratoire pour l'analyse qualitative et quantitative des composés thermosensibles. A titre d'exemple, cette technique analytique a également permis d'identifier et de quantifier l'ascaridol et son isomère (isoascaridol) dans l'huile essentielle de *Chenopodium ambrosioides* L. de Madagascar [80]. En effet une partie de l'ascaridol s'isomérise thermiquement en isoascaridole au cours de l'analyse en CPG.

Nous pouvons citer aussi l'identification et la quantification des germacrènes A, B, C dans les huiles essentielles de *Cleistopholis patens* (Benth) Engl. & Diels de Côte d'Ivoire. A titre d'exemple, le germacrène A, subit une transformation thermique en β-élémène, rendant difficile leur quantification par CPG (Ir) dans l'huile essentielle de feuilles de *C. patens*. Il a été également observé que les germacrènes B et C se transforment respectivement en γ- et δ-élémène dans l'huile essentielle d'écorces. L'examen de l'intensité des signaux dans le spectre RMN ^{13}C confirment la dégradation ou la transformation thermique partielle ou totale des germacrènes en élémènes. La teneur erronée des germacrènes quantifiée par CPG est corrigée par la RMN ^{13}C [81].

1.2.4.4. Etude de la variabilité chimique.

La RMN du carbone-13 s'est révélée être une méthode tout à fait adaptée à la caractérisation d'une huile essentielle et plus particulièrement à la mise en évidence d'une variabilité intra et interspécifique, puisqu'elle permet l'identification des constituants présents à une teneur de 0,3-0,4% dans l'huile essentielle à partir des spectres uniques du mélange. Cependant, l'étude de la variabilité chimique nécessite l'analyse d'un nombre important d'échantillons. Cette technique a permis l'étude de la variabilité chimique de l'huile essentielle de *Xylopia aethiopica* (Dunal) A. Rich. de Côte d'Ivoire. L'analyse statistique a montré l'existence de deux groupes. La distinction est basée sur la teneur du β-pinène et du germacrène D, le groupe I est dominé par le β-pinène, alors que le groupe II est caractérisé par l'association du β-pinène et du germacrène D [82].

1.2.5. Travaux réalisés sur les plantes d'Algérie.

Un certain nombre de travaux a été effectué au sein de l'équipe de Chimie et Biomasse, sur les plantes d'Algérie, incluant aussi bien la caractérisation chimique, la description de la composition chimique et la variabilité chimique:

A. Caractérisation chimique.

Un certain nombre de travaux au laboratoire de Chimie et Biomasse se sont focalisés sur la description de la composition chimique d'un nombre limité d'échantillons d'huile essentielle de différentes espèces en Algérie. A titre d'exemple, nous citons les espèces suivantes : *Ziziphora hispanica* (nom arabe : *Ziziforan* «زيزيفران» tamazight : *Timersah*) [83], *Pistacia lentiscus* L. (nom arabe : *Dhrou* «ضرو», nom tamazight : *tidikth*) [84], *Pistacia atlantica* Desf. (nom arabe : *Betoum* «بطوم», nom tamazight: *Igth*) [85], *Lavandula dentata* L. (nom arabe : *Djaïda* «جعيدة», nom tamazight : *Amerzour*) [86], *Thymus ciliatus* (Desf.) Benth.ssp.eu-*ciliatus* Maire (nom arabe : *Djertil* «جرتيل», nom tamazight : *Rebba*) [87], *Thymus fontanesii* Boiss. & Reut. (*Zaateur* «زعتر») [88], *Origanum glandulosum* Desf. (*Zaateur* «زعتر») [89].

B. Etude de la variabilité chimique.

L'analyse statistique de 55 compositions chimiques d'huile essentielle de *Lavandula dentata* L., analysés par RMN ^{13}C et CPG (Ir) a permis de distinguer deux groupes principaux qui se différencient sur la base de la teneur en 1,8 cinéole d'une part, et β-pinène/*trans*-pinocarvéol et linalol d'autre part. Le groupe I se caractérise par un taux plus important en 1,8 cinéole (48,0%±9,5) que le groupe II (18,3%±10,9). Cependant, le groupe II se différencie du groupe I par une teneur supérieure en β-pinène (12,4%±4,6), *trans*-pinocarvéol (7,6%±2,1), et linalol (5,4%±2,3) [90].

Par la suite, Bekhechi *et al* ont effectué l'analyse statistique de la composition chimique de 50 échantillons isolés des feuilles de *Juniperus phoenicea* var. *turbinata* L. d'Algérie, connu sous le nom de *Aarar* «عرعر». La teneur de l' α-pinène, acétate d' α-térpinyle, β-phellandrène et le germacrène D varient d'un échantillon à un autre. La plupart des échantillons, ont montré une composition chimique dominée par l'α-pinène qui varie de 30,2 à 76,7%, associé au β-phellandrène (jusqu'à 22,5%) et acétate d' α-térpinyle (jusqu'à 13,4%). Cependant, cinq échantillons ont montré une composition atypique caractérisée par une prédominance en germacrène D (16,7-22,7%), α-pinène (15,8-20,4%), et acétate d'α-térpinyle (6,1-22,6%). Il a été également montré l'existence d'une relation étroite entre la composition chimique et le taux d'humidité annuelle et la température moyenne. Ainsi les échantillons récoltés sur le littoral présentent des teneurs en germacrène-D particulièrement élevées et correspondent d'un point de vue climatique à la température moyenne et la pluviométrie les plus élevées [91].

1.3. PROPRIETES PHARMACOLOGIQUES.

La diversité moléculaire des huiles essentielles leur confère des propriétés biologiques très variées. Les huiles essentielles possèdent un large spectre biologique, à titre d'exemple activités antinflammatoires, spasmolytiques, et antioxydantes. Par ailleurs, ces produits exercent également des effets immunodulants, expectorants [92].

Durant les dix dernières années, les propriétés biologiques des huiles essentielles ont été confirmées dans de nombreux travaux. Aborjan et Buchbauer, ont contribué à la connaissance de cet aspect pour le développement des thérapeutiques, en réalisant une importante synthèse bibliographique sur les activités biologiques des huiles essentielles (2007, 2008, 2009) [92]. L'utilisation de certaines huiles essentielles a été démontrée dans le traitement des infections microbiennes, des inflammations, et du cancer [14]. Par ailleurs, les activités antioxydantes ont été décrites [93].

1.3.1. Propriétés antimicrobiennes.

Les huiles essentielles sont principalement utilisées en médecine traditionnelle, pour leurs propriétés antimicrobiennes [94]. L'exploration des huiles essentielles pour la recherche de molécules à activité antimicrobienne semble donc être une voie intéressante. Tegos *et al.*, définissent qu' un produit naturel a une activité « antimicrobienne » lorsqu'il inhibe la croissance des micro-organismes pour des concentrations minimales inhibitrices (CMIs) comprises entre 100 μg/mL et 1000 μg/mL. Ces concentrations exercées sont plus élevées que celle des antibiotiques, avec des CMI(s), variant de 0,01 μg/mL à 10 μg/ml [95].

Le potentiel antimicrobien des huiles essentielles a été abondamment décrit dans de nombreuses études. Plus de 500 travaux ont été recensés pendant les années 1987-2001 sur les propriétés antimicrobiennes des huiles essentielles [96]. Par la suite, Aborjan et Buchbauer, se sont intéressés aux travaux publiés de l'année 2008 à septembre 2010 [34].

Différentes techniques ont été décrites pour l'évaluation de l'activité antimicrobienne (diffusion, dilution et bioautographie) [94,97]. Kalemba et Kunicka, ont décrit les différentes méthodes d'évaluation de l'activité antimicrobienne, ainsi que les différents facteurs influençant celle-ci. Des variations de l'inhibition de la croissance des microorganismes ont été observées en fonction de la méthode utilisée, des conditions de culture, et de la solubilité des agents de dispersion des huiles essentielles dans le milieu nutritif [96].

Griffin *et al.*, ont mis en évidence les facteurs moléculaires influençant l'activité antimicrobienne. Il a été démontré que cette activité est corrélée avec la solubilité en milieu aqueux et la présence de liaisons hydrogènes. De ce fait, le groupe des composés hydrocarbonés et des acétates caractérisés par une faible solubilité en milieu aqueux étaient inactifs, tandis que les composés oxygénés ont montré une meilleure activité avec différents degrés d'inhibition de la croissance des microorganismes [98].

Il convient de souligner que la taille des molécules joue un rôle déterminant dans l'inhibition de la croissance des bactéries gram négatives, les molécules de petite taille passent plus facilement à travers la membrane via les porines [98]. En outre, la stéréochimie des molécules impliquées, influence l'activité antimicrobienne. Il a ainsi été montré que les isomères α et β des terpènes et que la présence de fonctions oxygénées (groupement hydroxyle des composés phénoliques, groupement acétate, fonction aldéhyde conjuguée avec une double liaison carbone-carbone…) accroit les propriétés antimicrobiennes des terpénoïdes [99].

1.3.1.1. Mécanisme d'action.

Si l'avènement de l'antibiothérapie permit de lutter contre un certain nombre de maladies infectieuses, l'utilisation des antibiotiques s'est accompagnée de l'émergence de bactéries résistantes [100]. Les bactéries ont développé différentes stratégies pour s'affranchir de l'action létale des antibiotiques qui s'appuient sur trois types de mécanismes de résistance illsutrés dans la figure 11 :

- La modification de la cible des antibiotiques: la modification de la cible d'un antibiotique est un mécanisme commun de résistance [101]. Elle est la conséquence d'une mutation spontanée au niveau d'un gène bactérien ou de l'acquisition d'un gène de résistance.
- La production d'enzymes inactivatrices des antibiotiques : les réactions enzymatiques conduisant à l'inactivation des antibiotiques peuvent être effectué par hydrolyse, transfert des groupements chimiques ou oxydo-réduction [102] (bêta-lactamases, aminosides phosphotransférases, aminosides, adényltransférases, aminosides acétyltransférases).
- Diminution de la concentration intracellulaire en antibiotiques: par modification de la perméabilité de la paroi bactérienne. Ce mécanisme réduit la vitesse de diffusion des antibiotiques et/ou leur expulsion de manière active vers le milieu extracellulaire via des transporteurs membranaires appelés pompes d'efflux [100].

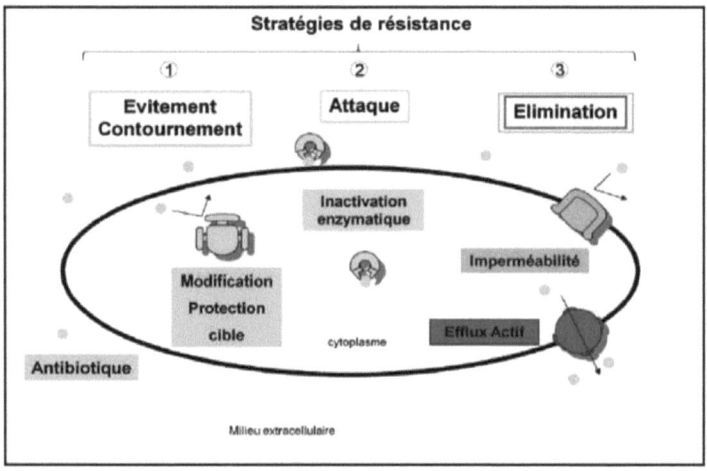

Figure 11 : Mécanismes de résistance vis-à-vis des antibiotiques [100]

A l'opposé, les huiles essentielles semblent ne pas avoir des cibles cellulaires spécifiques, du fait de leur grand nombre de constituants. La première mise en évidence de l'action antibactérienne des huiles essentielles a été réalisée par Delacroix en 1881 [103]. Les huiles essentielles agissent aussi bien sur les bactéries gram positives que sur les bactéries gram négatives. Toutefois, les bactéries gram négatives sont moins sensibles et ceci est directement lié à la structure de leur paroi cellulaire [104]. La paroi des bactéries gram positives est presque exclusivement constituée de peptidoglycane. Alors que celle des bactéries gram négatives est plus complexe. Le peptidoglycane, réduit à une fine couche, est entouré par deux membranes. La membrane interne comporte majoritairement des phospholipides, alors que la membrane externe est caractérisée par la présence d'un lipopolysaccahride LPS [105]. Le LPS confère à la paroi cellulaire un caractère hydrophile qui rend la membrane externe des bactéries gram négatives imperméables à la plupart des constituants hydrophobes des huiles essentielles [106]. Les huiles essentielles peuvent altérer directement la membrane cellulaire des bactéries gram positives, induisant la rupture de celle-ci, le blocage enzymatique et la perturbation de la perméabilité membranaire [107].

L'activité antimicrobienne semble résulter d'une combinaison de plusieurs modes d'action, impliquant différentes cibles cellulaires. A titre d'exemple, les composés hydrocarbonés, provoquent une augmentation de la perméabilité membranaire, modifiant le gradient de protons, par expulsion des protons vers le milieu extracellulaire qui provoque la chute de la synthèse de l'ATP [108]. Carson a démontré que l'huile essentielle de *Melaleuca alternifolia* Cheel. (Myrtaceae) serait capable de modifier la perméabilité de la membrane plasmique de *Staphylococcus aureus*, entrainant une perte des ions potassium. L'observation au microscope électronique de l'action du terpinène-4-ol sur les cellules bactériennes, a montré la formation de structures mésosomes. Ces invaginations membranaires sont également formées après traitement à la vancomycine [109].

1.3.1.2. Propriétés antibactériennes.

L'émergence de la résistance à la méticilline au sein de l'espèce *Staphylococcus aureus* (SARM) a été suivie par une rapide dissémination a travers le monde [110]. Les SARM représentent un problème majeur de santé publique soumis à une forte pression antibiotique. Cette mise au point aborde l'évolution de l'incidence, les facteurs de risque de colonisation à SARM et le développement des résistances bactériennes ont encouragé l'intérêt des recherches actuelles porté sur le potentiel antibactérien des huiles essentielles. Tohidpour *et al.* ont rapporté l'effet antibactérien des huiles essentielles de *Thymus vulgaris* L. (Lamiaceae), *Eucalyptus globulus* Labill. (Myrtaceae) sur les SARM avec des concentrations minimales inhibitrices estimées à 18,5 µg/mL et 85,6 µg/mL, respectivement [111]. Kirmizibekmez *et al* ont montré la sensibilité des staphylocoques dorés SARM vis-à-vis de l'action de l'huile essentielle de *Lavandula stoechas* L. sp *stoechas* (CMI= 31,2 µg/mL) [112].

En parallèle, les bactéries résistantes Gram négatives *Acinetobacter baumannii*, *Enterobacter aerogenes*, *Escherichia coli* et *Pseudomonas aeruginosa* ont été décrites sensibles à l'action de l'huile essentielle d' *Helichrysum italicum* (Roth) G.Don (Asteraceae). Lorenzi *et al.* ont décrit le mécanisme réactionnel de synergie de l'huile essentielle d'*Helichrysum italicum* (Roth) G.Don avec le chloramphénicol, sur les bactéries gram négatives *Enterobacter aerogenes* EAEP289 présentant une expression en pompes à efflux membranaires. La concentration minimale inhibitrice diminue d'un facteur huit et passe de 1024 µg/mL à 128 µg/mL. Il a été démontré que cet effet synergique est du à l'inhibition de la pompe à efflux, lié principalement à l'action du géraniol avec l'antibiotique testé avec une CMI_{Sy} éstimée à 0,07 µg/mL [113].

1.3.1.3. Propriétés antifongiques.

Les champignons, organismes saprophytes et ubiquitaires, se classent généralement en deux catégories: les levures et les champignons filamenteux. Les infections fongiques chez l'homme, sont décrites sous le nom de mycoses. Celles-ci peuvent être de plusieurs types: superficielles (peau, cheveux, ongles), sous cutanées ou systémiques [114-115].

Les mycoses superficielles sont le plus souvent causées par des champignons filamenteux, dits dermatophytes, incluant Trichophyton, Microsporum et Epidermophyton [116].

Les levures du genre Candida sont également responsables d'un grand nombre de mycosessuperficielles, le pathogène le plus répandu étant *C. albicans* [114]. Les mycoses sous-cutanées sont dues à une contamination du derme et des tissussous-cutanés par des pathogènes généralement originaires de l'environnement extérieur (sol, plantes…) [114-115].

Les mycoses systémiques opportunistes touchent plus particulièrement les patients gravement malades (VIH en particulier) ou immunodéprimés. Elles sont en particulier causées par les levures du genre Candida. *C. albicans* est l'espèce majoritairement à l'origine de ces infections, mais aussi sont également rencontrés *C. glabrata*, *C. tropicalis* et *C. parapsilosis* et dans une moindre mesure *C. krusei* [117-118]. D'autres infections systémiques peuvent par exemple être causées par des levures (*Cryptococcus* sp., *Trichosporon* sp.) ou des champignons filamenteux (*Aspergillus* sp.) [118-119].

L'augmentation de la prévalence des infections fongiques, couplée à une résistance accrue aux antifongiques et à des problèmes de toxicité rencontrés sur le long terme avec les traitements actuels, rend donc nécessaire la recherche de nouveaux traitements des mycoses [120].

Les différentes études sur l'effet des huiles essentielles sur les dermatophytes montrent qu'ils n'existent pas de groupe chimique particulier responsable de celle-ci. Cependant, il semblerait que les phénylpropanoïdes (ex, estragole, eugénol) et les alcools sesquiterpèniques représentés par l' α- bisabolol présentent des propriétés antifongiques intéressantes, dont nous citerons quelques exemples.

L'huile essentielle de *Plinia cerrocampanensis* Barrie contenant 42,8% d'α-bisabolol comme composé majoritaire, a montré une meilleure inhibition de la croissance de *Trichophyton mentagrophytes* avec une CMI estimée à 32 µg/mL [121]. Ce dermatophyte s'est montré sensible à l'action de l'huile essentielle de *Citrus macroptera* Montrouz., dont la composition chimique est dominée par le β-pinène (33,3%), α-pinène (25,3%) et le *p*-cymène (17,6%) avec une CMI évaluée à 12,5 µg/mL [122].

L'huile essentielle de *Ferula hermonis* Boiss., présentait un potentiel antifongique intéressant à exploiter en thérapeutique. En effet, l'évaluation de l'activité antifongique a montré des valeurs de CMIs qui varient de 32 à 128 µg/mL avec, une sensibilité plus élevée pour les dermatophytes *Trichophyton mentagrphytes et Microsporum gypseum* (32 µg/mL). Pour la recherche de nouveaux antifongiques, un fractionnement bioguidé de l'huile essentielle de *Ferula hermonis* Boiss. (α-pinène: 43,4%, α-bisabolol: 11,1%) a été réalisé. Les résultats ont montré une meilleure activité pour la fraction la plus enrichie en benzoate de jaeschkeanadiyle à 73% (JB73) sur *Trichophyton mentagrophytes*, avec une CMI évaluée à 0,25 µg/mL, équivalente à celle du kétoconazole (0,25 µg/mL) et supérieure à celle de l'amphotéricine (0,5 µg/mL) et de la nystatine (2 µg/mL). *A contrario, Microsporum gypseum* s'est montré résistant vis-à-vis de l'action de la fraction JB73 (CMI=64 - 128 µg/mL). Cependant, les deux souches se sont révélés sensibles vis-à-vis de l'action du composé acétylénique pur nona 3,5-diyne, avec des valeurs de CMI estimées à 8 μg /mL pour *Trichophyton mentagrophytes* et 12 μg /mL pour *Microsporum gypseum*. De plus, les dermatophytes se sont montrés sensibles à l'action de l' α-bisabolol, dont les valeurs de CMI (s) varient de 16 à 32 μg/mL [123].

L'huile essentielle de *Zataria multiflora* Boiss (Lamiaceae) inhibait la croissance de *Candida tropicalis* et *Candida albicans* avec des valeurs de CMI éstimées à 62 μg/mL et 250 μg/mL. Cette huile essentielle est dominée par la présence de monoterpènes oxygénés (72,9%) où le thymol est le composé majoritaire (27 - 64,8%) [106]. De plus, *Candida albicans* s'est montré sensible vis-à-vis de l'action de l'huile essentielle des fleurs de *Ferula lutea* (Poir.) Maire de Tunisie caractérisée par une forte teneur en composés monoterpéniques : δ-3-carène (31,2%) et α-pinène (25,8%), avec une CMI estimée à 156 μg/mL [124].

1.3.2. Propriétés anti-inflammatoires.

L'effet anti-inflammatoire des huiles essentielles est dû à leur capacité à se lier avec les radicaux libres, ou bien aux interactions des signaux de la cascade biochimique incluant les cytokines, les facteurs de transcription, et les gènes d'expression pro-inflammatoire [93]. Cependant, le mécanisme d'action anti-inflammatoire reste plus ou moins incertain [92, 93].

L'effet anti-inflammatoire a été démontré aussi bien pour les composés purs isolés, que pour les mélanges complexes. A titre d'exemple, l'effet anti-inflammatoire de l' α- bisabolol, trouvé dans l'huile essentielle de *Vanillosmopsis erythropappa* (DC.) Sch.Bip. et *Matricaria chamomilla* L. est liée essentiellement à sa capacité de protection de la muqueuse gastrique [125]. D'autres sesquiterpènes ont été rapportés comme de puissants agents anti-inflammatoires: *(E)-β*-caryophyllène et α-humulène [126,127]. Un exemple des phénols monoterpéniques : le carvacrol dans l'huile essentielle commerciale de thym, joue un rôle important dans l'inhibition du processus inflammatoire [128].

Plusieurs études ont mis en évidence l'activité anti-inflammatoire de l'huile essentielle de *Melaleuca alternifolia* (Maiden & Betche) Cheel et de son composé principal l'α-terpinéol [129]. L'activité anti-inflammatoire de plusieurs huiles essentielles a été également évaluée *in vivo*, exemple *Eremanthus erythropappus* (DC.) MacLeish (Asteraceae), *Rosmarinus officinalis* L. (Lamiaceae), *Garcinia brasiliensis* Mart. (Clusiaceae) [125, 130, 131].

1.3.3. Propriétés anticancéreuses.

Les huiles essentielles et leurs constituants volatils font l'objet d'étude dans la recherche de nouveaux produits naturels anticancéreux [132]. L'huile essentielle d'ail est une bonne source de composés sulfurés reconnus pour leur effet préventif contre le cancer [133-134]. Le diallyl sulfide, diallyl disulfide et le diallyl trisulfide en sont des exemples. Ils existent d'autres composés volatils qui ont montré une activité cytotoxique contre diverses lignées cellulaires cancéreuses (gliomes, cancer du côlon, du poumon, du foie, du sein, etc.) [132]. Atitre d'exemple, le géraniol diminue la résistance des cellules cancéreuses du côlon (TC118) envers le 5-fluorouracil, un agent anticancéreux. De ce fait, le géraniol potentialise l'effet inhibiteur du 5- fluorouracil vis à vis de la croissance tumorale [135].

L'huile essentielle de sapin baumier et un de ses composés, l'α-humulène, ont montré une activité anticancéreuse significative sur plusieurs lignées cellulaires ainsi qu'une faible toxicité envers les cellules saines [136]. L'activité anticancéreuse du d-limonène, le composé principal des huiles essentielles de *Citrus* a été mise en évidence au niveau du cancer de l'estomac et du foie [137]. Un dernier exemple est l'α-bisabolol présent en grande majorité dans l'huile essentielle de camomille [138]. Certaines études ont mis en évidence l'activité cytotoxique de quelques huiles essentielles. A titre d'exemple: *Comptonia peregrina* (L.) Coult. [139], *Myrica gale* L. [140], *Melaleuca alernifolia* (Maiden & Betche) Cheel [141], *Croton flavens* L. [140] et *Artemisia annua* L. [142].

Cependant, les huiles essentielles ne sont pas toujours inoffensives. Certaines huiles essentielles utilisées dans l'industrie des cosmétiques et des parfums peuvent être irritantes et allergisantes [143].

1.4. PRESENTATION DES ESPECES ETUDIEES.

1.4.1. Les Myrtaceae.

La famille des Myrtaceae Jussieu est la huitième plus grande famille de plantes à fleurs pour son importance économique et écologique, et comprenant plus de 5650 espèces organisées dans 130 à 150 genres [144-145]. La famille des Myrtaceae à son centre de diversité en zone tropicale, notamment en Australie, en Amérique du Sud et en Asie tropicale (Figure 12) [146-147]. La classification phylogénétique APGIII (2009) et les travaux récents de Soltis *et al.* (2011) classent la famille des Myrtaceae au sein des clades suivants: les Angiospermes, les Eudicotyledoneae, les Rosidae, les Malvidae et enfin l'ordre des Myrtales [148]. Les travaux de révision phylogénétique proposent deux sous familles Myrtoideae et Psiloxyloideae avec 17 tribus au sein de la famille des Myrtaceae (Figure 13) [149].

Les Myrtaceae constituent un modèle de choix pour l'étude de l'évolution chez les Angiospermes, puisque les genres sont caractérisés par un nombre important en espèces. Nous citons quelques exemples, le genre Syzygium contient entre 1200 et 1500 espèces [150], Eugenia inclue approximativement 1050 espèces, et Eucalyptus environ 700 espèces [151].

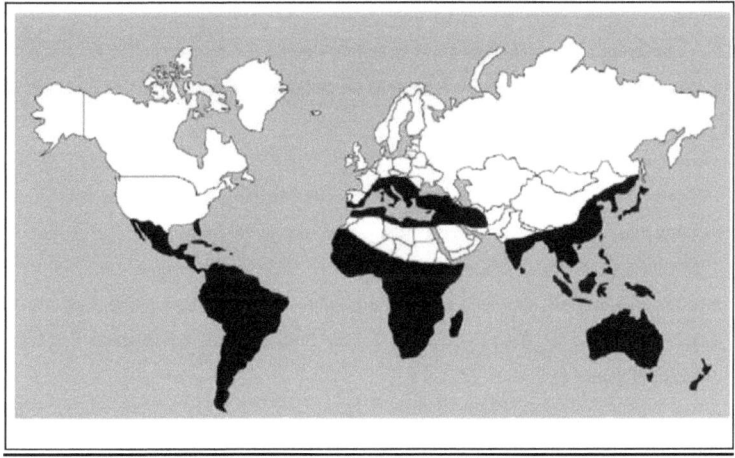

Figure 12 : Aire de répartition des Myrtaceae dans le monde [152]

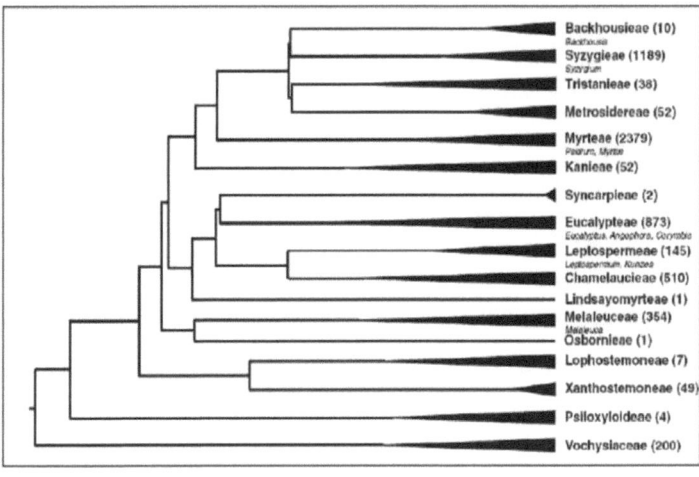

Figure 13 : Présentation des tribus de la famille des Myrtaceae
Le nombre d'espèces pour chaque tribu est montré entre parenthèse, quelques genres sont illustrés [150]

1.4.2. Le genre Myrtus.

Le genre Myrtus appartenant à la grande famille des Myrtaceae est le seul genre qui soit localisé aussi bien en Méditerranée qu'au Sahara, représenté par deux taxons :

- Le myrte commun, *Myrtus communis* L. a une distribution méditerranéenne (Figure 14), puisqu'il s'étend en Macaronésie (Açores et Madère), mais aussi en zone irano-touaranienne, et même en Asie (en Afghanistan voire au Pakistan) [153].
- Le myrte de Nivelle, *Myrtus nivellei* Batt. & Trab. qui s'éloigne des rives de la méditerranée de 1000 km [154]. Il est réparti uniquement au Sahara retrouvé en Algérie méridionale (Hoggar, Tassili N'Ajjer, Tassili N'Immidir et Tefedest) et au Tchad (Tibesti) (Figure 14).

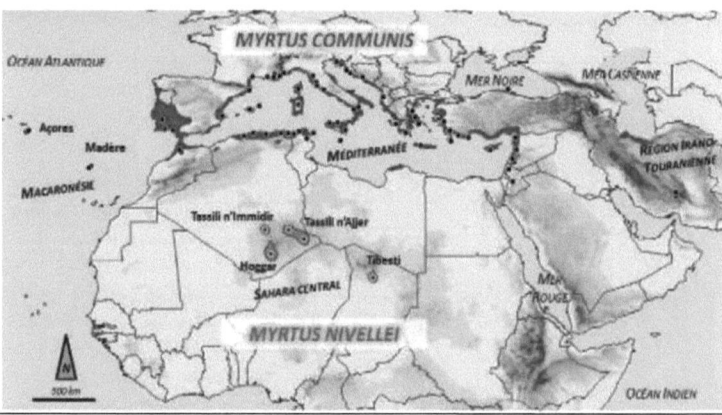

Figure 14 : Aire de distribution du genre Myrtus [154]

1.4.2. 1 *Myrtus communis* L.

1.4.2.1.1 Position systématique.

Le myrte commun est connu sous différentes dénominations selon les pays [155]:

Français : Myrte commun.

Anglais : Common myrtle, Greek myrtle, myrtle, sweet myrtle.

Arabe: arrayan, *A'as, rihan* أس, الريحان

Berbère: *Tarihant.*

Corse: morta, mortula

Espagnol: arrayan, mirto, mortella, mortin.

La classification APGIII (2009) ou classification phylogénétique inclut *Myrtus communis* L. au sein des clades suivants :

Clade : Angiospermes

Clade : Dicotylédones vraies

Clade : Rosidées

Clade : Malvidées

Ordre : Myrtales

Famille : Myrtaceae

Genre : Myrtus

Cette classification, est précisée dans la base de données Américaine NCBI-Taxonomy [156].

1.4.2.1.2 Caractéristiques botaniques.

A. Caractéristiques morphologiques.

Le myrte commun est un phanérophyte sempervirent, arbuste diploïde typique de la flore méditerranéenne (2n = 2x = 22) [157]. C'est un arbrisseau à tige assez régulière, toujours vert, à écorce rousse, exhalant par toutes ses parties un parfum très frais, fort agréable et des plus estimés.

- Les rameaux sont quadrangulaires à légère pubescence les deux premières années.

- Les feuilles sont opposées, ovoïdes lancéolées, 2 à 3 fois plus longues que larges mesurant 20-24 × 4-11 mm (forte variation en fonction de l'exposition), à nervation pennée, munies d'un pétiole très court, à extrémités aiguës-pointues, et un peu convexes, d'une consistance ferme, en étant lisses, coriaces, et d'un vert foncé brillant (Figure 15). Les feuilles renferment de nombreuses petites glandes translucides qui secrètent les huiles essentielles les rendant très aromatiques au froissement [158].

- La floraison peut débuter à partir de mai- juin et s'étale jusqu'en août. Les fleurs sont odorantes, solitaires, aux pétales d'un blanc éclatant (Figure 15, A-B) ou tâché de rose, jusqu'à 3 cm de diamètre, pourvues à la base de 2 bractées très petites, rapidement caduques, isolées à l'aisselle des feuilles et portées par de longs pédoncules. Les fleurs sont régulières, de type 5, et abritent un bouquet d'étamines proéminentes [158]. Le pistil est constitué de deux ou trois carpelles soudés, et l'ovaire est surmonté d'un très long style, qui traverse un disque nectarifère blanc et pentagonal. La pollinisation est effectuée par les insectes [159].

- Le fruit est une baie ovoïde (7-10 × 6-8 mm), de couleur noir-bleuâtre au sommet d'un pédoncule ténu, couronnée par le calice, quelquefois blanche de saveur âpre, résineuse et astringente. Les graines sont réniformes, luisantes, de couleur ivoire, et de saveur résineuse avec des irrégularités de formes et de tailles (Figure 15, C-D).

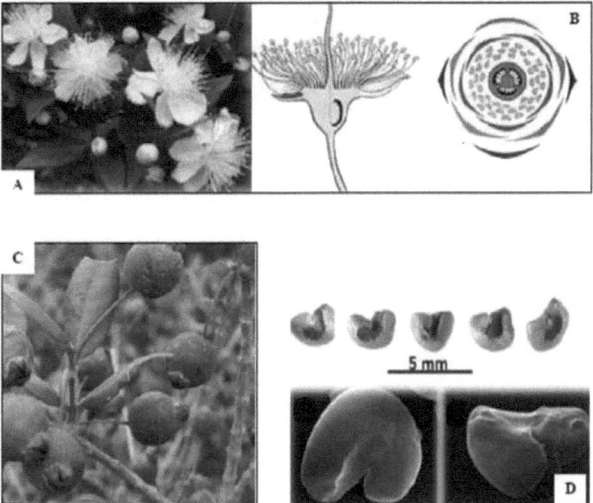

Figure 15 : Caractéristiques morphologiques de *Myrtus communis* L.
A: fleurs, B: digramme floral, C: fruits type bleu foncé, D: graines [154]

B. Caractéristiques histologiques.

Le myrte est une plante aromatique, caractérisée par la présence de glandes ou structures sécrétrices dans les feuilles, les fleurs et les fruits [160]. L'accumulation de l'huile essentielle dans des cavités sécrétrices du type schizogène, est une caractéristique de la famille des Myrtacées. Récemment, la structure anatomique et le développement des cavités sécrétrices des différentes parties végétatives de *M. communis* ont été décrites. La poche sécrétrice est localisée sous l'épiderme foliaire et présentée dans la figure 16 ; elle est constituée d'un espace intracellulaire, qui est entouré par un épithélium de cellules sécrétrices d'huile essentielle [161].

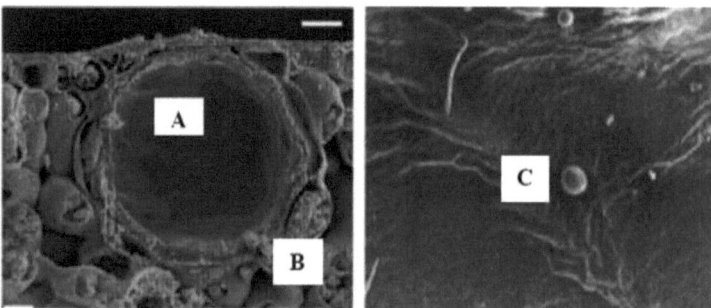

Figure 16 : Micrographie de la poche sécrétrice type «schizogène» de la feuille de *Myrtus communis* L. observée au microscope électronique.
A: Cavité sécrétrice, **B:** cellules sécrétrices, **C:** sécrétion des gouttelettes d'huiles essentielles. [161]

1.4.2.1.3 Utilisations traditionnelles et indications.

Le myrte commun occupe une place importante dans l'histoire, il était réputé pour son action antiseptique. Hippocrate (médecin grec, vers 377 av. J.C.) utilisait ses baies contre les métrorragies. Dioscoride et Pline (médecins latins du 1er siècle ap. JC) indiquaient de nombreuses applications médicales. Ainsi, les feuilles écrasées s'appliquaient sur les ulcères. La poudre de feuilles est utilisée pour préparer, un cérat contre les panaris et les maladies des ongles, et administrée contre les pertes séminales et les sueurs cardiaques. Les fleurs sont utilisées pour faire noircir les cheveux. Les fruits verts ou desséchés s'employaient contre les hémorragies; bouillis dans le vin comme vulnéraire et astringent externe. Le suc des baies était utilisé comme stomachique et diurétique. Les graines sont employées contre les affections osseuses [162].

En Algérie, les feuilles de *Myrtus communis* L. sont utilisées comme remède contre les affections des voies respiratoires. Les préparations à base de plantes sont préconisées contre les bronchites, les sinusites, les otites, les diarrhées et les hémorroïdes. Les fruits constituent un remède contre la dysenterie, l'entérite et les hémorragies [163]. Le myrte est connu en Algérie pour ses propriétés anti-inflammatoires et hypoglycémiantes [164].

En Tunisie, les fruits du myrte sont utilisés dans le Nord du pays à l'état frais ou bien en décoction pour soulager l'ulcère et les douleurs gastriques; ils sont préconisés en gargarisme, pour traiter les gingivites. La décoction de fleurs est proposée pour arrêter les diarrhées aigües, et comme traitement de la toux et des rhinites. L'huile fixe issue des fruits est utilisée pour atténuer les douleurs rhumatismales en application locale [165].

Au Maroc, l'infusion et la décoction sont utilisées comme remède des affections respiratoires et des diarrhées. L'infusion est également préconisée pour traiter les conjonctivites. Le décocté sert à imbiber les compresses à appliquer sur les plaies, les abcès, les furoncles et les hémorroïdes saignants. Le décocté concentré est donné aux femmes dans les hémorragies de la délivrance. Le fruit est mâché contre les gingivites et les aphtes [166].

L'huile essentielle de *Myrtus communis* L. entre dans diverses spécialités pharmaceutiques telles que Myrtine inhalante® solution pour inhalation par fumigation ou Nazinette du docteur Gilbert®, pommade nasale [167].

1.4.2.1.4 Les huiles essentielles de *Myrtus communis* L. : Travaux antérieurs.

La composition chimique de l'huile essentielle de myrte a fait l'objet de nombreuses études. Nous présenterons dans un premier temps les travaux bibliographiques reliés à la composition chimique de l'huile essentielle de *Myrtus communis* L. de plusieurs origines. Dans un deuxième temps, nous présenterons une synthèse bibliographique concernant les activités biologiques de l'huile essentielle *de Myrtus communis* L.

1.4.2.1.4.1 Composition chimique de l'huile essentielle de *M. communis* L.

La composition chimique de l'huile essentielle de *M. communis* L. a fait l'objet de nombreuses études recensées par Lawrence (1977, 1979, 1985, 1990, 1993, 1996, 2002, 2007) [168]. Les composés majoritaires des huiles essentielles de feuilles de myrte sont le 1,8-cinéole, l'α-pinène, le limonène, le linalol et parfois l'acétate de myrtényle. Ces huiles essentielles d'origines diverses ont été classées en deux groupes en fonction de leur teneur en α-pinène: supérieure à 50% (Corse et Tunisie), inférieure à 35% (Maroc, Liban, Yougoslavie) [169]. Une autre classification de ces huiles essentielles, basée sur la présence à une teneur appréciable ou à l'absence d'acétate de myrtényle, a été proposée par le laboratoire «Chimie et Biomasse» de l'Université de Corse [170]. Nous distinguons les compositions suivantes :

- les huiles essentielles ne contenant pas d'acétate de myrtényle sont caractérisées soit par des teneurs appréciables en α-pinène et en 1,8-cinéole, en provenance de Corse [170-171].et de Sardaigne [172], soit par des teneurs appréciables en 1,8-cinéole, α-pinène et limonène localisées en provenance d'Italie continentale [173], de Sardaigne [174], et d'Iran [174-176].

- les huiles essentielles riches en acétate de myrtényle proviennent d'Espagne [177-178], du Portugal [179] et de l'île grecque de Zakynthos [180].

Par ailleurs, d'autres compositions contenant des teneurs appréciables en 1,8-cinéole, α-pinène, limonène et acétate de myrtényle, sont décrites en Albanie [181], en Yougoslavie [169], en Croatie [182], et en Turquie [183]. Les échantillons du Liban [184], et de l'île de Chypre [185] se caractérisent par un pourcentage plus important en 1,8-cinéole. Enfin, la composition d'un échantillon atypique contenant de l'acétate de linalyle, du limonène et de l'α-pinène a été décrite en Grèce [186].

En ce qui concerne l'Afrique du Nord, deux compositions se différenciant également par la présence ou l'absence d'acétate de myrtényle, ont été observées. Schématiquement, l'huile essentielle de myrte du Maroc contient de l'acétate de myrtényle, tandis que celle de Tunisie n'en contient pas. Quelques échantillons ont été étudiés en Algérie.

La composition chimique de l'huile essentielle du myrte au Maroc est donc caractérisée par la présence d'acétate de myrtényle, en proportions variables. Ce composé a été identifié:
- dans huit échantillons d'huiles commerciales (14,8-21,1%), accompagné par le 1,8-cinéole (32,5-37,5%), l'α-pinène (18,5-25,0%) et acétate de myrtényle (14,8-21,1%) [169, 177].
- dans un échantillon distillé au laboratoire provenant des parties aériennes récoltées dans la région de Chefchaouen (chaine montagneuse à l'ouest du Rif à 800 m d'altitude), dans lesquels il est présent (25,0%) à côté du 1,8-cinéole (43,1%) et de l'α-pinène (10,0%) [187].
- Dans un dernier échantillon (origine indéterminée), l'acétate de myrtényle ne représente que 5,0% de la composition avec l'α-pinène (37,6%) et du 1,8-cinéole (20,0%) [188].

Par ailleurs, la composition chimique de l'huile essentielle du myrte provenant du Maroc a été examinée au cours d'un cycle végétatif (stade végétatif, pleine floraison, après fructification), dans trois régions, deux d'entres elles sont localisées près de Rabat, Temara et Arabaa Sehoul et une troisième, Ouezzane située au Sud Ouest du Maroc [189]. La teneur des constituants majoritaires (α-pinène, 1,8-cinéole, linalol et acétate de myrtenyle) varie selon la période et le lieu de récolte. Une teneur plus élevée en α-pinène (37,0%) a été observée pendant la période de floraison. Celui-ci est généralement accompagné du 1,8-cinéole qui atteint un taux maximal dans les échantillons obtenus à partir des feuilles adultes récoltées après la fructification (Arbaa Sehoul, 36% et Ouezzane, 40%). De larges variations ont été observées concernant la teneur de l'acétate de myrtényle (0,7-42%). Il atteint un taux maximal soit dans les jeunes rameaux (Ouezzane, 41%) soit dans les parties aériennes récoltées après fructification (Temara, 42%) et diminue durant la floraison (feuilles et fleurs, 0,5-5%) [189].

A l'inverse, les huiles essentielles du myrte provenant de Tunisie (7 échantillons commerciaux et 30 échantillons distillés au laboratoire), sont caractérisées par l'absence d'acétate de myrtényle avec une teneur élevée en α-pinène (jusqu'a 58,0%) ou en 1,8-cinéole (jusqu'a 61,0%) [169, 190, 191, 192, 193, 194]. Exceptionnellement, les échantillons isolés des plantes cueillies dans le Nord- Est Tunisien (Cap Bon) contiennent de l'acétate de myrtényle (2,7-27,7%), accompagné de l'α-pinène (jusqu'a 20,5%), du 1,8-cinéole (jusqu'à 30,1%), du limonène (jusqu'a 20,6%) et du linalol (jusqu'a 14,4%) [195].

Concernant le myrte d'Algérie, la composition chimique de l'huile essentielle est décrite dans huit publications. Ainsi, l'huile essentielle provenant du Centre algérien contient comme composés majoritaires le 1,8-cinéole (15,8%) et le limonène (8,7%), avec une faible teneur en α-pinène (2,9%) [196]. Dans un autre échantillon provenant du Centre d'Algérie, l' α-pinène présente une teneur plus élevée (18,9%) de la composition, accompagné du 1,8-cinéole (26,2%) et du limonène (11,1%) [197]. Une composition atypique a été décrite dans un autre échantillon provenant toujours du Centre algérien, dont les composés majoritaires sont représentés par le 1,8-cinéole (46,98%) accompagné du cis-geraniol (25,18%) [198]. La composition de ces échantillons diffère de celle reportée pour les trois échantillons du Centre d'Algérie, dominée par l'α-pinène (46,9%, 44,6%, 30,6%) et le 1,8-cinéole (25,2%, 25,5%, 32,1%) [199-200-201]. Deux autres échantillons isolés des plantes cueillies dansle Nord Est algérien (région de Gouraya) ont été décrits avec des teneurs respectives en α-pinène (39,3%, 33,3%) et en 1,8-cinéole (33,4%, 42,4%) [202]. Récemment, Ben Ghnya et al.

2013 ont décrit une population de dix échantillons dont l'origine est inderterminée, contenant les mêmes composés majoritaires décrits ci-dessus: α-pinène (jusqu'a 45,4%), et 1,8-cinéole (jusqu'a 35,7%) [203].

Ainsi, il ressort des données de la littérature que l'huile essentielle de feuilles de *Myrtus communis* d'Afrique du Nord présente deux types de composition chimique, caractérisés par la présence ou l'absence d'acétate de myrtényle, l'α-pinène et/ou le 1,8-cinéole étant les produits majoritaires. Cependant, peu d'études ont été menées en Algérie, ne permettant pas de conclure à une homogénéité ou à une éventuelle variabilité de la composition chimique.

1.4.2.1.4.2 Activités biologiques de l'huile essentielle de *M. communis* L.

Les activités biologiques des huiles essentielles de myrte ont fait également l'objet de divers travaux. L'activité antimicrobienne de l'huile essentielle des feuilles de myrte a été décrite aussi bien sur les bactéries que sur les champignons. Elle est variable selon la composition chimique, les méthodes utilisées et les souches étudiées. L'activité antifongique a fait l'objet d'un nombre plus retreint des travaux que l'activité antibactérienne. L'activité anti-inflammatoire a également été abordée.

A. Activité antifongique.

Les déficits immunitaires constitutionnels font référence à différents types d'infections fongiques cutanées, muqueuses ou viscérales. Les agents pathogènes fongiques sont des organismes eucaryotes, difficile à distinguer des cellules du système immunitaire [204].

L'incidence croissante des infections fongiques a poussé à rechercher de nouveaux agents antifongiques qui sont moins toxiques et moins générateurs de résistance que les antifongiques de synthèse [205]. Les huiles essentielles constituent une source intéressante pour la recherche de nouveaux agents antifongiques, particulièrement par les études de synergie avec les drogues de synthèse [206, 207]. L'huile essentielle de *Myrtus communis* est connue pour son action désinfectante et antiseptique [208].

Comparativement à l'activité antibactérinne, le nombre de travaux concernant l'activité antifongique de l'huile essentielle de *M. communis* est plus restreint. Celle ci a été étudiée sur les différentes souches de *Candida* sp. et d'*Aspergillus* sp.

- *Candida albicans* a montré une meilleure sensibilité (CML = 4µL/mL) que d'autres souches vis-à-vis de l'huile essentielle du myrte d'Iran caractérisée par des teneurs appréciables en 1,8-cinéole (17,9%), α-pinène (29,1%), limonène (21,5%) et linalol (10,4%) [175].

- L'effet synergique de l'huile essentielle du myrte d'Iran (1,8-cinéole, 36,1%, et α-pinène, 22,5%) avec un antifongique de synthèse, l'amphotéricine B, vis-à-vis des isolats de *Candida albicans* et les champignons filamenteux d'*Aspergillus* [209].

- Une étude récente a montré que l'huile essentielle du myrte d'Iran □□-pinène, 39,2 % ; 1,8-cinéole, 22,0 % ; linalol, 18,4 %) inhibait la croissance de sept espèces de *Candida* avec des valeurs de CMI comprises entre 0,03 à 8 µL/mL et deux espèces d'*Aspergillus* (4-16 µL/mL) [210].

- L'activité anti-fongique de l'huile essentielle de myrte (composition non décrite) a été évaluée après 24 h sur des souches résistantes tels que *C. glabrata* (CMI90 : 0,5- 4 µL/mL) et *C. krusei* (CMI90 :1- 4 µL/mL) [211].

A l'inverse, l'huile essentielle de *Myrtus communis* testée sur plusieurs souches de champignons phytopathogènes a montré une activité faible sur *Rhizoctonia solani*, *Fusarium solani* et *Colletotrichum linelemuthianum* [212] aussi bien que sur *Aspergillus niger*, *Aspergillus amstelodami*, *Chaetomium globosum*, *Myrotheciul verrucaria*, *Paecilomyces variotii*, *Penicillium funiculosum*, *Stachybotrys atra*, *Trichoderma harzianum* [213]. Les champignons *Botrytis cinerea* et *Phytophthora citrophtora* sont résistants à l'action de l'huile essentielle du myrte provenant du Maroc (α-pinène, 37,5% et 1-8-cinéole, 20%) [188].

B. Activité antibactérienne.

L'activité de l'huile essentielle de myrte sur les bactéries gram positives et négatives a été décrite dans divers travaux. Les bactéries gram positive se sont révélées plus sensibles que les bactéries gram négatives [214-215]. Nous citerons quelques exemples de l'activité antibactérienne de l'huile essentielle de myrte, de plusieurs origines et ayant des profils chimiques différents.

De nombreuses recherches ont évalué l'activité antibactérienne qui a montré différents degrés d'activité sur les bactéries gram positives et gram négatives [185, 190, 214, 216, 217, 215, 218, 219, 220, 198, 201, 203]. A titre d'exemple, on peut citer les résultats suivants :

- L'activité antibactérienne de sept échantillons d'huile essentielle de myrte récolté dans différentes régions en Italie a été évaluée. Ces échantillons présentent une composition chimique où la teneur du 1,8-cinéole et d'acétate de myrtényle varie selon la région de récolte. Trois souches se sont montrées plus sensibles à l'action de ces huiles essentielles. Il s'agit de *Bacillus subtilis* 6633, *Staphylococcus aureus* 25923 et *Staphylococcus aureus* 29213 (CMI = 1,5 - 5,8 mg/mL) [214].

- L'huile essentielle de myrte de Corse (α-pinène, 52% et 1,8-cinéole, 30,1%) inhibe également la croissance de *Staphylococcus aureus* (CMI = 0,25% (v/v), soit 2,5 µl/mL) [219].

- L'huile essentielle du myrte de Sardaigne (α-terpinène, 51,8% et 1,8-cinéole, 35,6%) exerce un effet antibactérien sur 7 souches cliniques d'*Helicobacter pylori* (CMI= 0,075%(v/v), soit 0,75 µl/mL) [216].

- L'huile essentielle du myrte de Sardaigne (α-pinène, 11%; 1,8-cinéole, 16%, linalol, 12%, α-terpinéol, 7%) a présenté une bonne activité sur *Mycobacterium tuberculosis* (CMI = 0,17%(v/v), soit 1,7 µl/mL) [220].

- L'activité antibactérienne de l'huile essentielle du myrte de Chypre (1,8-cinéole, 50,1%, linalol, 12,6%, α-terpinéol, 7,6%) a montré des valeurs de CMI similaires (CMI = 0,5% (v/v), soit 5 µl/mL) vis-à-vis de *Staphylococcus aureus, Bacillus subtilis, Enterococcus durans, Listeria monocytogenes,* et *Escherichia coli* [185].

-Concernant le myrte d'Algérie, l'huile essentielle a été testée sur plusieurs souches bactériennes. Djenane *et al.,* 2011 ont montré que la souche bactérienne *S. aureus* [CMI= 0,12% (v/v), soit 1,2 µl/mL] était plus sensibleque *E. coli*[CMI= 0,22% (v/v), soit 2,2 µl/mL] vis- à vis de l'action de l'huile essentielle de *Myrtus communis* L. extraite des parties aeriennes provenant du Centre algérien (région de Tizi Ouzou) [198].

L'huile essentielle extraite des parties aériennes provenant du Centre d'Algérie (région de Tizi Ouzou), a montré une sensibilité plus élevée vis- à vis de *S. aureus* que *E. coli* avec des valeurs respectives de CMI(s) estimées à 0,12 et 0,22% (v/v), soit 1,2 et 2,2 µl/mL [198].Toujours dans le Centre algérien (Forêt de Bainem), l'huile essentielle a été testée sur huit bactéries incluant trois bactéries gram positive: *Bacillus subtilis* ATCC 6633, *Listeria monocytogenes* CIP 82110, *Staphylococcus aureus* CIP 7625 et cinq bactéries gram négative: *Klebsiella pneumoniae* E40, *Escherichia coli* E52, *Salmonella enterica* E32, *Enterobacter cloacea* E13, et *Pseudmonas aeruginosa* CIP A22. Une meilleure sensibilité a été observée vis-à-vis de *Bacillus subtilis*ATCC 6633 avec une des CMI (s) estimées à 10 et 20 µl/mL [201].

L'activité antibactérienne de l'huile essentielle du myrte d'Algérie, dont l'origine est indéterminé a été également testée sur cinq souches: *E. coli* ATCC 10536, *Salmonella, S. aureus* ATCC 6538, *Bacillus subtilis* ATCC 6633, *Listeria*. Desvaleurs de diamètres d'inhibition plus élevées ont été notées vis-à-vis de *E. coli* (15 mm), et *Salmonella sp.* (14 mm). Cependant, les souches bactériennes *S. aureus, B. subtilis* and *Listeria sp* se sont montrées moins sensibles à l'action de l'huile essentielle de *Myrtus communis* [203].

C. Activité anti-inflammatoire.

Les propriétés anti-inflammatoires et analgésiques de l'huile essentielle de *Myrtus communis* ont été validés «*in vivo*» [221-223].

- Maxia *et al.* ont rapporté l'effet anti-inflammatoire de l'huile essentielle de *M. communis* (α-pinène, 11% ; 1,8-cinéole, 16% ; linalol, 12%) administrée aux doses de 1 mL/kg et de 2 mL/kg, réduisait différents paramètres du processus inflammatoire: épaisseur de la formation de l'œdème induit par l'huile de croton, activité enzymatique de la myéloperoxydase, la masse du granulôme ainsi et le taux sérique des IL-6 et TNF-α , en comparaison avec des drogues de synthèse qui sont la dexamethazone et l'indométhacine [222].

- De plus, l'injection sous cutanée de l'huile essentielle de *M. communis* d'Egypte (α-pinène, 25,5% et 1,8-cinéole: 27,2%) à une dose de 0,1 mL/kg a montré une bonne inhibition de la formation d'œdème chez les souris, par rapport à l'indométacine utilisé comme contrôle (59,4%, *vs.* 64,3%) [221].

- L'huile essentielle de *M. communis* du Pakistan a montré des propriétés analgésiques avec des doses élevées de 100 et 150 mg/kg, en comparaison avec le Diclofenac de sodium (10 mg/kg) [223].

1.4.2.2   *Myrtus nivellei* Batt. &Trab.

1.4.2.2.1 Données géographiques.

La connaissance de la végétation du Sahara résulte de l'importance des études sur la systématique entreprises vers les années 1950 [224]. En 1954, Quézel a déterminé 360 espèces dans le Hoggar, et confirme l'importance de la flore saharo-méditerranéenne. L'originalité climatique des massifs centro-sahariens du Hoggar et du Tassili est liée à l'altitude qui modifie les températures en diminuant de 1 C° pour 100 m [225] et à la latitude qui autorise l'intervention des dynamiques tempérées et tropicales dispensatrices d'éventuelles précipitations [226]. Ces zones sahariennes sont plus arrosées (100 mm/an) et l'aridité est atténuée par l'altitude permettant ainsi un régime thermique et de précipitations qui favorisent l'apparition d'une forte proportion d'éléments végétaux d'origine méditerranéenne.

Ce n'est qu'à partir de 1800 m environ que s'individualise sur les montagnes sahariennes une végétation particulière, relativement riche en éléments endémiques, permettant de définir sur le plan biogéographique une entité nettement différente de celle des régions situées à plus faible altitude. Les montagnes suffisamment élevées au Sahara pour assurer le développement de cette flore ne sont pas très nombreuses [227]. Il s'agit essentiellement du Hoggar et de ses annexes : *Tefedest, Mouydir*, du *Tassili des N'Ajjers*, et du *Tibesti*. Quézel, 1965 a signalé en particulier pour le Hoggar, les monographies de Quézel (1954-1957), pour le Tassili, celle de Leredde (1957), pour le Tibesti celles de Maire et Monod (1950) et de Quézel (1958).

Barry *et al* ont souligné la relation entre une altitude élevée (dès que l'on atteint 1700-1800 m) et le facteur thermique qui influence le bioclimat méso méditerranéen, autorisant le développement d'espèces d'origine méditerranéenne [228]. Nous citons à titre d'exemple, les espèces suivantes décrites dans la flore de Quézel, et dont la taxonomie a été validée et acceptée dans la base de donnée The plant List : le laurier-rose *Nerium oleander* L., le myrte de Nivelle *Myrtus nivellei* Batt. & Trab., le cyprès de Duprez *Cupressus dupreziana* A. Camus, le pistachier de l'Atlas *Pistacia atlantica* Desf., l'olivier de Laperrine *Olea europaea* subsp. *laperrinei* Batt. & Trab. Cif., l'éphédra *Ephedra altissima* Desf., la globulaire *Globularia alypum* L., le rhus *Rhus tripartita* (Ucria) Grande, la lavande *Lavandula antineae* Maire), la sauge *Salvia chudaei* Batt. & Trab. et la clématite petite-flamme *Clematis flammula* L.) [227, 229].

Le genre Myrtus a été choisi comme un modèle, illustrant le lien de parenté existant entre les espèces sahariennes et méditerranéennes. Ce genre est caractérisé par une distribution disjointe entre une aire de répartition circumméditerranéenne très étendue de *Myrtus communis* L. et celle de *Myrtus nivellei* Batt. & Trab. très localisée qui est centro-saharienne. Migliore *et al.* ont rapporté l'affiliation génétique entre *M. nivellei et M. communis.* L'analyse des marqueurs génétiques montre que l'histoire de *M. nivellei* est incluse dans celle de *M. communis.* Les populations isolées sahariennes de *M. nivellei* pourraient être considérées comme un sous ensemble des populations méditerranéennes de *M. communis.* Ces études montrent la capacité d'adaptation des espèces méditerranéennes face aux changements climatiques par une expansion depuis le Sud de la Méditerranée jusqu'au Sahara au Pléistocène (à partir de 2,7 Ma) [153].

1.4.2.2.2 Caractéristiques botaniques.

Le myrte de Nivelle a été découvert au début du 20ème siècle par le Lieutenant René Nivelle des chasseurs à pied de l'armée française, et a été décrit comme une espèce différente de celle de *Myrtus communis,* et ressemble à *Periploca angustifolia* et à quelques myrtes américains comme *Myrtus montana Bentham,* du Mexique et un myrte indéterminé de l'herbier Boissier venant de Conception au Chili [230].

Quarante années plus tard, des analyses caryologiques ont mis en évidence un nombre de chromosome identique du myrte de nivelle à celui du myrte commun, à savoir 2n = 22 [231]. La taxonomie de *M. nivellei* Batt. & Trab. a été validée et acceptée par Govaerts R. (2003) [232]. Cette espèce est répartie en Algérie méridionale au sein des massifs du Hoggar, du Tassili n'Immidir (ou Mouydir), du Tassili des N'Ajjer et du Tefedest ; et également présente au Tchad dans les contreforts du Tibesti (pentes du Toussidé) [227, 230, 233, 234, 235, 236].

Selon l'origine géographique, deux sous-espèces ont été décrites : *M. nivellei* subsp. *nivellei* est présente en Algérie [158], tandis que *M. nivellei* subsp. *tibesticus* Quézel est localisée exclusivement au Tchad [234]. En Algérie, *M. nivellei* Batt. & Trab subsp. *nivellei* est localement nommé «*Tafeltest*» ou «*Tafeldest*» en langue berbère tamahaq des Touareg [6, 237] et «*Raihane Essahara El Wousta*» en langue arabe [237].

C'est un arbuste toujours vert, à écorce rugueuse qui dépasse rarement 1 m de hauteur. Les feuilles linéaires lancéolées, 6 à 8 fois plus longues que larges, opposées, presque sans pétiole et épaisses uni nervées possédant une seule nervure visible de 4 à 5 cm de longueur (Figure 17). Les fleurs odorantes, possèdent 5 pétales de couleur blanchâtre qui entourent un bouquet d'étamines. Le calice est formé de 5 dents courtes, triangulaires, disposées en étoile. Le fruit est une petite baie noire violacée, luisante, de la taille d'un petit pois, contenant de petites graines jaunâtres, réniformes. Toute la plante dégage une odeur très agréable. Selon Quézel, la sous-espèce *tibesticus*, est localisée aux environs du Toussidé, est abondante dans les lits des oueds qui rayonnent autour du volcan entre 1800 et 2000 m. Elle diffère de la sous-espèce *nivellei* par son port en buisson très intriqué, par ses feuilles beaucoup plus petites 1,5-2 × 2-4 mm, à pétales rosés ciliés sur les bords, présentant sur les marges seulement quelques poils dans la partie proximale, à ses sépales triangulaires obtus (et non aigus), brièvement pédonculés. Elle est à peine odoriférante. Les glandes à essence sont beaucoup plus rares; et font en particulier défaut sur le calice. Par contre, ces glandes sont très abondantes pour la sous-espèce *nivellei* [234].

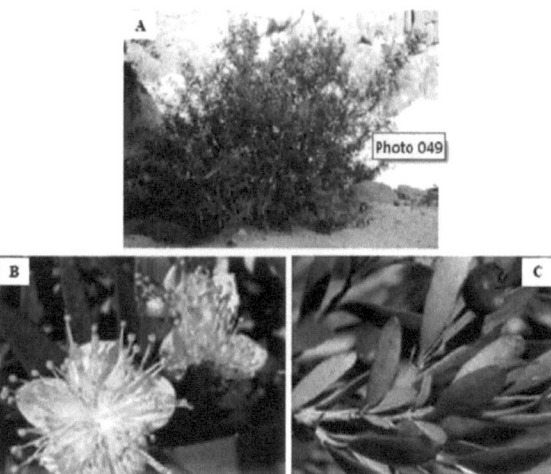

Figure 17 : *Myrtus nivellei* Batt. & Trab. [237]
A : Arbuste, **B** : Fleurs, **C** : Feuilles et Fruit

1.4.2.2.3 Exigences écologiques.

Selon les données bioclimatiques du WorldClim [238], le myrte de Nivelle appartient à l'étage climatique per-aride (précipitations annuelles inférieures à 100 mm). A titre de comparaison, le myrte commun présente une plus vaste amplitude au niveau des bioclimats humides (précipitations annuelles de l'ordre de 800 à 1000 mm), sub-humide (précipitations de 600 à 800 mm par an) et semi-aride (précipitations de 400 à 600 mm). Cette différence des conditions bioclimatiques entre ces deux taxons, est représentée dans le climagramme d'Emberger qui définit les zones de végétations ou bioclimats en fonction de la température (en abscisse) et des précipitations (en ordonnée) (Figure 18).

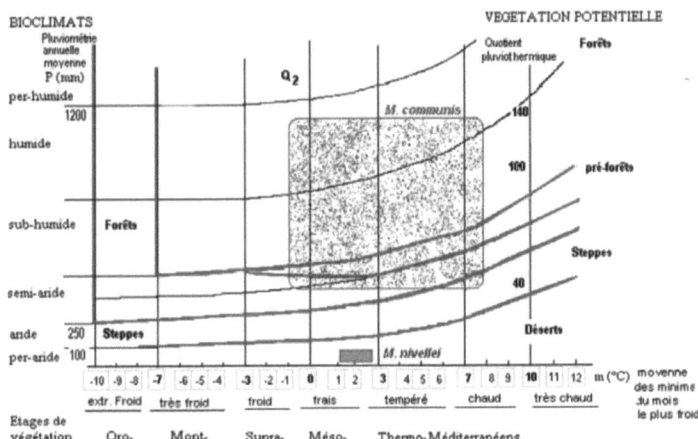

Figure 18 : Position écologique de *M. nivellei* et *M. communis* au sein du climagramme d'Emberger [238].
Aire de distribution de *Myrtus communis* et *Myrtus nivellei* sur le climagramme d'Emberger selon les données WorldClim [238].

Dans ces conditions environnementales, les populations de myrte de Nivelle se développent à plus de 1400 m d'altitude dans les massifs du Sahara central. L'espèce se rencontre dans les lits d'oueds rocheux ou sablonneux, dans les zones où la nappe phréatique est très peu profonde voire affleure à la surface, et donc à proximité de points d'eau permanents «*gueltas*» [233, 235, 239]. Le myrte de Nivelle est généralement associé à *Cymbopogon schoenanthus* (L.) Spreng., *Deverra scoparia* Coss. & Durieu, *Pulicaria undulata* (L.) C.A.Mey., *Lavandula antineae* Maire, *Cupressus dupreziana* A. Camuset *Globularia alypum* L. L'association à *Myrtus nivellei* exige toujours, pour se développer, un plan d'eau permanent ou une nappe phréatique très superficielle, ce qui explique à son niveau l'apparition d'un cortège appréciable de types hygrophiles [227].

1.4.2.2.4 Utilisations traditionnelles et indications.

Les travaux de thèse de Maiza *et al.* ont contribué à l'élaboration d'une pharmacopée traditionnelle Saharienne [237]. Les enquêtes ethnobotaniques, réalisées dans le Tassili des N'Ajjers, ont mis en évidence 80 plantes médicinales sélectionnées pour leurs utilisations traditionnelles par les populations nomades et locales [6]. Parmi ces espèces, *M. nivellei* est utilisée dans le Sahara central pour le traitement de divers troubles:

- affections de l'appareil digestif: pour divers troubles intestinaux les douleurs gastriques et la diarrhée deux types de préparations destinées à être absorbées sont proposées, soit par prise orale de la poudre ou «*seffa*», soit la décoction de feuilles.
- fièvre: la poudre de feuilles est mise à macérer dans de l'eau froide; après filtration le macéré est absorbé plusieurs fois par jour pour réduire la température.
- diabète: l'infusion de feuilles est absorbée à raison de 3 prises quotidiennes.
- affections cutanées et soins capillaires:un linge trempé dans la décoction de feuilles est appliqué sur les parties atteintes de dermatoses et de mycoses. On peut également réaliser un cataplasme avec la feuille pilée et additionnée d'un corps gras [6, 237].
- affections gynécologiques:l'infusion de feuilles est absorbée dans les cas de dysménorrhée et de leucorrhée et de compléter le traitement par des bains de siège réalisés à partir de la décoction [237].

- l'infusion des feuilles de cette espèce est également employée, pour le traitement des diarrhées et les blennorragies [240]. *M. nivellei* est utilisé par la population Touareg de la zone sahélienne comme condiment et comme aromate du thé. Le *tafeltest* a fait, par le passé, l'objet d'un véritable commerce; et était exportée avec *Artemisia judaïca* L. [239].

Cependant, l'utilisation de cette espèce en médecine traditionnelle reste limitée, étant donné que *Myrtsus nivellei* Batt. & Trab. est considérée comme une espèce protégée inscrite dans le journal official n°3 du 18 janvier 2012, exécutif n°12-03 du 10 Safar 1433, correspondant au 4 janvier 2012 fixant la liste des espèces végétales non cultivées protégées.

1.4.2.2.5 Travaux antérieurs.

L'ethnopharmacologie constitue un moteur puissant, sûr et efficace pour la découverte de nouvelles médecines innovatrices [241-243]. De ce fait, en se basant sur l'utilisation de *Myrtus nivellei* en médecine traditionnelle, l'activité antioxydante a été évaluée après séparation des fractions butanoliques et éthanoliquesdes feuilles de *M. nivellei*. Une meilleure activité a été reportée pour les fractions butanoliques, et éthanoliques avec des valeurs respectives en concentration maximale d'inhibition IC_{50} : 3,08±0,40 µg/mL et 4,40±0,43 µg/mL [244].

Toutefois, la composition chimique des huiles essentielles a été étudiée dans une seule publication. L'analyse de l'huile essentielle de *M. nivellei* par GC/MS a révélé la présence de 48 composés, caractérisée par une forte teneur en sesquiterpènes hydrocarbonés incluant: δ-élemène (15,69%), azulène (6,18%), et α-patchoulène (2,87%); suivis de monoterpènes oxygénés représentés essentiellement par le 1,8-cinéole (12,06%) et α-terpinéol (13,01%). De plus, la teneur des composés polyphénols totaux a été déterminée. L'analye des deux extraits obtenus par deux procédés macération à froid (extrait éthanolique) et extraction à chaud (extrait méthanolique) a montré une richesse en composés polyphénols totaux pour l'extrait éthanolique obtenu par rapport à l'extrait méthanolique (734 µg eq/ mg ES, *v.s*348 µg eq/mg ES). De même, une plus forte teneur en flavonoides, flavonols, anthocyanes et sucres totaux a été observée pour l'extrait éthanolique. Cependant, la concentration en tanins s'est révélée sensiblement plus élevée dans l'extrait méthanolique (155,27 µg eq/mg ES, *v.s* 139,24 µg eq/ mg ES) [245].

2. MATERIELS ET METHODES

2.1. MATERIEL VEGETAL.

2.1.1. Récolte du matériel végétal.

La cueillette, effectuée sur deux années successives (2009, 2010), a concerné deux espèces du genre Myrtus appartenant à la famille des Myrtacées.

La première partie du matériel végétal a concerné *Myrtus communis* L., et a été récoltée en deux temps à une année d'intervalle. La première récolte a été effectuée pendant la période de floraison en Juin 2009. Vingt sept pieds individuels des parties aériennes (feuilles et fleurs) de *M. communis* L. ont été prélevés dans trois stations situées dans le Nord- Est algérien, avec sept à dix échantillons pour chaque station. La seconde récolte a eu lieu pendant la période de floraison, en mai- juin de l'année 2010. Afin d'avoir une vue globale sur le myrte d'Algérie, cinquante cinq échantillons de pieds individuels des parties aériennes (feuilles et fleurs) de *M. communis* L. ont été prélevés dans seize stations géographiques situées dans la frange Nord de l'Algérie, plus précisément à l'Est (6 stations), au Centre (9 stations) et dans la partie Ouest algérien (une station). Nous avons échantillonné de nouveau dans le Nord- Est algérien, pour éviter toute implication climatique, et pour avoir une vue globale sur le myrte d'Algérie. Un échantillon de référence a été déposé par le Dr Ligia Salgueiro à l'herbier de l'Université de Coimbra, Portugal sous la référence 010610. L'identification de l'espèce a été faite par Dr G. De Belaire, Université Badji-Mokhtar, Annaba (Algérie).

Dans la continuité de nos travaux sur l'étude des huiles essentielles du genre Myrtus en Algérie, la deuxième partie du matériel végétal a concerné une espèce saharienne endémique *Myrtus nivellei* Batt.& Trab. Nous avons prélevé les parties aériennes (feuilles et fleurs), pendant la période de floraison, du mois de juillet de l'année 2010 dans deux stations différentes situées dans le Sud algérien, le Sahara Central, avec cinq échantillons individuels prélevés dans chaque station. Les échantillons TAS1-TAS5 ont été collectés de la station Tassili des N'Ajjers (Djanet), altitude 1710 m, latitude: 24°37, longitude: 9°35 et les échantillons TAM1-TAM5 ont été prelévés du massif de Hoggar (Tamanrasset), altitude 1900 m, latitude: 22°50, longitude: 5°37. Un échantillon de référence a été déposé par Monsieur Jérémy Migliore à l'herbier du Musée d'Histoire Naturelle, Université Aix Marseille sous la référence PH-2011-17-1. L'identification de l'espèce a été faite par Dr G. De Belaire, Université Badji-Mokhtar, Annaba (Algérie).

2.1.2. Situation géographique et Bioclimat des stations de récolte.

Notre étude a été menée dans 19 stations de récolte, qui s'étendent du Nord jusqu'au sud de l'Algérie, appartenant à différents étages bioclimatiques.

Le climat est de type méditerranéen sur toute la frange Nord qui englobe le littoral et l'Atlas tellien (étés chauds et secs, hivers humides et frais), semi-aride sur les hauts plateaux au centre du pays, et désertique dès que l'on franchit la chaine de l'Atlas Saharien. On distingue dans la partie Nord, deux grands ensembles l'Atlas Tellien et les zones littorales. Le système Tellien est un ensemble constitué par une succession de massifs montagneux côtiers et sublittoraux et de plaines.

Le premier groupe de stations de récolte comprend les sites des stations littorales qui s'étendent dans le climagramme d'Emberger [246] dans l'étage bioclimatique sub-humide, situées au Nord- Est d'Algérie: *Jijel, Skikda, Khannguet Aoun* (Wilaya d'El Tarf), *Zitouna* (Wilaya d'El Tarf) et *Seraidi* (Wilaya d'Annaba). Le deuxième groupe comprend les stations de l'Atlas tellien situées à l'Est algérien: *Bouhadjar* (Wilaya de El Tarf), *Mechroha*(Wilaya de Souk Ahras), *Bouchegouf* (Wilaya de Guelma), dans le Centre soit à l'Est d'Alger: *Tadmaït* (Wilaya de Tizi Ouzou), *Adekar* (Wilaya de Bejaïa), *Bouira* (Wilaya de Bouira), *Tazemalt* (Wilaya de Béjaïa),*Mansoura* (Wilaya de Bordj Bou Arreridj), soit à l'ouest d'Alger: *Saoula* (Wilaya d'Alger)*, Mouzaïa* (Wilaya de Blida), *Bainem* (Wilaya d'Alger), *Hammam Righa* (Wilaya de Ain Defla) et à l'Ouest d'Algérie dans la station de *Nedroma* (Wilaya de Tlemcen), qui s'étalent du subhumide moyen au semi-aride inférieur avec des variantes allant d'un hiver tempéré à hivers frais. La figure 19, présente les diagrammes climatiques de toutes les stations de récolte de *Myrtus communis* L. incluant l'altitude, les précipitations annuelles, la température moyenne. Les données ont été fournies de la base de donnéesClimate–Data [247]. La figure 19 est divisée en quatre parties (**I, II, III et IV**), sur la base du taux des précipitations annuelles classées par ordre décroissant. Le type climatique est mentionné pour chaque station selon la classification de Köppen Geiger. Cette classification est fondée sur les précipitations et les températures. Chaque climat est repéré par un code de trois lettres précisé pour chaque station de récolte.

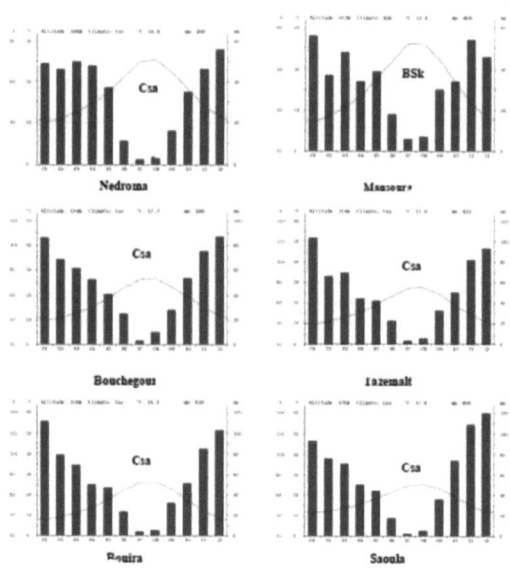

Figure 19 : Diagrammes et types climatiques des stations de récolte de
Myrtus communis L. [247].
Partie I
Csa : climat tempéré chaud avec été sec dit méditerranéen,
BSk : climat de steppe semi-aride

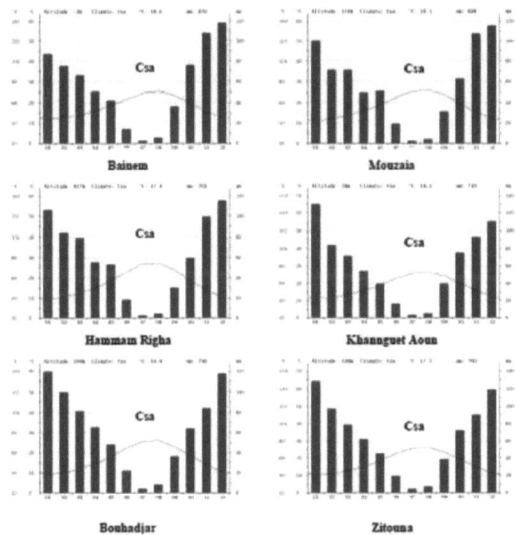

Figure 19 : Diagrammes et types climatiques des stations de récolte de
Myrtus communis L. [247].
Partie II
Csa : climat tempéré chaud avec été sec dit méditerranéen.

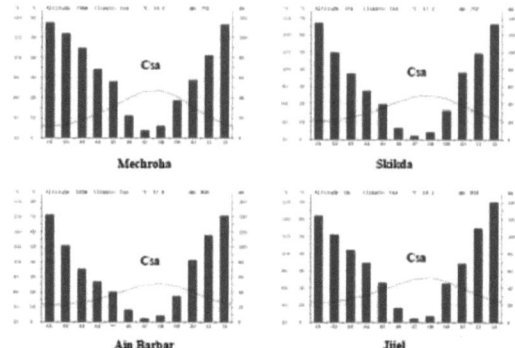

Figure 19 : Diagrammes et types climatiques des stations de récolte de
Myrtus communis L. [247].
Partie III
Csa : climat tempéré chaud avec été sec dit méditerranéen.

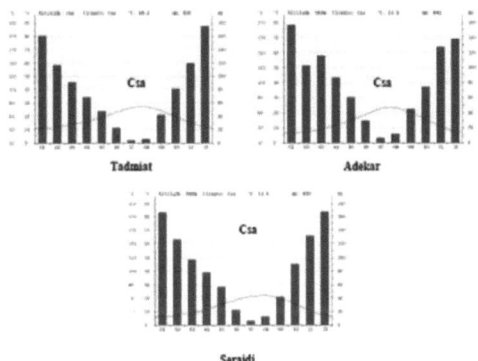

Figure 19 : Diagrammes et types climatiques des stations de récolte de
Myrtus communis L. [247].
Partie IV
Csa : climat tempéré chaud avec été sec dit méditerranéen.

Dans la partie Sud, est située la plateforme Saharienne qui forme une large barrière qui sépare le domaine méditerranéen au nord du domaine tropical au Sud. Dès que l'on atteint 1700-1800 m d'altitude, le facteur thermique devient déterminant [228]. Les stations de récolte: Djanet (Tassili des N'Ajjer, 1710 m d'altitude) et Tamanrasset (Hoggar, 1900 m d'altitude) sont des régions à climat est désertique (BWh) d'après la classification de Köppen et Geiger, dont la température moyenne annuelle est inférieure à 18 °C (Figure 20). En effet, sur l'année la température moyenne à Tamanrasset et à Djanet est de 21,2 °C et de 23,4 °C, respectivement. Les précipitations sont en moyenne de 43 mm et de 18 mm.

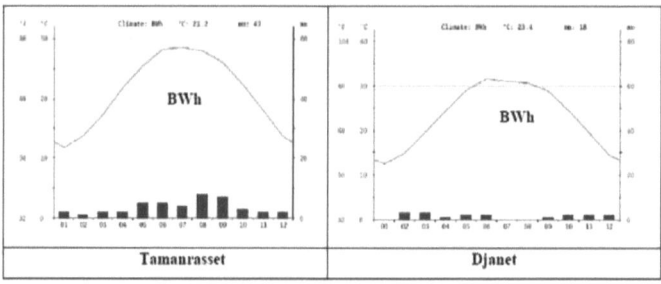

Figure 20 : Diagrammes et types climatiques des stations de récolte de *Myrtus nivellei* Batt. & Trab. [247].
***BWh:** climat désertique*

2.2. TECHNIQUE HISTOLOGIQUE.

L'étude anatomique comprend :

- Une étude histologique des coupes anatomiques des feuilles de *Myrtus communis* L. réalisée par la technique de la double coloration.

- Un examen microscopique de la poudre des feuilles de *Myrtus communis* L.

▪ *La technique de la double coloration :*

Sur une coupe aussi fine que possible, on fait agir successivement des solutions d'hypochlorite de sodium et l'acide acétique dilué. Les contenus cellulosiques sont détruits, les parois cellulaires sont respectées. En faisant agir simultanément ou successivement le vert d'Iode et le Carmin, les parois cellulosiques se colorent en rose, les parois lignifiées ou sclérifiées se colorent en vert. Les coupes transversales sont réalisées à l'aide d'une lame de rasoir neuve, elles doivent être aussi fines que possible et parallèles au plan de la coupe.

Les coupes doivent être immédiatement recueillies dans l'eau, elles ne doivent pas se déshydrater.

Protocole expérimental:

Les coupes sont placées successivement dans les bains suivants :

- L'eau de javel à 12° (pendant 15 min) ; pour vider le contenu cytoplasmique des cellules.

- L'acide acétique à 5% (pendant 3 min) ; pour neutraliser l'excès d'eau de javel.

- Le vert d'Iode (pendant 3 min) ; colore les parois lignifiées ou tubérisées en vert, bleu, ou violet selon le degré de modification de la paroi (degré de lignification) comme celle du bois et du sclérenchyme.

- le Carmin aluné (5 à 10 min), colore les parois cellulosiques en rose (caractéristique du parenchyme cellulosique, du liber et du collenchyme).

- les coupes sont rincées avec de l'eau distillée entre chaque étape de coloration.

- Les coupes sont montées entre lame et lamelle avec une goutte d'eau distillée et observées au microscope optique au G ×10 puis G ×40.

▪ *La poudre végétale :*

Sur une lame porte objet, on dépose une goutte d'acide lactique avec une spatule, on prélève une petite quantité de la poudre végétale des feuilles, sur la lame jusqu'à ce que la poudre soit mouillée. Couvrir d'une lamelle en appuyant légèrement avec le doigt. Observer au microscope optique (G ×10 puis G ×40).

2.3. TECHNIQUE D'EXTRACTION.

La distillation est un procédé de séparation basé sur un équilibre L (liquide) ⇔ V (vapeur). Par chauffage, le liquide entre en ébullition et la vapeur en équilibre avec le liquide sera plus riche en constituant les plus volatils. La technique implique la condensation de la vapeur et la récupération des fractions liquides résultantes. Nous avons utilisé la technique d'extraction de référence: l'hydrodistillation en utilisant l'appareil de Clevenger [248]. L'hydrodistillation consiste à immerger directement le matériel végétal à traiter (intact ou éventuellement broyé) dans un réacteur rempli d'eau qui est ensuite portée à ébullition. Les vapeurs hétérogènes sont condensées sur une surface froide et l'huile essentielle se sépare par différence de densité. On récupère un surnageant nommé huile essentielle. La distillation s'effectue avec recyclage d'eau (cohobation).

Les huiles essentielles des espèces du genre Myrtus (*Myrtus communis* L., *Myrtus nivellei* Batt. & Trab.) ont été préparées par hydrodistillation avec un appareil de type Clevenger (ballon de 1L et 2L) pendant une durée de trois heures à partir d'une masse de végétal de 100 g. Les rendements sont calculés par rapport à la masse du végétal sec. Les huiles essentielles sont conservées dans des piluliers à 4 °C à l'abri de la lumière (verre ombré).

2.4. TECHNIQUES CHROMATOGRAPHIQUES ET SPECTROSCOPIQUES.

2.4.1. Analyse par Chromatographie en Phase Gazeuse (CPG).

Les analyses chromatographiques en phase gazeuse ont été réalisées à l'aide d'un appareil Perkin-Elmer Clarus 500, équipé d'un injecteur diviseur, de deux colonnes (50 m x 0,22 mm d.i; épaisseur du film : 0,25 µm), apolaire (BP-1, polyméthylsiloxane) et polaire (BP-20, polyéthylène glycol) et de deux détecteurs à ionisation de flamme. Les conditions opératoires sont les suivantes : gaz vecteur, hélium, pression en tête de colonne : 20 psi ; température de l'injecteur et des détecteurs : 250°C; programmation de température : de 60°C à 220°C (80 min) à 2°C/min, avec un palier de 20 min à 220°C ; injection: mode diviseur avec un rapport 1/60. La quantité d'échantillon injectée est de 0,5 µl issue d'une solution contenant 50 µL de mélange (huile essentielle ou fraction de chromatographie) dans 350 µL de CCl₄.

2.4.2. Analyse par CPG-SM.

Les analyses ont été effectuées à l'aide d'un chromatographe Perkin Elmer autosystem XL, doté d'un injecteur automatique et d'une colonne apolaire (Rtx-1) (60 m x 0,22 mm d.i. ; épaisseur du film : 0,25 µm), couplé à un détecteur de masse Perkin Elmer TurboMass. Le gaz vecteur est l'hélium (1ml/mn) et il exerce une pression en tête de colonne de 25 psi. La température de l'injecteur est de 250°C et celle du détecteur 280°C. La programmation de la température consiste en une élévation de 60°C à 230 °C, à 2 °C/min, puis en un palier de 45 min à 230°C. L'injection se fait par mode split avec un rapport de division de 1/50. La quantité d'échantillon injectée est de 0,2 µl. La détection se fait par un analyseur à filtre quadripolaire. Les molécules sont généralement bombardées par un faisceau électronique de 70 eV. Les spectres de masse obtenus par impact électronique on été acquis sur la gamme de masse 35-350 Da.

2.4.3. Analyse par CPG-SM-TOF.

Les analyses ont été effectuées à l'aide d'un chromatographe Agilent 6890 couplé à un spectromètre de masse GCT à temps de vol (TOF) et équipé d'une colonne capillaire DB5-5MS (30 m x 0,25 mm d.i ; épaisseur du film : 0.25 µm). La température de l'injecteur est de 250°C et celle du détecteur 200°C. La température du four est programmée comme suit : la température initiale est de 60°C, puis on augmente de 25°C/minute jusqu'à 230 °C et on maintient en isotherme pendant 10 minutes. L'injection se fait par mode split et la quantité d'échantillon injectée est de 0,1 µl. Les molécules sont généralement bombardées par un faisceau électronique de 70 eV. Les spectres de masse obtenus par impact électronique on été acquis sur la gamme de masse 50-550 Da. L'étalonnage a été fait en utilisant l'assistant d'étalonnage, avec l'heptacosane comme référence. Lors de l'acquisition, un étalon interne, le pentafluorobromo benzène a été introduit en continu dans la source IE, à partir d'un réservoir de référence à 50°C et à travers une entrée de référence à 120°C. Les données ont été traitées avec le logiciel MassLynx 4.1 qui augmente la vitesse de conversion de données brutes (issues de l'analyse des échantillons) en informations essentielles.

2.4.4. Résonance Magnétique Nucléaire (RMN).

L'application de la méthodologie que nous avons exposée dans la partie bibliographie, permet d'identifier les constituants d'une huile essentielle par RMN du carbone-13. Dans cette méthode, il n'y a pas comme dans les couplages conventionnels, individualisation préalable puis identification. Il s'agit de repérer dans un spectre unique qui est le spectre de l'huile essentielle les différentes raies de raisonance d'un composé donné en les comparants avec celles du spectre du produit de référence. Pour identifier un composé avec certitude présent dans une huile essentielle, nous prenons en compte :
- la variation des déplacements chimiques ($\Delta\delta$) de chacun des carbones de chaque composé, dans le mélange par rapport à une valeur de référence. Une variation de 0,05 ppm peut être raisonnablement admise.
- le nombre de superpositions des pics c'est-à-dire le nombre de carbones qui appartiennent à deux ou exceptionnellement à plusieurs composés. Pour expliquer, la méthode d'analyse nous présentons ces critères, à travers un exemple d'identification de quatre monoterpènes (α-pinène, 1-8,cinéole, linalol et acétate de linalyle) identifiés dans l'huile essentielle de *Myrtus communis* L. Les structures et les variations des déplacements chimiques de chaque carbone du composé de référence comparés avec ceux du mélange sont présentées en annexes.

Protocole expérimental :

Les spectres de RMN du carbone-13 ont été enregistrés sur un spectromètre Brücker 400 AVANCE, 9,4 Tesla, opérant à 400,132 MHz pour le proton et à 100,623 MHz pour le carbone-13. Les spectres ont été enregistrés avec une sonde de 5 mm. Le solvant est le $CDCl_3$ additionné de tétraméthylsilane (TMS). Les déplacements chimiques sont donnés en ppm (δ) par rapport au TMS pris comme référence interne.

Les spectres du ^{13}C ont été enregistrés avec les paramètres suivants : angle d'impulsion 45°; temps d'acquisition = 2,7 s correspondant à une acquisition de 128 K avec une largeur spectrale (SW) de 24000 Hz (environ 240 ppm) ; délai de relaxation D_1 = 0,1 s ; résolution digitale de 0,183 Hz/pt. Pour l'enregistrement des spectres des huiles essentielles (ou fraction de chromatographie), une masse de 40 à 70 mg d'huile essentielle ou de 9 à 50 mg de fraction chromatographie est dissoute dans 0,5 ml de $CDCl_3$. Le nombre d'accumulation est compris entre 2000 et 5000 pour chaque enregistrement. Les données du signal (FID) sont multipliées avant la transformée de Fourier par une fonction exponentielle (LB = 1,0 Hz).

2.5. TECHNIQUES DE SEPARATION.

La chromatographie sur colonne de silice (CC) sur colonne ouverte a été réalisée avec de la silice (ICN 63-200 µm, 60, 20,5 g) sur 1055 mg d'huile essentielle de *Myrtus nivellei* Batt. & Trab. (Figure 21). Quatre fractions sont éluées, les deux premières fractions nommées «hydrocarbonées» F1 (159 mg) et F2 (61 mg) au pentane et les deux autres fractions nommées «oxygénées», éluées avec des degrés croissants d'oxyde de diéthyle F3 (501 mg, Pentane/ Oxyde de diéthyle= 98/2) et F4 (334 mg, oxyde de diéthyle).

La fraction F4 contenant les composés non identifiés composé A (26,8%), et B (6,5%). Une partie de F4 (250 mg) a été de nouveau soumise à un fractionnement sur colonne ouverte de silice de faible granulométrie (ICN 63-200 µm, 5 g). 28 fractions (F4.1-F4.28) sont éluées avec un gradient de solvant, pentane/oxyde de diéthyle de 96/4 à 0/100. Les fractions ont été analysées par GC (RI) et ^{13}C RMN. La fraction F4-23 (5 mg, P/DE=90/10) qui contient le composé inconnu B avec un degré de pureté de 77%.

Le composé inconnu A est présent dans les fractions F4-10-11-12 dont la masse pour chacune est de 19,7, 19,2 et 19,5 mg, P/DE=95/5. Les trois fractions ont été mélangées (masse=58,4 mg) et le résultat du mélange a été soumis à un fractionnement sur colonne ouverte de silice (ICN 63-200 µm, 25 g). 18 fractions ont été éluées; dont la fraction 16 (11 mg) séparée avec un gradient de P/DE =95/5 contenant le composé A non identifié avec un degré de pureté de 84%.

.

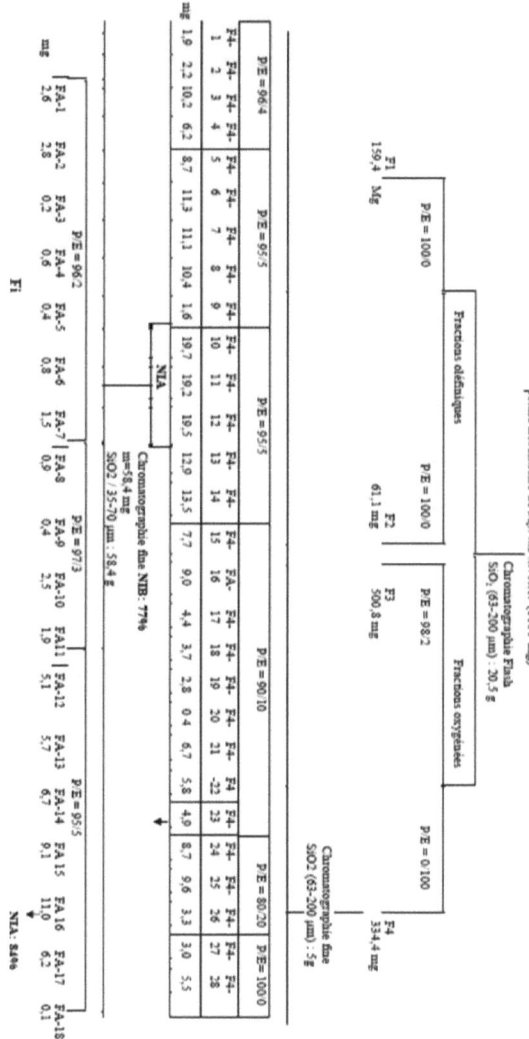

Figure 21 : Schéma du fractionnement de l'huile essentielle de *Myrtus nivellei*
NIA : composé non identifié A, NIB : composé non identifié B

2.6. METHODE ETHNOBOTANIQUE.

L'enquête ethnobotanique, a été effectuée sur deux années successives (2009, 2010), afin de montrer l'importance du myrte dans la médecine traditionelle.

La première étude a été effectuée pendant cinq mois de février à Juin 2009, au près de 18 tradipraticiens dans la région de Souk Ahras, afin de répértorier les espèces végétales utilisées dans la médecine tradionnelle.

Un premier questionnaire préliminaire a été préparé, incluant quatre variables: le nom vernaculaire de la plante, la partie utilisée, le mode de préparation et la ou les pathologie (s) traitée (s). Un herbier a été également préparé, l'identification des espèces a été faite avec la collaboration deDr G. De Belaire, Université Badji-Mokhtar, Annaba (Algérie).

La deuxième étude a concerné cinq régions situées dans le Nord-Est d'Algérie : Annaba, El Kala, El tarf, Souk Ahras et Skikda; afin de connaitre toutes les formes d'utilisations traditionelles du myrte. Pour cela, 300 personnes ont été interrogés, chaque station comprend 50 à 100 personnes. Le questionnaire est constitué de (6) variables et (20) modalités. Nous présentons les deux questionnaires dans le tableau 1, en précisant les modalités pour chaque variable.

Tableau 1: Variables indiquées dans le questionnaire utilisé pour les deux études ethnobotaniques.

Première Enquête	Variables	
Région: *Souk Ahras.*	Nom vernaculaire	
	Partie utilisée	
	Mode de préparation	
	Pathologie (s) traité (s)	

Deuxième Enquête	Variables	Modalités
Régions: *-Annaba* *-El Kala* *-El Tarf* *-Souk Ahras* *-Skikda*	**1.** Domaine d'utilisation	Thérapeutique
		Cosmétique
		Culinaire
	2. Partie utilisée	Feuilles
		Fleurs
		Tiges
		Racines
	3. Mode de préparation	Infusion
		Décoction
		Macération
		Huile fixe
	4. Pathologies traitées	Pathologies gastriques
		Pathologies respiratoires
		Hypertension artérielle (HTA)
		Diabète
		Douleurs articulaires
	5. Effets indésirables	Oui
		Non
	6. Toxicité	Oui
		Non

89

2.7. TESTS BIOLOGIQUES.

2.7.1. Détermination de l'activité antifongique.

2.7.1.1. Provenance des souches étudiées.

L'activité antifongique des huiles essentielles des espèces du genre Myrtus a été évaluée sur des levures et des champignons filamenteux (dermatophytes). Concernant les levures: trois souches ATCC (American Type Culture Collection): *Candida albicans* ATCC10231, *Candida parapsilosis* ATCC 90018, *Candida tropicalis* ATCC 13803, et une souche de la collection CECT (Colección Española de Cultivos Tipo) type de souches *Cryptococcus neoformans* CECT 1078); et deux souches cliniques isolées des prélèvements de patientes atteintes de candidoses vulvo-vaginales: *Candida guillermondii* MAT23 et *Candida krusei* H9.

Pour les dermatophytes, trois souches cliniques de dermatophytes sont isolées des ongles et de la peau (*Epidermophyton floccosum* FF9, *Trichophyton mentagrophytes* FF7, *Microsporum canis* FF1) et quatre souches issues de la collection type CECT (Colección Española de Cultivos Tipo) (*Trichophyton rubrum* CECT 2794, *Microsporum gypseum* CECT 2908, *Trichophyton mentagrophytes* var. *interdigitale* CECT 2958, *Trichophyton verrucosum* CECT 2992), *Candida parapsilosis* ATCC 90018 a été utilisée comme une souche référence de contrôle. L'identification de la pureté des caractères morphologiques et biochimiques des champignons, souches fongiques a été effectuée grâce aux méthodes standardisées de microbiologie et stockées sur milieu de Sabouraud avec le glycérol à $-70°C$.

2.7.1.2. Méthodes utilisées.

La méthode de la macrodilution «*Dilution en milieu liquide*» est décrite selon les normes de Standardisation Américaine de la Clinical and Laboratory Standars Institute CLSI, ou le protocole est décrit dans la référence M27-A3pour les levures [249], et M38-A2 pour les champignons filamenteux [250]. Nous définissons les paramètres utilisés dans l'évaluation de l'activité antifongique. La détermination de l'activité antifongique a été effectuée en évaluant la concentration minimale inhibitrice (CMI) et la concentration fongicide minimale (CMF), appelée également (MLC) concentration minimale létale.

CMI (mg/L) = la plus faible concentration minimale d'antifongique inhibitrice qui donne une réduction visible de la croissance de l'inoculum / Témoin.

CMF (mg/L) = la plus faible concentration minimale concentration minimale fongicide d'antifongique qui tue ≥99,9% de l'inoculum.

Protocole expérimental :

a- Préparation du milieu de culture :

-Milieu RPMI 1640 (sans indicateur de pH de bicarbonate et de la glutamine).

-10,4 g de RPMI ajouté à 900 mL d'eau distillée stérile.

-34,53 g de tampon MOPS (3-(N-morpholino) propanesulfonique) à une concentration finale de 0,165 mole/L.

-Après dissolution totale, ajuster le pH à 7,0 avec du NaoH 1 M. Régler le volume à 1 L.

-Stérilisation milieu par filtration sur membrane et conserver à 4 °C.

b- Préparation de l'innoculum :

-Préparer un inoculum de levures de densité équivalente au standard de 0,5 de Mac Farland.- Pour chaque souche, les cultures jeunes sont utilisées pour préparer une suspension cellulaire ajustée à 1-2 x 10^3 cellules par mL pour les levures, et à 1-2 x 10^4 cellules par mL pour les champignons filamenteux. La concentration des cellules a été confirmée par le contage des cellules sur milieu Sabouraud agar.

-Déposer un volume approprié de la suspension initiale dans un tube Falcon contenant du RPMI (1/500- diluer jusqu'à cinq cent fois). Agiter le tube avec un vortex et distribuer dans les différents tubes tests.

c- Préparation des tubes test :

Les huiles essentielles sont diluées au moment du test, et ont été prélevées dans le DMSO (Dimethyl Sulfoxide) avec des concentrations de 0,08 à 5 µl/mL, une série double de dilution a été préparée. La concentration finale du DMSO n'excède jamais

2%. Les dilutions sont réparties dans des tubes stériles et on ajoute la suspension après avoir bien mélanger.

-Agiter avec un vortex pendant 15 secondes et distribuer dans les dilutions dans les tubes.

Pour chaque champignon :

- Pipeter 16,3 µl de DMSO dans 2 tubes contrôles positifs.

- Pipeter 16,3 µl des dilutions dans 2 tubes contrôles positifs.

- Pipeter 800 µl RPMI dans deux tubes contrôles négatifs.

- Pipeter 800 µl RPMI inoculé avec les différentes dilutions (déposer chaque dilution dans deux tubes).

d- Incubation :

Pour la détermination de la CMI, les tubes tests ont été incubés en atmosphère aérobie à 35 C° pour 48h/72h (*Candida* spp. / *Cryptococcus neoformans*) et à 30C° pour 7 jours (dermatophytes).

Pour l'évaluation de la CMF, des aliquotes de 20 µl du milieu ont été prélevées de chaque tube négatif après la lecture de la CMI et mises en culture sur milieu Sabouraud dextrose agar. Les milieux ont été ensuite incubés à 35 C° pour 48h (Candida spp.) et 72 h pour *Cryptococcus neoformans,* et 30 C° pour 7 jours pour les dermatophytes.

Deux antifongiques de synthèse ont été employés, amphotéricine B (Fluka) et fluconazole (Pfizer), comme contrôle de la sensibilité des microorganismes testés. Pour chaque souche, les conditions de culture/croissance et de stérilité sur le milieu ont été effectuées dans deux tubes contrôles. L'innocuité du DMSO a été aussi contrôlée à la concentration la plus élevée.

Pour chaque test, et pour une même souche nous avons réalisé trois essais afin de pouvoir établir une moyenne. L'essai est répété dans le cas d'écart des résultats de chaque expérience.

2.7.2. Evaluation de l'activité anti-inflammatoire.

En médecine traditionnelle, l'huile essentielle de *Myrtus communis* L. est généralement connue pour son pouvoir anti-inflammatoire, nous avons donc évalué le potentiel anti-inflammatoire de l'huile essentielle de cette espèce. Nous avons également continué notre investigation sur l'huile essentielle de *Myrtus nivellei* Batt. & Trab. La mesure de l'activité anti-inflammatoire est réalisée en utilisant le lipopolysaccharide (ou LPS), une endotoxine présente dans la paroi des bactéries Gram négatif qui stimule la production de médiateur pro-inflammatoire tel que l'oxyde nitrique (NO) produit par les macrophages lors du processus de la réponse immunitaire.

Culture cellulaire et matériels :

Les macrophages murins (RAW 264.7), ont été mises en culture dans le milieu du Dulbecco's modifié, additionné à 10% du sérum fœtal bovin, 100 µl/mL de pénicilline et 100 µg/mL de streptomycine à 37 °C dans une atmosphère humidifié avec 95% d'air et 5% de CO_2. Pendant toutes les expériences, les cellules ont été contrôlées par observation au microscope optique pour la détection de toute modification morphologique.

Mesure de l'oxyde nitrique (NO) :

Le test consiste à mesurer «*in vitro*» la production de NO suite à un stress occasionné par le LPS dans le milieu cellulaire en présence de l'huile essentielle à évaluer. L'activité anti-inflammatoire est évaluée en mesurant l'inhibition du relâchement d'oxyde nitrique dans les macrophages murins (RAW 264.7).

Les cellules macrophages (0,3 x 10^6 cellule/puit), mises en culture dans une microplaque de 48 puits, ont été incubées, pour stabiliser les cellules pour une durée de 12 heures. Après 24 heures d'incubation, les cellules sont stimulées avec 1 µg/mL de LPS, avec des différentes concentrations de chaque huile testée. Après 24 heures, 170 µl du surnageant est prélevéet additioné avec un volume égale du réactif de Griess, le taux de NO est mesuré en utilisant la réaction de Griess (Figure 22) [251]. Leréactif de Griess réagit avec l'ion nitrite NO_2^- pour former un colorant rouge. Il est composé de deux réactifs : [**réactif A** : 0,1 % (m/v) 1 mg/mL *N*-(1-naphtyl) éthylenediamine dihydrochloride et **réactif B** : 1% (m/v) 10 mg/mL sulfanilamide dissout dans 5% (m/v) H_3PO_4]. L'absorbance est ensuite mesuré à 540 nm et la présence de nitrite est quantifiée par comparaison avec une courbe standard ($NaNO_2$).

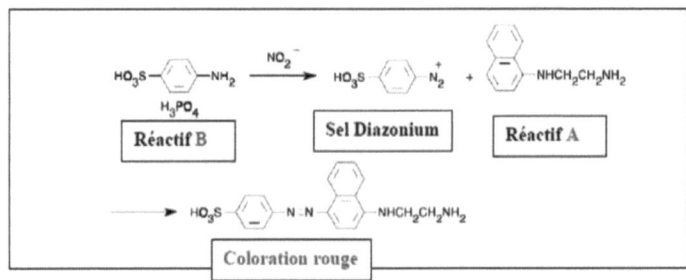

Figure 22 : Réaction de Griess utilisée pour la quantification des nitrites [252].

2.7.3. Evaluation de la cytotoxicité.

Parallèlement, un test de cytotoxicité a été effectué avec la collaboration de l'Université de Coimbra vis-à-vis de deux lignées cellulaires les kératinocytes et les macrophages. Le test est effectué en incubant les cellules à 37 °C avec des concentrations croissantes des huiles essentielles testées.

2.7.3.1. Culture cellulaire et matériels.

Le serum foetal provient de Biochrom KG (Berlin, Germany) et la Trypsin de Gibco (Paisley, UK). Le cocktail des proteases a été fourni de Roche (Carnaxide, Portugal). MTT (3-(4,5-dimethylthiazol-2-yl)-2,5-diphenyltetrazolium bromide) et les autres agents ont été fournis par Sigma Chemical Co. Les cellules kératinocytes humains type HaCaT, ont été fournies par DKFZ (Heidelberg), et Eugénia Carvalho (Centre de Neurosciences et biologie cellulaire, Université de Coimbra, Portugal).

Les cellules des kératinocytes ont été mises en culture dans le milieu du Dulbecco's modifié, additionné à 4 mM de glutamine, 10%. Pendant toutes les expériences, les cellules ont été contrôlées par observation au microscope optique pour la détection de toute modification morphologique.

2.7.3.2. Test de viabilité cellulaire au MTT.

La technique de mesure de la réduction du MTT est décrite par Mosmann (1983) [253]. Le MTT (bromure de 3-[4 ,5-diméthylthiazol-2-yl]-2,5-diphényltétrazolium) est un sel de tétrazolium (jaune, soluble) qui se transforme en formazan (bleu, insoluble) après réduction par les enzymes de la chaîne respiratoire des mitochondries lorsque les cellules sont vivantes.

Ce test consiste à mesurer l'activité de la succinate déshydrogénase mitochondriale des cellules vivantes par dosage colorimétrique (Figure 23). La quantité de formazan formée est proportionnelle au nombre de cellules vivantes.

Les cellules HaCaT ($0,1 \times 10^6$ cellule/puit, mise en culture dans une microplaque de 48 puits) et ont été incubées dans un volume final de 600 µl, pour stabiliser les cellules pour une durée de 12H et incubées pour 24h avec des différentes concentrations de chaque huile testée.

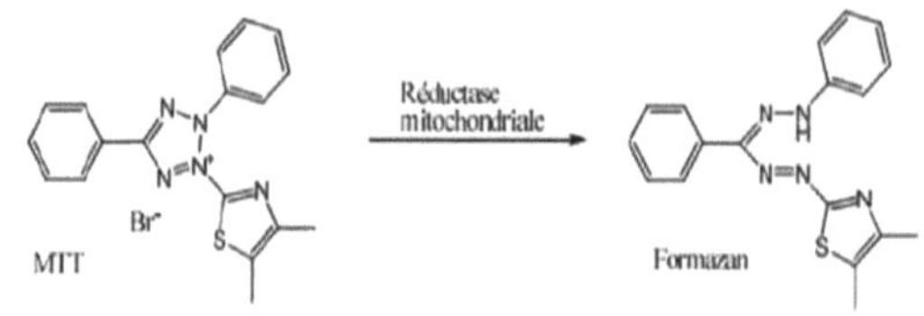

Figure 23 : Principe chimique du test de MTT [253].

Une solution mère de MTT (Sigma) est préparée à la concentration de 5 mg/mL en tampon phosphate (PBS) et filtrée sur filtre 0,22 mm (Millipore), 60 µl de la solution MTT sont ajoutés dans chaque puit de la plaque qui est mise en incubation à 37 °C pour 15 min dans une atmosphère humide à 95% air/5% CO_2 et les surnagents sont éliminés. Les cristaux de MTT- Formazan générés par la réduction du MTT. 300 µl d'une solution HCl 0,04 N dans l'isopropanol sont déposés dans chaque cupule et agités afin de dissoudre les cristaux de MTT- Formazan. La densité optique de chaque cupule est mesurée au lecteur ELISA (SLT, Austria) à la longueur d'onde test de 570 nm et 620 nm pour la référence. Les résultats sont exprimés en pourcentage par rapport au contrôle.

Parallèlement, un test de toxicité vis-à-vis des macrophages est effectué afin de s'assurer que la diminution de la production de NO éventuellement observée n'est pas liée à une diminution du nombre de cellules, dans le cas ou l'huile essentielle testée serait toxique. Le test est effectué avec la même méthode décrite ci-dessous.

2.8. ANALYSES STATISTIQUES.

L'analyse statistique des résultats ethnbotaniques a été réalisé à l'aide du logiciel SPSS, Statistics 17.0 (Statistical Package for Social Sciences, SPSS Inc., Chicago, IL,

USA, 2008), pour décrire la distribution des variables étudiées. Nous décrivons d'abord les résultats pour toute la population interrogée sans tenir compte de la station d'étude, ensuite nous présentons par des diagrammes en bandes empilés à 100 % la distribution des paramètres étudiés dans chaque station.

L'analyse statistique des rendements obtenus à partir de 87 échantillons, définis comme des variables quantitatives continues, a été réalisé à l'aide du logiciel SPSS, Statistics 17.0 (Statistical Package for Social Sciences, SPSS Inc., Chicago, IL, USA, 2008). Tout d'abord, nous présentons par des histogrammes la distribution des classes de rendements des huiles essentielles obtenus à partir des échantillons récoltés dans les trois stations du Nord Est d'Algérie (première récolte). Ensuite, nous détaillons la répartition du rendement moyen dans les seize stations (deuxième récolte) par un diagramme en barres, du fait du nombre élevé de stations, et le nombre faible d'échantillons dans chaque station (3 à 5).

L'ensemble des résultats relatifs à la variabilité chimique sur le myrte d'Algérie a été analysé statistiquement à l'aide du logiciel XLSTAT-PRO (Thierry Fahmy, France). Cette analyse s'est intéressée à la description du nuage de points obtenu à l'aide de l'Analyse en Composante Principale (ACP), qui est une technique descriptive permettant d'étudier les relations qui existent entre des variables quantitatives, sans tenir compte, à priori, d'une quelconque structure, ni des variables, ni des individus [254]. Dans notre cas, les variables sont représentées par les composés chimiques identifiés dans l'huile essentielle de *Myrtus communis* L.

La classification des échantillons a été effectuée par l'utilisation *i)* de l'algorithme de partition des centres de groupes (Program K-means, Legendre P, Université de Montréal, Département des Sciences Biologiques) [255] et *ii)* classification hiérarchique Ascendante (CHA) (méthode de Ward). L'objectif d'une classification est d'avoir une hiérarchie, c'est-à-dire une suite de partitions enboitées, de plus en plus fines sur l'ensemble d'observations initial. Une hiérarchie est résumée dans un arbre hiérarchique dont les nœuds symbolisent les diverses subdivisions de l'échantillon, les éléments de ces subdivisions étant les échantillons (1-55) placés à l'éxtrémité des branches qui leur sont reliées. Le dendrogramme a été réalisé avec des matrices de dissimilarités calculées en distance euclidienne et la méthode d'agrégation choisie systématiquement est le lien moyen.

L'analyse statistique des résultats de l'évaluation de l'activité anti-inflammatoire et de la viabilité cellulaire, a été effectuée à trois reprises, et a été réalisée par une analyse de variance ANOVA avec Dunnett's post-test, afin de comparer les moyennes d'un groupe témoin (absence de l'huile essentielle) avec les autres groupes (présence de l'huile essentielle). L'estimation de la viabilité cellulaire par le test du MTT est présentée par les valeurs de la moyennes ± standard error of the mean (S.E.M.), pour le nombre d'expérience indiqué, et les moyennes. Les différences entre les moyennes sont considérées significatives pour des valeurs < 0,05.

3. RESULTATS ET DISCUSSIONS

3.1. RESULTATS BOTANIQUES.

Nous nous sommes focalisé sur l'identification botanique de l'espèce phare de notre étude, présentée par *Myrtus communis* L. Nous décrivons l'aspect macroscopique et microscopique de la drogue (feuille). Les feuilles de *Myrtus communis* L., sont inscrites à 11 [ième] édition de la pharmacopée Française.

A. Caractères macroscopiques.

Les feuilles de *Myrtus communis* L. sont glabres, ovales lancéolées aigues, entières, coriaces luisantes, vert foncé à la face supérieure, plus clair à la face inférieure, de 2 à 5 cm de long, parsemées de ponctuations glanduleuses translucides (Figure 24).

B. Caractères microscopiques.

- Description de la coupe transversale de la feuille : la feuille à symétrie bilatérale présente deux parties distinctes :
Une nervure médiane et un limbe (Figure 25).
De l'extérieur vers l'intérieur on observe les tissus suivants :
Le limbe présente les tissus suivant (Figure 26):

✓ Un épiderme supérieur cuticularisé.
✓ Un parenchyme palissadique formé de deux assises de cellules allongées à paroi cellulosique mine, vers la face supérieure.
✓ Un parenchyme lacuneux à cellules à paroi cellulosique mince, vers la face inférieure.
✓ Epiderme inférieur.
✓ Des macles d'oxalates de calcium dans tout le parenchyme.
✓ Des poches sécrétrices d'essences schizogènes sous épidermique traversant le parenchyme lacuneux.
✓ Epiderme inferieur cuticularisé identique à l'épiderme supérieur.

- La nervure médiane : est déprimée à la face supérieure et saillante à la face inférieure (Figure 27), présente les tissus suivants :

✓ Les épidermes sont identiques à ceux du limbe.

✓ On note la présence d'un collenchyme sous épidermique, aussi bien à face supérieure qu'a la face inférieure. Il est constitué de cellules à paroi cellulosique épaisse.

✓ Le système conducteur est en arc de cercle entouré par des amas de fibres pericycliques à parois lignifiées. Vers la face supérieure, on distingue la présence d'un bois secondaire, suivie par le liber secondaire vers la face inférieure. Au dessus du bois secondaire se trouve le liber perimédullaire ou interne.

✓ Un parenchyme cortical formé de cellules polygonales arrondies à paroi cellulosique fine, qui laisse apparaitre des poches sécrétrices d'essences schizogènes qui est caractéristique de la famille des Myrtaceae. On observe aussi des macles et des prismes d'oxalate de calcium.

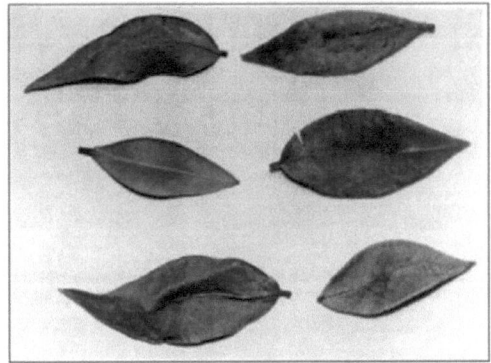

Figure 24 : Aspect morphologique des feuilles de *Myrtus communis* L.

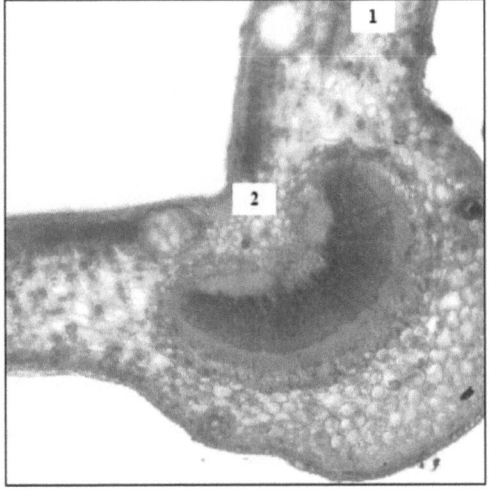

Figure 25 : Coupe transversale de la feuille de *Myrtus communis* L. observée au
microscope optique (Gr x 10) x 10
1 : *limbe,* **2 :** *nervure médiane.*

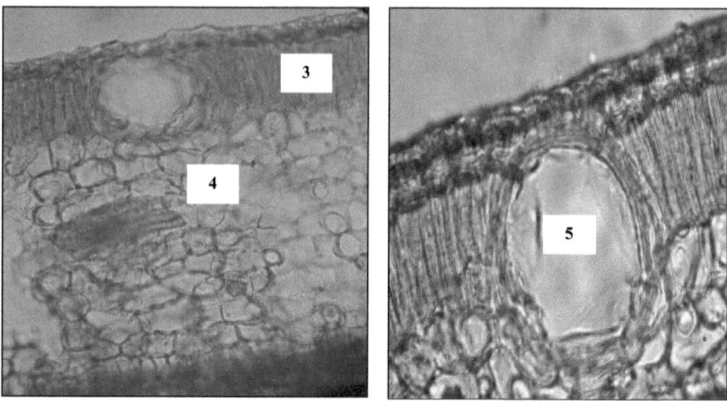

Figure 26 : Le limbe de la feuille de *Myrtus communis* L. observé au microscope
optique
(Gr x 10) x 40
3 : *parenchyme palissadique*, **4** : *parenchyme lacuneux*, **5** : *poche sécrétrice d'essence schizogène.*

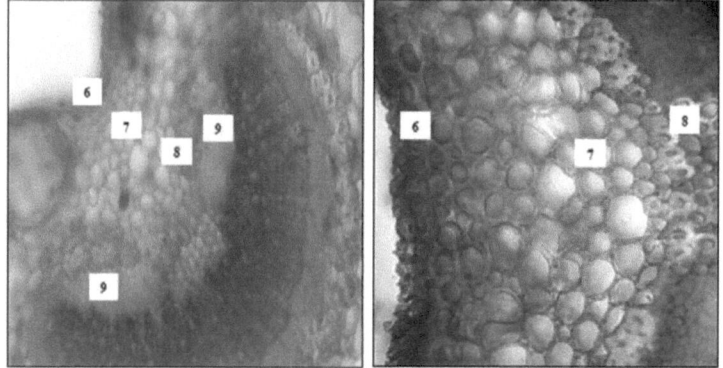

Figure 27 : La nervure médiane de la feuille de *Myrtus communis* L. observée au
microscope optique
(Gr x 10) x 40
6 : *collenchyme rond,* **7** : *parenchyme cortical,* **8** : *fibres pericycliques,* **9** : *liber perimedullaire.*

Description de la poudre végétale des feuilles : la poudre est de couleur verte, d'odeur aromatique caractéristique, on observe au microscope optique les éléments suivants :

✓ Fragment d'épiderme inférieur formé de cellules polygonales à paroi mince, à cuticule lisse et stomate type anomocytique, nombreux caractéristique (Figure 28).

✓ Fragment de parenchyme contenant des poches sécrétrices d'essence schizogènes, très caractéristique de la famille des Myrtaceae.

✓ Fragment d'épiderme supérieur formé de cellules à paroi ondulées et cuticule lisse. Nombreux, peu caractéristique.

✓ Fragment de mésophylle, en vue latérale, avec un épiderme supérieur fortement cuticularisé et 2 à 3 rangés de parenchyme palissadique renfermant des macles d'oxalate de calcium et des grains d'amidon. Nombreux, caractéristique.

✓ Fragment de mésophylle, vue de face, les cellules de l'épiderme à paroi ondulée et cellules du parenchyme palissadique sont petites et rondes. Nombreux et peu caractéristique.

✓ Fragments de parenchyme à cellules polygonales arrondies, renfermant des macles d'oxalate de calcium et des grains d'amidon. Nombreux et peu caractéristique.

✓ Macles d'oxalate de calcium isolé, peu nombreux et non caractéristique (Figure 29, légende 12).

✓ Prismes d'oxalate de calcium isolés, peu nombreux et non caractéristique.

✓ Fibres sclérenchymateuses à paroi épaisse et lumen étroit, peu nombreux et peu caractéristiques.

✓ Fragments de vaisseau de xylème réticulés et ponctués, nombreux et non caractéristique (Figure 29, légende 13).

✓ Petits grains d'amidon, peu nombreux et non caractéristiques.

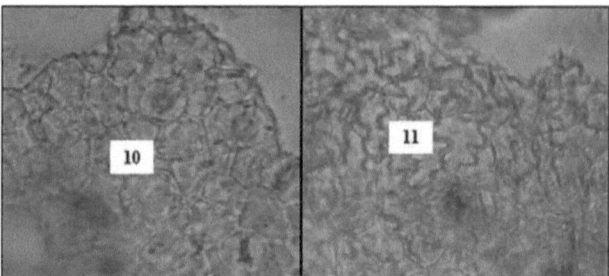

Figure 28 : Fragment d'épiderme et type stomatique observés au microscope optique (G x 40) x 10.

10 : *fragment d'épiderme inférieur à paroi stomates de type anomocytique,*
11 : *Fragment d'épiderme supérieur formé de cellules à paroi ondulées et cuticule lisse.*

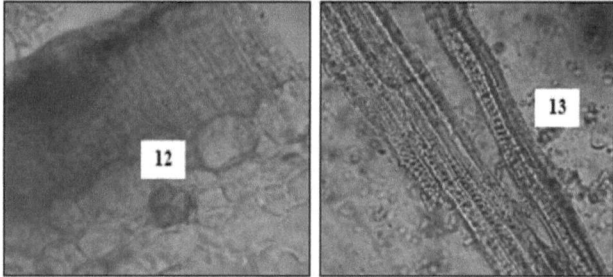

Figure 29 : Eléments non caractéristiques de la poudre de feuilles de *Myrtus communis* L. observés au microscope optique (G x 40) x 10.

12 : *Macle d'oxalate de Calcium,* **13 :** *Fragment de vaisseau de xylème réticulé et ponctué.*

3.2. RESULTATS PHYTOCHIMIQUES.

3.2.1. ILLUSTRATION DE LA METHODE D'ANALYSE.

Ainsi que nous l'avons signalé dans le chapitre précédent, l'identification, par RMN ^{13}C, des mélanges complexes, nécessite la comparaison des valeurs des déplacements chimiques des carbones dans le mélange avec celles de produits de référence, contenues dans des bibliothèques de données spectrales construites avec des spectres enregistrés au laboratoire ou encore avec des données de la littérature récente. Dans cette partie, nous illustrons des exemples d'application en mettant en évidence, l'importance de la complémentarité des techniques chromatographiques et spectroscopiques.

Nous présentons la méthodologie, afin d'expliciter la méthode d'analyse développée à l'Université de Corse, a travers un exemple illustratif d'analyse de l'huile essentielle de *Myrtus communis* L.

Nous avons démontré à travers ces applications analytiques que la combinaison des techniques analytiques constitue un atout appréciable pour la caractérisation des huiles essentielles. La combinaison CPG (Ir) et CPG-SM, utilisée classiquement, permet d'avoir une vue globale de la composition avec l'identification des constituants, y compris les composés minoritaires dont certains peuvent être présents à l'état de traces. Par contre, l'identification des sesquiterpènes est parfois délicate car, étant construits à partir du synthon isoprénique, nombre d'entre eux ont des spectres de masse insuffisamment différenciés et des indices de rétention très proches. La combinaison de la GPG (Ir) et de la RMN ^{13}C permet également de caractériser une huile essentielle par l'identification des composés présents à une teneur minimale de 0,3-0,4% à partir d'un spectre unique. Si cette technique ne permet pas d'identifier les composés minoritaires, par contre elle permet d'identifier avec certitude non seulement les composés qui co-éluent, les stéréo-isomères, les molécules thermosensibles mais également tous les sesquiterpènes qui sont parfois difficilement identifiables par SM.

3.2.1.1. Analyse de l'huile essentielle de *Myrtus communis* L. par RMN ^{13}C et CPG (Ir).

L'échantillon de l'huile essentielle de *Myrtus communis* L. dénomé «K1», a été extrait à partir des parties aériennes de la Forêt Domaniale de Khannguet Aoun (K). L'huile essentielle a été obtenue avec un rendement de 1,0% (m/m). L'échantillon a été analysé par RMN ^{13}C et CPG (Ir), selon la méthode développée au laboratoire de l'Université de Corse. L'analyse directe par RMN ^{13}C sans séparation préalable de l'échantillon nous a permis d'identifier 12 composés, qui ont ensuite été repérés sur le chromatogramme grâce à leurs indices de rétention sur colonnes apolaire et polaire. Ils représentent 95,1 % de la composition globale de l'huile essentielle (Tableau 2 et Figure 30). On peut noter que tous les composés présentant une teneur supérieure à 0,5% ont été identifiés.

Tableau 2 : Composés identifiés par RMN ^{13}C et CPG (Ir) dans l'huile essentielle de *Myrtus communis* L.

	Composé	RMN	SUP	Ir^a	Ir^p	%
1	isobutyrate d'isobutyle	5/6	3	894	1089	1,8
2	α-pinène	10/10	1	928	1024	48,5
3	2-méthylbutyrate d'isobutyle	7/8	5	984	1173	2,2
4	isobutyrate de 2-méthylbutyle	7/8	5	997	1194	1,0
5	limonène*	10/10	1	1017	1201	6,7
6	1,8-cinéole*	7/7	1	1017	1210	23,7
7	Linalol	9/10	4	1079	1543	2,2
8	2-méthylbutyrate de 2-méthylbutyle	9/10	6	1087	1278	1,5
9	α-terpinéol	9/10	0	1168	1692	2,8
10	acétate de géranyle	11/12	4	1355	1753	2,5
11	méthyl eugénol	8/11	0	1365	2008	1,2
12	dione$^#$	4/11	1	1488	2033	1,0
	Total					**95,1**

RMN : nombre de signaux observés dans le spectre RMN ^{13}C par rapport au nombre de pics attendus, SUP : nombre de superpositions. L'ordre d'élution et les pourcentages sont donnés sur colonne apolaire, excepté pour les composés suivis d'un astérisque (colonne polaire), Ir^a et Ir^p : indices de rétention mesurés respectivement sur colonne apolaire (BP-1) et polaire (BP-20).$^#$Dione = 3,3,5,5,8,8-hexamethyl-7- oxabicyclo[4.3.0] non-1(6)-ene-2,4-dione

Les 12 composés identifiés étaient présents dans la bibliothèque de spectres « Terpènes » constituée au laboratoire de l'Equipe de Chimie et Biomasse. Pour chacun d'entre eux:

- tous les signaux de carbones ont été observés à l'exception des carbones quaternaires de certains composés comme le linalol, l'α-terpinéol et le méthyl eugénol.

- le nombre de superpositions de pics est limité, compris entre 0 et 4 pour les mono terpènes et entre 3 et 6 pour les esters à chaine courte. Il en résulte que toutes les molécules sont identifiées par l'observation d'au moins 50% des signaux qui leur appartiennent en propre.

- Les variations des déplacements chimiques (Δδ ppm) observées entre les valeurs du mélange et celles des spectres de référence sont inférieures ou égales à 0,05 ppm pour 89% des carbones. Elles sont comprises entre 0,06 et 0,08 ppm pour 11% des carbones.

L'analyse d'un échantillon d'huile essentielle de *Myrtus communis* L., par CPG (Ir) et RMN ^{13}C sans séparation préalable, a permis l'identification de 12 composés, majoritairement représentés par des monoterpènes, l'α-pinène est le composé largement majoritaire (48,5%), suivi cinéole par (23,7%). Le limonène est présent à une teneur appréciable (6,7%). Un phénylpropanoïde a été identifié représenté par le méthyleugénol présent à un taux modéré (1,2%).

Quatre esters à chaine courte, ont été identifiés dans l'échantillon analysé. Il s'agit de l'isobutyrate d'isobutyle (1,8%), du 2-méthylbutyrate d'isobutyle (2,2%), de l'isobutyrate de 2 méthylbutyle (1,0%) et du 2 méthylbutyrate de 2 méthylbutyle (1,5%). Il convient de souligner que les travaux de l'Université de Corse, ont mise en évidence ces quatres esters dans les huiles essentielles de plusieurs pays méditerranéens (Corse, Sardaigne, Tunisie, Maroc, Portugal) [171].

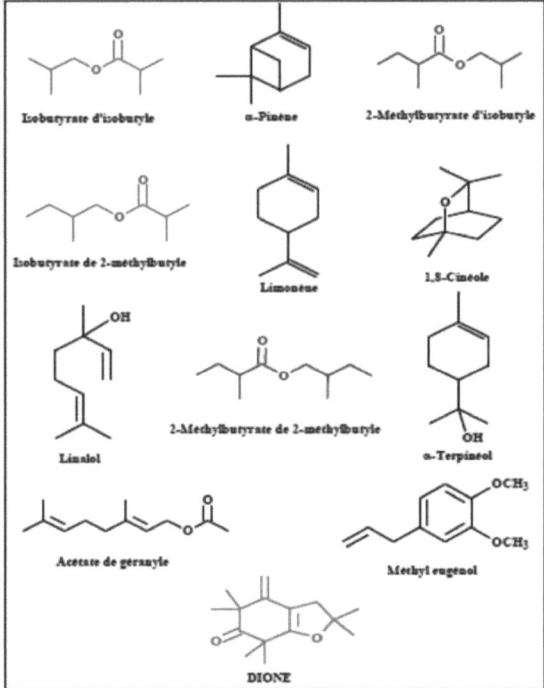

Figure 30 : Composés identifiés dans l'huile essentielle de *Myrtus communis* L. par RMN ^{13}C

Les molécules sont données dans l'ordre d'élution du tableau. Les variations de déplacements chimiques par rapport aux valeurs de référence sont reportées dans le tableau 2. Dione = 3,3,5,5,8,8-hexamethyl-7-oxabicyclo[4.3.0] non-1(6)-ene-2,4-dione

Nous pouvons également signaler la présence de 3,3,5,5,8,8-hexaméthyl-7-oxabicyclo[4.3.0] non-1(6)-ène-2,4-dione à une teneur de 1,0% , tous les signaux de carbones ont été observés à l'exception des carbones quaternaires.

Cette dione a été décrite pour la première fois dans l'huile essentielle de myrte d'Iran [176] puis signalée uniquement dans deux autres publications relatives aux huiles essentielles du myrte d'Iran et de Turquie [175-218]. Dans un travail récent du Laboratoire Chimie et Biomasse, la présence de cette dione a été mise en évidence dans tous les échantillons étudiés de diverses origines (Corse, Sardaigne, Portugal, Maroc, Tunisie) [171].

3.2.1.2. Analyse de l'huile essentielle de *Myrtus communis* L. par RMN ^{13}C, CPG (SM) et CPG (Ir).

Nous allons décrire la composition chimique de l'huile essentielle de *Myrtus communis* L., que nous avons décrit précédemment sous le nom «K1». L'échantillon a été analysé par RMN ^{13}C associée à la CPG (Ir), mais également par CPG-SM afin d'identifier les composés minoritaires (Tableau 3). La combinaison de ces techniques d'analyse a conduit à l'identification de 24 composés, représentant 98,4% de la composition globale. Il s'agit de quatre esters à chaîne courte, de 15 monoterpènes (8 oléfines et 7 composés oxygénés), de deux sesquiterpènes hydrocarbonés, de un phénylpropanoïde et d'une dione.

Tous les composés dont la teneur est supérieure à 0,5% ont été identifiés par RMN ^{13}C. Le α-pinène est le composé majoritaire (48,5%), le second composé en importance étant le 1,8-cinéole (23,7%), suivi par le limonène (6,7%). Il est intéressant de souligner que le limonène est identifié sans difficulté par RMN alors qu'il co-élue sur colonne apolaire avec le cinéole, ce qui rend problématique son identification par SM. Trois sesquiterpènes sont identifiés à teneurs inférieures ou égale à 0,5% représentés par l'α-humulène, le *(E)-β*-caryophyllène, et l'oxyde de caryophyllène.

Tableau 3: Composés identifiés par RMN ^{13}C, CPG (SM) et CPG (Ir) de l'huile essentielle de *Myrtus communis* L.

	Composé	Ir^a	Ir^p	%	Identification
1	isobutyrate d'isobutyle	894	1089	1,8	IR, SM, RMN ^{13}C
2	α-thujène	920	1024	0,2	IR, SM
3	α-pinène	928	1024	48,5	IR, SM, RMN ^{13}C
4	β-pinène	967	1112	0,4	IR, SM
5	2-méthylbutyrate d'isobutyle	984	1173	2,2	IR, RMN ^{13}C
6	isobutyrate de 2-methylbutyle	997	1194	1,0	IR, SM, RMN ^{13}C
7	δ3-carène	1002	1148	0,1	IR, SM
8	p-cymène	1008	1272	0,3	IR, SM
9	limonène*	1017	1201	6,7	IR, SM, RMN ^{13}C
10	1,8-cinéole*	1017	1210	23,7	IR, SM, RMN ^{13}C
11	γ-terpinène	1045	1246	0,3	IR, SM
12	Terpinolène	1075	1284	0,3	IR, SM
13	Linalol	1079	1543	2,2	IR, SM, RMN ^{13}C
14	2-méthylbutyrate de 2-méthylbutyle	1087	1278	1,5	IR, RMN ^{13}C
15	terpinène-4-ol	1157	1598	0,2	IR, SM
16	α-terpinéol	1168	1692	2,8	IR, SM, RMN ^{13}C
17	acétate de linalyle	1239	1554	0,3	IR, SM
18	acétate d'α- terpinyle	1328	1692	0,3	IR, SM
19	acétate de géranyle	1355	1753	2,5	IR, SM, RMN ^{13}C
20	Méthyleugénol	1365	2008	1,2	IR, SM, RMN ^{13}C
21	(E)-β-caryophyllène	1414	1594	0,5	IR, SM
22	α-humulène	1446	1666	0,2	IR, SM
23	dione [#]	1488	2033	1,0	IR, RMN ^{13}C
24	oxyde de caryophyllène	1565	1975	0,2	IR, SM
	Total			**98,4**	

L'ordre d'élution et les pourcentages sont donnés sur colonne apolaire sauf pour les composés notés avec un astérisque*, pourcentage sur colonne polaire, Ir^a et Ir^p : indices de rétention mesurés respectivement sur colonne apolaire (BP-1) et polaire (BP-20), tr : composés à l'état de trace <0,05%.).[#]Dione = 3,3,5,5,8,8-hexamethyl-7- oxabicyclo[4.3.0] non-1(6)-ene-2,4-dione

3.2.2. CARACTERISATION CHIMIQUE DE L'HUILE ESSENTIELLE DE *Myrtus communis* L.

Dans un but de mettre en évidence soit une variabilité soit une homogénéité de la composition chimique de l'huile essentielle de myrte produite en Algérie, nous avons réalisé deux campagnes d'échantillonnage. Tout d'abord, nous nous sommes intéressés au myrte du Nord Est Algérien, avec l'analyse de 27 échantillons d'huile essentielle. Ensuite, pour avoir une vision globale du myrte d'Algérie, nous avons récolté les parties aériennes de 55 pieds individuels dans trois secteurs géographiques (Est, Centre et Ouest).

3.2.2.1. Caractérisation chimique de l'huile essentielle du myrte du Nord- Est algérien.

Nous avons obtenu 27 échantillons d'huile essentielle par hydrodistillation des parties aériennes de myrte récoltées pendant les mois de Mai et Juin 2009, dans trois régions situées dans le Nord Est de l'Algérie: Ain Barbar (B), Forêt Domaniale de Khannguet Aoun (K) et Djebel Zitouna (Z). (Figure 31).

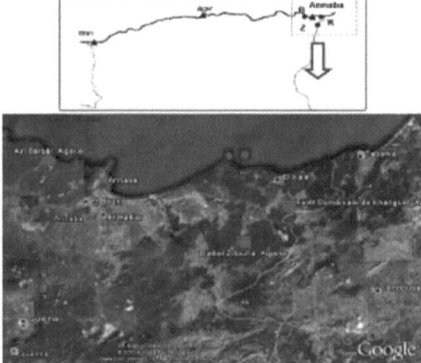

Figure 31 : Stations de la première récolte des parties aériennes (feuilles et fleurs) de *Myrtus communis* L.
K: Forêt Domaniale de Khannguet Aoun, Z: Djebel Zitouna, B: Ain Barbar

Le rendement de l'huile essentielle de *Myrtus communis* L., calculé en fonction du matériel végétal sec, obtenu pour les trois stations étudiées varie de 0,2 à 1,2% (m/m) incluant Khannguet Aoun (0,4-1,2% m/m, échantillons K1-K10), Zitouna (0,5-1,2% m/m, échantillons Z1-Z10) et Ain Barbar (0,2-0,7% m/m, échantillons B1-B7).

Les histogrammes (Figure 32) ont montré un rendement plus élévé pour la station de Khannguet Aoun avec une moyenne de 1,0% (ET= 0,3) que pour les stations de Zitouna (M=0,8%, ET= 0,3) et Ain Barbar (M=0,5%, ET= 0,2). Nous notons que pour les échantillons extraits à partir ds parties aériennes récoltées dans la région de Khannguet Aoun, une meilleure distribution du rendement pour la classe [1,2-1,4%[, avec un effectif de 4 soit un pourcentage de 40%. La station de Zitouna a montré une meilleure distribution pour la classe [0,8-1,2%[avec un effectif de 5 soit un pourcentage de 50% . Nous avons également observé que la station de Ain Barbar, a présenté une meilleure répartition, pour la classe [0,4-0,6%[avec un effectif de 3, soit un pourcentage de 42,9%.

Cette variation du rendement s'explique par la variation des facteurs extrinsèques des trois stations étudiées. Il s'agit de l'incidence des facteurs de l'environnement englobant la température moyenne et l'humidité relative. A cet effet, nous notons que la carte climatique de Köppen-Geiger classe le climat des trois stations d'étude est dit méditerranéen, tempéré chaud (Csa). Cependant, de légères variations sont notées dans les trois zones d'étude: Forêt domaniale de Khannguet Aoun (altitude=58 m, précipitation annuelle =719 mm, température moyenne =18,2 °C), Zitouna (altitude=168 m, précipitation annuelle =760 mm, température moyenne =17,5 °C) et Ain Barbar, (altitude =182 m, précipitation annuelle =806 mm, température moyenne =17,8°C).

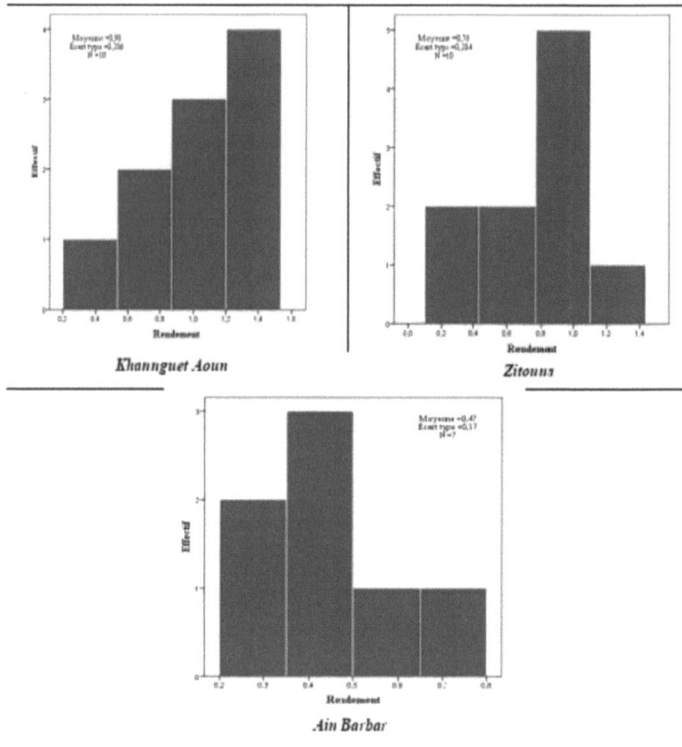

Figure 32 : Rendement de l'huile essentielle extraite des parties aériennes récoltées dans les trois stations étudiées.

Après avoir décrit un échantillon d'huile essentielle de *Myrtus communis* L. présenté dans la partie «Illustration de la méthode», 26 autres échantillons ont été analysés par CPG (Ir) et par RMN [13]C. L'interrogation de la bibliothèque de spectres «Terpènes» du laboratoire nous a permis d'identifier 23 constituants qui représentent de 89,6% à 99,4% de la composition chimique globale de l'huile essentielle. Il s'agit de quatre esters à chaîne courte, de 14 monoterpènes (8 oléfines et 6 composés oxygénés), de deux sesquiterpènes hydrocarbonés, de deux phénylpropanoïdes et d'une dione (Tableau 4).

Tableau 4: Composition chimique de 27 échantillons d'huiles essentielles de *Myrtus communis* L. du Nord-Est algérien.

Echantillons			K1-K10		B1-B7		Z1-Z10	
Constituants	Ir^a	Ir^p	M	ET	M	ET	M	ET
isobutyrate d'isobutyle	894	1089	0,5	0,6	0,3	0,2	0,3	0,1
α- thujène	922	1023	0,3	0,1	0,4	0,2	0,3	0,1
α- pinène	931	1022	49,1	4,5	57,3	4,4	47,7	3,5
β- pinène	970	1110	0,4	0,0	0,3	0,1	0,4	0,0
2-méthylbutyrate d'isobutyle	988	1175	0,8	0,6	0,3	0,1	0,6	0,4
isobutyrate de 2-méthylbutyle	1001	1197	0,3	0,3	0,1	0,0	0,2	0,1
δ-3-carène	1005	1147	0,4	0,2	0,6	0,4	0,5	0,2
p-cymène	1011	1268	0,6	0,3	0,6	0,4	1,0	0,4
limonène*	1020	1199	6,7	1,0	5,5	1,7	8,2	2,0
1,8-cinéole *	1020	1209	25,0	3,1	18,7	3,8	24,4	3,3
γ-terpinène	1047	1243	0,4	0,2	0,6	0,4	0,4	0,2
Terpinolène	1078	1280	0,4	0,1	0,8	0,4	0,3	0,1
Linalol	1081	1544	2,6	0,5	2,9	0,9	2,5	0,9
2-méthylbutyrate de 2-méthylbutyle	1087	1279	0,7	0,3	0,4	0,2	0,5	0,4
terpinéol- 4	1161	1600	0,3	0,0	0,3	0,1	0,3	0,1
α- terpinéol	1172	1697	3,1	0,2	3,4	0,2	3,2	0,6
Géraniol	1232	1844	0,5	0,2	0,2	0,1	0,5	0,3
Eugénol	1337	2176	0,4	0,2	0,3	0,1	0,5	0,3
acétate de géranyle	1358	1748	2,4	0,7	1,9	0,8	2,9	0,8
Méthyleugénol	1367	2009	1,3	0,2	1,3	0,6	1,1	0,2
(E)-β caryophyllène	1424	1591	0,6	0,2	0,6	0,2	0,5	0,2
α-humulène	1456	1665	0,3	0,1	0,2	0,1	0,2	0,1
dione[#]	1488	2033	0,8	0,2	1,5	0,5	1,1	0,3

L'ordre d'élution et les pourcentages sont donnés sur colonne apolaire, excepté pour les composés dont les noms sont suivis d'un astérisque*, pourcentage sur colonne polaire. Ir^a, Ir^p: Indices de rétention sur colonne apolaire et polaire, respectivement; M: valeur moyenne, ET: Ecart type,
[#]*Dione = 3,3,5,5,8,8-hexamethyl-7- oxabicyclo[4.3.0] non-1(6)-ene-2,4-dione*
Stations de récolte : K: Khannguet Aoun (K1-K10), Z: Zitouna (Z1-Z10), B: Ain Barbar (B1-B7).

La composition chimique de l'huile essentielle du myrte provenant du Nord Est algérien est homogène, caractérisée par la prédominance en α-pinène (40,6-64,0%) associé au 1,8-cinéole (10,9-29,1%). Une légère variation quantitative de ces deux composés majoritaires est observée d'une station à l'autre. En effet, les huiles essentielles produites à partir des plantes récoltées à Khannguet Aoun K1-K10, et Zitouna Z1-Z10 présentent une composition chimique similaire avec des teneurs respectives en α-pinène: M = 49,1%, SD = 4,5 et 47,7%, SD = 3,5, et en 1,8-cinéole: M = 25,0%, SD = 3,1 et 24,4%, SD = 3,3. Nous observons que les échantillons de la région de Ain Barbar B1-B7, présentent un pourcentage légèrement supérieur en α-pinène (M=57,3%, SD=4,4) et un pourcentage légèrement inférieur en 1,8-cinéole (M=18,7%, SD=3,8) que dans les autres échantillons. D'autres monoterpènes sont présents à des taux appréciables: limonène (2,9-13,0%), α-terpinéol (2,5-3,9%), linalol (1,3-4,5%) et acétate de géranyle (1,0-3,7%). Deux phénylpropanoïdes, l'eugénol (tr-1,2%) et le méthyleugénol (0,7-1,2%) sont présents à des taux modérés.

Nous remarquons la présence, dans les 27 échantillons du Nord-est de l'Algérie, de quatre composés minoritaires qui représentent dans leur ensemble une teneur de 0,5 à 6,5%. Il s'agit de l'isobutyrate d'isobutyle (tr-1,8 %), du 2-méthylbutyrate d'isobutyle (tr- 2,2%), de l'isobutyrate de 2 méthylbutyle (tr- 1,0%) et du 2 méthylbutyrate de 2 méthylbutyle (tr-1,5%). Il est intéressant de constater que ces quatre esters ne sont cités que dans une seule publication [178] jusqu'aux travaux de l'équipe de Chimie et Biomasse de l'Université de Corse, qui ont mis en évidence la présence de ces esters par RMN ^{13}C dans les huiles essentielles de plusieurs pays méditerranéens (Corse, Sardaigne, Tunisie, Maroc, Portugal) [171].

Nous pouvons également signaler la présence de 3,3,5,5,8,8-hexaméthyl-7-oxabicyclo[4.3.0] non-1(6)-ène-2,4-dione (Tableaux 5) dans tous les échantillons analysés, à des teneurs comprises entre 0,8 et 1,5% (Tableaux 6). Nous citons l'exemple d'un échantillon d'huile essentielle de *Myrtus communis* L., nous avons identifié tous les pics attendus (11/11) incluant tous les carbones quaternaires.

Tableau 5 : Structure et déplacements chimiquesen RMN ^{13}C de la 3,3,5,5,8,8-hexaméthyl-7-oxabicyclo [4.3.0] non-1(6)-ene-2,4-dione.

C	δC ppm[176]	δC ppm
1	176,5	176,63
2	194,9	194,98
3	55,1	55,06
3- (Me₂)	24,2	24,23
4	214,0	213,98
5	45,3	45,33
5- (Me₂)	24,6	24,65
6	90,8	90,86
8	109,4	109,43
8- (Me₂)	28,1	28,10
9	39,5	39,50

Tableau 6 : Composition chimique des 27 échantillons d'huiles essentielles de *Myrtus communis* L. du Nord-Est algérien

n°	Composé/Échantillon	Ir[a]	Ir[b]	Khanguet Aoun										Ain Barbar						
	Lieu de récolte			K1	K2	K3	K4	K5	K6	K7	K8	K9	K10	B1	B2	B3	B4	B5	B6	B7
1	isobutyrate d'isobutyle	894	1089	1,8	0,3	0,2	0,1	0,4	0,1	0,1	0,3	0,3	0,2	-	0,1	0,4	0,6	-	0,2	0,5
2	α- thujène	922	1023	0,2	0,3	0,3	0,5	0,3	0,2	0,3	0,3	0,3	0,4	0,4	0,4	0,6	0,2	0,5	0,2	0,4
3	α- pinène	931	1022	48,5	50,7	52,4	53,1	47,3	55,4	52,3	40,6	46,4	46,4	56,6	54,1	59,1	60,9	64,0	50,9	55,3
4	β- pinène	970	1110	0,4	0,4	0,4	0,5	0,4	0,4	0,4	0,4	0,4	0,4	0,4	0,3	0,3	0,3	0,2	0,3	0,4
5	2-méthylbutyrate d'isobutyle	988	1175	2,2	0,6	0,4	0,5	1,2	0,4	0,5	0,6	0,6	0,4	0,4	0,3	0,3	-	0,3	0,2	0,4
6	isobutyrate de 2-méthylbutyle	1001	1197	1,0	0,2	0,1	0,1	0,1	1,2	0,1	0,6	0,1	0,2	0,1	0,1	-	-	-	-	0,2
7	δ-3- carène	1005	1147	0,1	0,3	0,3	0,7	0,3	0,3	-	0,3	0,4	0,5	0,2	0,1	-	-	-	-	0,4
8	p-cymène	1011	1268	0,3	0,7	0,4	1,0	0,6	0,7	0,5	0,3	0,9	0,9	0,9	0,6	1,0	0,0	1,0	0,1	0,5
9	limonène [c]	1020	1199	6,7	5,2	7,5	8,2	6,1	7,5	7,2	5,3	7,3	5,8	4,4	4,8	2,9	6,9	7,8	21,5	5,6
10	1,8-cinéole [c]	1020	1209	23,7	24,0	25,1	19,1	26,2	29,0	23,2	23,3	29,1	27,7	22,0	19,9	17,0	19,4	10,9	21,5	20,3
11	γ- terpinène	1047	1243	0,3	0,3	0,4	0,7	0,4	0,1	0,4	0,5	0,5	0,5	0,7	0,6	1,1	0,1	1,1	0,2	0,6
12	Terpinolène	1078	1280	0,3	0,3	0,4	0,6	0,3	0,2	0,4	0,4	0,4	0,4	0,9	0,8	1,3	0,4	1,4	0,3	0,8
13	Linalol	1081	1544	2,2	2,8	2,7	3,0	2,6	2,2	3,7	2,7	1,9	2,5	2,7	3,8	2,7	4,5	2,5	2,1	1,9
14	2-méthylbutyrate de 2-	1087	1279	1,5	0,6	0,6	0,4	0,8	0,8	-	0,6	0,7	0,5	0,3	0,5	-	-	0,5	0,2	0,4
15	terpinéol- 4	1161	1600	-	0,2	0,2	0,3	-	-	-	-	0,3	0,3	0,4	0,3	0,3	0,2	0,5	0,2	0,3
16	α- terpinéol	1172	1697	2,8	2,9	3,0	3,0	3,0	3,1	3,3	3,2	3,2	3,5	3,6	3,7	3,3	3,3	3,5	3,4	3,2
17	Géraniol	1232	1844	0,3	1,0	0,4	-	0,2	0,2	0,7	0,4	0,4	0,5	0,2	0,2	-	0,1	-	0,2	0,3
18	Eugénol	1337	2176	-	0,6	-	0,1	0,2	0,5	-	0,4	0,5	0,4	-	0,3	-	0,2	-	0,5	0,5
19	acétate de géranyle	1358	1748	2,5	2,9	1,5	1,3	2,4	3,2	1,5	2,8	3,3	2,9	1,7	2,3	1,4	1,1	1,0	3,3	2,4
20	Méthyleugénol	1367	2009	1,2	1,7	0,8	1,2	1,6	1,3	1,3	1,5	1,3	1,3	0,7	1,0	0,8	1,8	1,6	2,1	0,9
21	(E)-β Caryophyllène	1424	1591	0,5	0,5	0,6	1,1	0,8	0,5	0,4	0,6	0,7	0,7	0,4	0,4	0,8	0,5	0,5	0,9	0,8
22	α-humulène	1456	1665	-	0,2	0,2	0,5	0,3	0,1	0,2	0,3	0,2	0,3	0,1	0,2	0,3	0,2	-	0,4	0,3
23	dione [#]	1488	2033	1,0	1,0	0,8	0,9	0,9	0,5	0,6	0,5	0,9	0,6	0,7	1,0	1,5	1,5	1,9	2,3	1,3
	Total			97,5	97,7	98,7	96,7	97,5	97,7	99,3	97,8	94,2	97,5	98,0	97,9	97,6	98,3	99,4	97,3	97,7

RESULTATS ET DISCUSSIONS

n°	Composé/Echantillon	Ir^a	Ir^p	Zitouna									
	Lieu de récolte			Z1	Z2	Z3	Z4	Z5	Z6	Z7	Z8	Z9	Z10
1	isobutyrate d'isobutyle	894	1089	0,2	0,2	0,4	0,3	0,1	0,4	0,4	0,3	0,5	0,4
2	α- thujène	922	1023	0,3	0,4	0,2	0,4	0,5	0,2	0,3	0,4	0,3	0,3
3	α- pinène	931	1022	50,4	45,7	45,6	52,4	41,4	45,9	45,3	50,5	48,5	51,2
4	β- pinène	970	1110	0,4	0,4	0,3	0,4	0,5	0,4	0,4	0,4	0,3	0,4
5	2-méthylbutyrate d' isobutyle	988	1175	0,2	0,4	0,3	0,1	0,3	1,3	0,5	1,3	0,9	0,3
6	isobutyrate de 2-méthylbutyle	1001	1197	-	0,1	-	-	0,0	0,4	0,1	0,2	0,3	0,1
7	δ-3- carène	1005	1147	0,5	0,6	0,3	0,7	0,8	0,3	0,2	0,7	0,4	0,2
8	p-cymène	1011	1268	1,1	1,2	0,7	1,2	1,7	-	0,5	1,5	1,0	0,5
9	limonène^c	1020	1199	6,9	5,9	9,5	7,5	8,1	6,4	13,0	8,0	8,5	7,8
10	1,8-cinéole^c	1020	1209	23,3	21,7	27,5	19,7	28,4	29,0	25,3	20,1	24,6	24,4
11	γ – terpinène	1047	1243	0,4	0,4	0,3	0,6	0,7	0,1	0,3	0,5	0,3	0,2
12	Terpinolène	1078	1280	0,3	0,3	0,3	0,4	0,6	0,2	0,2	0,4	0,3	0,2
13	Linalol	1081	1544	2,3	2,1	2,5	3,9	1,8	3,4	3,8	2,5	1,3	1,8
14	2-méthylbutyrate de 2-méthylbutyle	1087	1279	0,2	0,3	-	0,0	0,3	1,2	0,3	1,2	0,5	0,2
15	terpinéol- 4	1161	1600	0,3	0,3	0,3	0,3	0,4	0,3	0,2	0,3	0,2	0,2
16	α- terpinéol	1172	1697	3,2	2,8	3,8	3,0	3,9	3,6	3,8	2,5	2,5	2,8
17	Géraniol	1232	1844	0,6	0,5	-	0,9	0,2	-	-	0,5	0,5	0,0
18	Eugénol	1337	2176	0,7	0,7	0,4	0,8	0,8	0,0	0,1	0,4	1,2	0,6
19	acétate de géranyle	1358	1748	3,5	3,2	2,7	3,0	3,7	1,5	1,5	3,0	3,7	3,5
20	Méthyleugénol	1367	2009	1,2	1,0	1,0	1,0	1,1	0,8	1,0	1,4	1,5	1,2
21	(E)-β Caryophyllène	1424	1591	0,3	0,3	0,4	0,3	0,9	0,9	0,3	0,4	0,5	0,4
22	α-humulène	1456	1665	0,1	0,1	0,1	0,1	0,4	0,2	0,1	0,1	0,1	0,2
23	dione^#	1488	2033	1,5	1,0	1,1	1,7	1,0	0,7	0,7	1,0	0,9	1,1
Total				97,9	89,6	97,7	98,3	97,6	97,2	98,3	97,6	98,8	98,0

Echantillons prélevés en juin-juillet *2009*. L'ordre d'élution et les pourcentages sont donnés sur colonne apolaire, excepté pour les composés dont les indices sont suivis d'un ^{c} ; pourcentage sur colonne polaire, Ir^a, Ir^p:Indices de rétention sur colonne apolaire et polaire, respectivement, dione$^#$: 3,3,5,5,8,8-hexaméthyl-7-oxabicyclo[4,3.0] non-1(6)-ene-2,4-dione.

3.2.2.2. Variabilité chimique du myrte algérien.

Afin d'avoir une vision globale du myrte d'Algérie, nous nous sommes intéressés à la composition chimique des huiles essentielles de myrte provenant de l'Ouest et du Centre de l'Algérie. Cependant, nous avons préféré échantillonner à nouveau dans l'Est algérien afin d'éliminer toute variation potentielle de la composition due à un éventuel impact climatique (Figure 33).

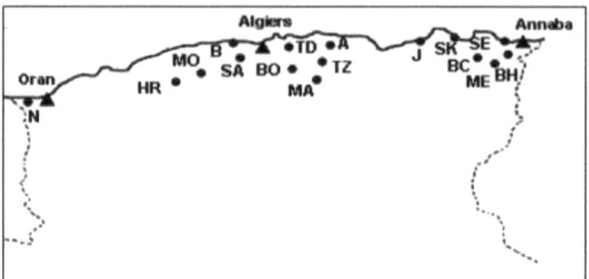

Figure 33 : Stations de la deuxième récolte des parties aériennes (feuilles et fleurs) de *Myrtus communis* L.

A: Adekar, B: Bainem, BC: Bouchegouf, BH: Bouhadjar, BO: Bouira, J: Jijel, HR: Hammam Righa, MA: Mansoura, ME: Mechroha, MO: Mouzaïa, N: Nedroma, SA: Saoula, SE: Seraidi, SK: Skikda, TD: Tadmaït, TZ: Tazemalt.-

Dans chaque station, trois à cinq échantillons ont été récoltés en Mai-Juin 2010. Les rendements en huile essentielle, calculés par rapport à la masse du végétal sec, varient de 0,2 à 1,2%. Ces rendements sont plutôt homogènes dans certaines stations [Hammam Righa (0,6-0,8%), Mouzaia (0,5-0,6%), Saoula (0,5-0,7%), et Seraidi (0,6-0,7%)] tandis qu'ils varient de manière plus conséquente dans d'autres stations [Nedroma (0,3-0,6%), Mansoura (0,5-0,9%), Bouhadjar (0,5-1%), Bainem (0,4-1%)]. Le tableau 7 montre le rendement moyen de chaque station, ainsi que les caractères climatiques de chaque région.

Tableau 7: Pourcentage des Rendements Moyens (masse/masse) des huiles essentielles extraites à partir de 55 pieds de *Myrtus communis* L.

Station	Echantillons	RM%	ET	Précipitations annuelle (mm/an)	Température Moyenne (°C)
Tadmaït	1-5	1,0	0,2	928	18,2
Nedroma	6-9	0,4	0,2	399	16,9
Jijel	10-13	0,8	0,2	814	18,2
Bainem	14-17	0,7	0,3	679	18,0
Hammam Righa	18-21	0,8	0,2	703	17,4
Mouzaïa	22-25	0,6	0,1	684	18,1
Mansoura	26-28	0,8	0,2	409	15,9
Bouchegouf	29-31	0,9	0,2	589	17,7
Bouhadjar	32-34	0,8	0,3	748	16,9
Mechroha	35-37	0,8	0,2	762	14,0
Saoula	38-40	0,6	0,1	695	17,6
Bouira	41-43	0,6	0,4	659	16,2
Skikda	44-46	0,8	0,1	767	17,2
Tazemalt	47-49	0,8	0,1	613	17,6
Adekar	50-52	0,9	0,2	949	13,9
Seraidi	53-55	0,7	0,1	990	13,6

RM%: pourcentage du rendement moyen calculé à partir du matériel végétal sec
(masse/ masse), M : Moyenne, ET : Ecart Type.

La figure 34 présente le rendement moyen de chaque station, classé par ordre décroissant. Les résultats ont montré des rendements moyens très proches (0,6 et 0,7%) pour les stations *Mouzaia, Bouira, Saoula, Bainem et Seraidi*. Nous avons observé que la station de *Nedroma* a enregistré le rendement moyen le moins important estimé à 0,4% (m/m). Les stations *Bouhadjar, Mechroha, Mansoura, Hammam Righa, Skikda, Tazemalt, Bouchegouf,* et *Adekar* ont enregistré des rendements moyens de 0,8 et 0,9%. La station de *Tadmiat* a montré le rendement moyen le plus élevé (1,0%).

Le diagramme (Figure 35) correspondant aux données du tableau est un nuage de points ou diagramme de dispersion où chaque point correspondaux deux variables quantitatives : le rendement moyen et le taux de précipitations annuelles pour chaque station. On remarque sur ce diagramme que lorsque le rendement augmente, le taux de précipitation annuelle a tendance à augmenter.

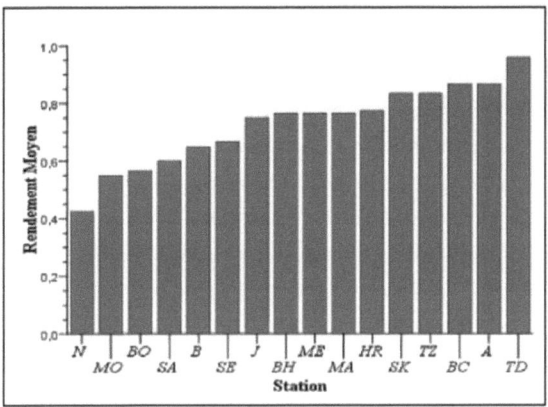

Figure 34 : Rendement moyen (m/m) dans chaque station.

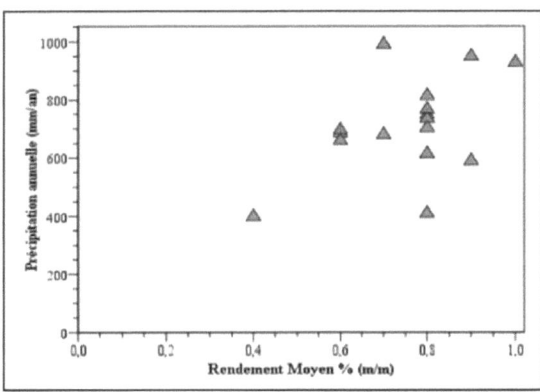

Figure 35 : Nuage de points présentant le rendement moyen en fonction des précipitations annuelles de chaque station.

3.2.2.2.1. Description de la composition chimique.

Tous les échantillons ont été analysés par CPG en combinaison avec les indices de rétention sur deux colonnes de polarité différente et par RMN ^{13}C. La composition chimique des 55 échantillons est décrite dans le tableau 8.

La composition chimique des 55 échantillons analysés présentée dans le tableau 4est dominée par l'α-pinène (27,4 - 59,2%) et le 1,8-cinéole (6,1 - 34,3%). D'autres monoterpènes hydrocarbonés ou oxygénés sont présents à des teneurs appréciables: limonène (2,9-24,3%), α-terpinéol (1,8-5,5%), linalol (0,6-15,2%), acétate de géranyle (1,4- 6,0%), et acétate de linalyle (jusqu'a 13,1%). Nous constatons l'absence d'acétate de myrtényle, dans tous les échantillons analysés, y compris l'échantillon obtenu à partir d'une plante récoltée dans l'ouest de l'Algérie.

Parmi les sesquiterpènes, on note la présence du *(E)-β*-caryophyllène (0,2 - 2,6%) ainsi que l'oxyde correspondant (0,1-0,7%) et le spathulénol (0,1-1,1%). Un phénylpropanoïde, le méthyleugénol a été identifié à une teneur moyenne de 1,2% et il atteint un taux maximal de 8,8% dans l'échantillon n° 15 récolté dans la région de Bainem.

Une attention particulière a été accordée aux esters à chaine courte C8-C10 dont nous avons signalé la présence dans la première phase de notre étude. Leur teneur individuelle varie de 0,1 à 1,7%. Cependant, on constate une plus forte teneur pour l'isobutyrate d'isobutyle (tr-1,7%), suivi par le 2 méthylbutyrate d'isobutyle (tr-0,8%), le 2 méthylbutyrate de 2 méthylbutyle (tr-0,8%) et l'isobutyrate de 2 méthylbutyle (tr-0,3%).

En ce qui concerne les composés minoritaires, nous avons de nouveau mis en évidence, dans les 55 échantillons, la présence de la 3,5,5,8,8-hexaméthyl-7 oxabicyclo[4.3.0] non-1(6)-ene-2,4-dione, dont l'identification est décrite dans le paragraphe III.1.2.1. Sa teneur varie de 0,5 - 2,3%. Nous constatons que la teneur de ce composé est plus élevée dans les échantillons du myrte d'Algérie que dans ceux d'autres pays méditerranéens [171].

Tableau 8 : Composition chimique échantillons des huiles essentielles de 55 pieds individuels *de Myrtus communis* L. d'Algérie.

n°	Composé/Echantillon	Ir[a]	Ir[p]	Tadmaït						Nedroma			Jijel				Bainem			
				1	2	3	4	5	6	7	8	9	10	11	12	13	14*	15	16*	17*
1	isobutyrate d'isobutyle	89	1092	0,2	0,3	0,1	0,2	0,2	0,1	0,1	t	0,1	0,3	0,1	0,1	0,2	0,3	0,1	0,6	0,1
2	α- thujène	92	1027	tr	tr	tr	tr	tr	0,1	tr	Tr	0,2	0,2	0,1	tr	0,1	tr	tr	0,2	0,1
3	α- pinène	93	1028	44,	37,7	42,1	45,7	47,3	41,5	44,9	29,4	28,7	45,4	32,8	47,9	36,2	59,2	30,3	55,7	56,9
4	β- pinène	97	1114	0,5	0,5	0,3	0,4	0,4	0,3	0,5	0,4	0,3	0,4	0,4	0,5	0,5	0,6	0,3	0,5	0,5
5	myrcène	98	1163	0,1	0,2	0,2	0,1	0,2	0,3	0,1	0,1	0,1	0,1	0,1	tr	0,1	0,1	0,1	0,1	0,1
6	2-méthylbutyrate d'isobutyle	98	1175	0,3	0,2	0,4	0,1	0,3	0,2	0,2	0,2	0,2	0,2	0,1	0,4	0,3	0,1	0,1	0,3	0,2
7	isobutyrate de 2-méthylbutyle	10	1197	0,1	0,1	0,1	0,1	0,1	0,1	0,1	0,1	0,1	tr	tr	0,1	0,1	0,1	0,1	0,1	0,1
8	δ-3- carène	10	1151	0,4	0,8	0,5	0,7	0,6	0,2	0,6	0,6	0,2	0,4	0,4	T	0,6	0,3	0,4	0,2	0,4
9	p- cymène	10	1268	0,7	1,8	0,7	1,0	1,2	0,5	1,2	1,6	0,6	0,7	1,0	0,2	1,8	0,9	0,9	0,4	1,0
10	limonène[c]	10	1204	6,6	6,5	6,7	8,4	6,5	11,6	16,7	19,2	15,3	7,6	10,7	11,0	11,3	4,8	3,1	4,0	4,6
11	1,8-cinéole[c]	10	1213	30,	29,3	28,7	22,5	24,1	21,9	15,4	14,6	20,1	25,7	25,1	19,9	31,3	16,6	18,3	23,0	16,8
12	γ - terpinène	10	1247	0,6	1,0	0,7	1,0	0,8	0,4	0,9	0,8	0,4	0,5	0,7	0,3	0,8	0,5	0,5	0,4	0,4
13	terpinolène	10	1285	0,5	0,9	0,8	1,0	0,8	0,4	0,6	0,9	1,0	0,6	0,2	0,2	0,6	0,5	0,5	0,4	0,5
14	linalol	10	1544	2,2	3,2	2,1	3,4	1,7	0,8	0,6	1,0	1,3	1,6	3,3	2,0	2,9	2,4	7,0	1,2	3,3
15	2-méthylbutyrate de 2-méthylbutyle	10	1279	0,3	0,2	0,6	0,1	0,3	0,5	0,5	0,7	0,8	0,2	0,1	0,3	0,2	0,1	0,7	0,2	0,3
16	terpinéol-4	11	1598	0,2	0,5	0,3	0,3	0,4	0,2	0,3	0,3	0,3	0,2	0,3	0,3	0,4	0,3	0,4	0,3	0,3
17	α-terpinéol	11	1692	3,7	3,9	4,6	2,8	4,0	2,3	1,8	3,3	3,5	2,8	4,0	2,9	3,1	2,6	5,5	3,6	3,2
18	acétate de linalyle	12	1557	0,2	0,2	0,1	0,5	0,8	0,3	0,1	0,3	0,7	0,9	1,8	0,1	1,1	0,1	0,0	0,0	0,0
19	acétate de α-terpinyle	13	1688	T	0,4	0,1	0,8	0,8	0,3	0,4	0,3	0,5	0,1	0,3	0,2	0,8	0,3	0,0	0,1	0,0
20	acétate de géranyle	13	1754	2,2	2,1	3,4	2,1	2,5	3,9	3,1	5,5	6,0	3,3	6,0	2,1	4,5	1,7	3,4	1,4	1,5
21	méthyleugénol	13	2008	0,9	1,5	1,4	1,3	1,3	2,8	2,6	4,1	3,7	1,2	1,7	1,7	1,2	2,4	8,8	1,1	1,2
22	(E)-β-caryophyllène	14	1596	0,3	1,0	0,3	1,0	0,6	1,2	1,0	2,2	2,5	0,9	1,6	2,3	1,5	0,5	2,6	0,2	0,9
23	α-humulène	14	1668	0,1	0,4	0,1	0,4	0,2	0,6	0,4	0,9	1,0	0,3	0,5	0,3	0,4	0,2	1,4	0,2	0,5
24	dione[#]	14	2033	0,5	1,4	0,9	1,1	1,4	1,6	1,1	2,6	2,6	0,9	2,2	2,0	0,7	1,1	4,9	1,3	1,9
25	oxyde de caryophyllène	15	1976	0,1	0,3	0,1	0,3	0,1	0,3	0,2	0,5	0,6	0,3	0,5	0,7	0,6	0,1	0,7	t	0,2
26	spathulénol	15	2141	0,2	0,3	0,4	0,1	0,5	0,8	0,4	0,4	1,1	0,2	0,3	0,5	0,2	0,3	1,7	0,4	0,7
	Total			96,	94,7	95,8	95,4	97,1	92,8	94,1	90,9	91,2	95,1	94,6	95,9	94,8	95,9	92,1	95,9	95,7

#	Composé/Echantillon	Ir[a]	Ir[b]	Hammam Righa				Mouzaïa				Mansoura			Bouchegouf			Bouhadjar		
				18*	19*	20*	21*	22	23	24	25	26	27	28	29	30	31	32	33	34
1	isobutyrate d'isobutyle	899	1092	tr	0,5	0,6	0,6	1,5	1,7	1,3	1,6	tr	0,2	0,4	0,3	1,6	0,2	0,3	1,0	0,0
2	α- thujène	924	1027	0,2	0,2	0,2	0,1	0,2	0,2	0,2	0,3	0,8	0,3	0,1	0,4	0,1	0,1	0,7	0,7	1,0
3	α- pinène	932	1028	38,5	37,6	34,5	34,2	32,2	38,1	27,4	33,6	42,2	46,4	43,6	40,2	41,6	40,0	49,0	44,2	47,3
4	β- pinène	971	1114	0,2	0,2	0,2	0,2	0,1	0,1	0,1	0,3	0,3	0,4	0,3	0,5	0,2	0,4	0,4	0,4	0,4
5	Myrcène	985	1163	0,7	0,4	0,3	0,4	0,1	0,2	0,2	0,2	0,1	0,5	0,8	0,1	0,2	0,3	0,4	0,4	0,5
6	2-méthylbutyrate d'isobutyle	988	1175	tr	0,1	tr	0,1	0,1	tr	tr	0,1	0,1	0,2	0,2	0,1	0,3	0,3	0,3	0,4	0,3
7	isobutyrate de 2-méthylbutyle	1001	1197	tr	tr	tr	tr	tr	tr	tr	0,1	0,1	0,2	0,2	0,2	0,1	0,1	0,3	0,3	0,3
8	δ-3- carène	1006	1151	0,1	tr	0,3	tr	tr	tr	tr	0,1	1,3	0,1	0,3	0,0	0,0	0,1	0,2	1,3	1,6
9	p- cymène	1013	1268	0,3	0,3	0,3	0,3	0,5	0,5	0,5	0,5	0,8	0,5	0,0	0,8	0,0	0,0	1,0	1,3	1,6
10	limonène	1022	1204	4,6	4,7	4,7	4,6	24,0	23,7	24,3	23,6	7,8	5,3	6,9	5,9	7,6	6,6	5,1	5,3	5,1
11	1,8-cinéole[c]	1022	1213	12,2	13,6	12,1	13,0	6,4	6,4	6,1	7,2	25,4	25,1	26,4	28,6	33,2	33,3	23,7	23,2	21,7
12	γ- terpinène	1049	1247	0,4	0,4	0,3	0,4	0,7	0,6	0,5	0,5	1,4	0,7	0,1	0,1	0,1	0,2	1,0	1,4	1,4
13	Terpinolène	1079	1285	0,7	0,5	0,4	0,5	0,7	0,6	0,6	0,5	1,3	0,6	0,3	1,0	0,1	0,2	1,1	1,5	1,5
14	Linalol	1084	1544	15,2	13,1	12,2	14,8	9,1	8,8	9,3	10,0	2,3	2,2	1,6	3,0	1,7	2,3	2,8	3,1	3,1
15	2-méthylbutyrate de 2-méthylbutyle	1087	1279	0,7	0,5	0,5	0,5	0,7	0,6	0,0	0,6	0,2	0,1	0,7	0,1	0,1	0,2	0,3	0,2	0,2
16	terpinéol-4	1161	1598	0,2	0,2	0,2	0,2	0,2	0,2	0,2	0,2	0,5	0,3	0,2	0,4	0,2	0,2	0,2	0,3	0,5
17	α-terpinéol	1172	1692	5,2	3,6	3,0	3,8	1,8	1,8	1,8	2,0	2,6	2,7	3,6	3,0	3,8	2,6	2,6	2,6	2,6
18	acétate de linalyle	1239	1557	2,2	9,9	13,1	9,1	5,7	2,9	6,7	5,9	0,6	1,3	0,8	0,2	1,2	0,3	0,1	0,6	0,3
19	acétate de α-terpinyle	1331	1688	1,0	1,2	1,1	1,1	0,5	0,4	0,6	0,5	0,6	0,7	2,0	0,1	1,3	0,2	0,4	2,6	0,3
20	acétate de géranyle	1359	1754	3,2	2,9	2,7	2,9	2,5	2,2	2,6	2,7	3,1	3,0	3,5	3,3	2,3	1,1	1,7	2,6	1,3
21	méthyleugénol	1369	2008	1,8	1,9	1,8	1,8	1,9	1,4	2,0	1,9	1,5	1,4	1,8	0,9	1,1	2,3	1,2	1,5	1,5
22	(E)-β-caryophyllène	1418	1596	0,5	0,4	0,6	0,6	0,3	0,2	0,4	0,3	0,3	0,3	1,2	0,3	0,7	0,7	0,8	0,6	0,6
23	α-humulène	1450	1668	0,5	0,2	0,3	0,3	0,8	0,6	0,4	0,8	0,3	0,2	0,3	0,9	0,1	0,6	0,8	0,6	0,6
24	dione[#]	1492	2033	0,9	0,8	1,1	1,0	1,7	0,9	2,9	1,5	0,6	0,6	0,8	0,8	0,7	0,6	0,9	0,7	0,7
25	oxyde de caryophyllène	1569	1976	0,2	0,4	0,4	0,4	0,1	0,1	0,1	0,1	0,4	0,2	0,3	0,2	0,2	0,2	0,2	0,3	0,3
26	spathulénol	1594	2141	0,1	0,2	0,2	0,2	0,3	0,2	0,4	0,4	0,4	0,2	0,4	0,1	0,2	0,2	0,2	0,2	0,2
	Total			89,3	94,4	91,3	91,4	92,7	93,1	90,3	96,1	96,7	94,5	95,5	92,7	98,8	94,1	95,8	95,2	95,5

RESULTATS ET DISCUSSIONS

n°	Lien de récolte / Composé/Echantillon	Ir[a]	Ir[p]	Mechroha			Saoula			Bonira			Skikda			Tazemalt		
				35	36*	37	38	39*	40	41	42	43	44	45	46	47	48	49
1	isobutyrate d'isobutyle	899	1092	0.2	0.2	0.2	0.1	0.4	0.1	0.2	0.1	0.2	0.5	0.6	0.6	0.1	tr	0.5
2	α-thujène	924	1027	0.1	0.7	0.5	0.3	0.2	0.4	0.4	0.5	0.4	0.4	0.4	0.5	0.5	0.6	0.2
3	α-pinène	932	1028	47.5	53.1	44.4	48.0	54.0	45.2	35.1	41.9	34.8	47.9	45.0	45.7	40.6	39.2	36.8
4	β-pinène	971	1114	0.4	0.4	0.4	0.5	0.4	0.4	0.4	0.4	0.4	0.3	0.4	0.4	0.5	0.5	0.3
5	myrcène	985	1163	0.3	0.5	0.3	0.3	0.4	0.2	0.1	0.1	0.1	0.0	0.0	0.1	0.1	0.1	0.3
6	2-méthylbutyrate d'isobutyle	988	1175	0.1	0.1	0.1	0.1	0.4	0.2	0.1	0.3	0.1	0.5	0.3	0.3	0.3	0.3	0.7
7	isobutyrate de 2-méthylbutyle	1001	1197	tr	tr	tr	0.2	0.2	0.1	tr	0.1	0.1	0.2	0.1	0.1	0.1	0.3	0.3
8	δ-3- carène	1006	1151	1.0	1.3	1.3	0.3	tr	0.6	0.4	0.6	0.4	0.8	0.8	0.8	0.8	0.7	0.4
9	p- cymène	1013	1268	2.0	1.6	2.4	0.5	0.1	1.1	1.1	1.3	1.0	1.2	1.8	1.7	1.5	2.0	1.1
10	limonène[c]	1022	1204	6.4	2.9	4.2	3.0	4.5	4.9	6.8	6.2	6.6	6.4	6.4	6.5	3.2	3.9	5.1
11	1,8-cinéole[c]	1022	1213	22.4	18.4	23.7	25.9	21.5	23.9	34.3	27.8	33.6	23.5	25.0	24.9	27.2	32.7	33.0
12	γ -terpinène	1049	1247	1.1	1.5	1.3	0.5	0.1	0.6	0.7	0.7	0.5	0.8	0.6	0.6	0.9	0.8	0.5
13	terpinolène	1079	1285	1.2	1.6	1.5	0.7	0.3	0.8	0.7	0.7	0.6	0.9	0.7	0.7	1.0	0.9	0.5
14	linalol	1084	1544	4.4	2.7	3.3	1.6	3.6	4.0	2.6	1.5	2.7	2.9	2.4	2.0	3.4	1.9	4.9
15	2-méthylbutyrate de 2-méthylbutyle	1087	1279	0.1	0.0	0.1	0.2	0.4	0.2	0.1	0.3	0.1	0.5	0.1	0.1	0.3	0.1	0.5
16	terpinéol-4	1161	1598	0.4	0.4	0.5	0.3	0.2	0.4	0.3	0.2	0.3	0.3	0.4	0.4	0.2	0.3	0.3
17	α-terpinéol	1172	1692	2.6	2.8	2.9	3.6	3.0	3.2	3.0	2.7	3.1	2.7	2.8	3.1	3.1	2.7	3.5
18	acétate de linalyle	1239	1557	0.1	1.4	1.2	0.4	0.1	0.0	1.0	1.6	1.1	1.4	1.0	0.6	0.9	1.0	0.6
19	acétate de α-terpinyle	1331	1688	1.5	0.7	3.3	2.9	0.6	0.3	1.0	1.6	1.0	0.7	0.7	0.7	1.0	1.0	0.2
20	acétate de géranyle	1359	1754	0.5	0.9	0.8	1.2	1.2	1.7	1.9	4.1	3.3	3.3	3.3	4.5	3.8	2.0	2.0
21	méthyleugénol	1369	2008	0.5	0.9	0.9	1.0	0.8	1.1	1.5	1.1	1.3	1.0	1.1	3.3	0.9	0.9	1.2
22	(E)-β-caryophyllène	1418	1596	1.1	0.9	0.9	1.0	0.8	0.7	1.0	0.9	1.6	0.5	0.6	0.6	1.1	1.7	0.8
23	α-humulène	1450	1668	0.4	0.4	0.4	0.2	0.2	0.7	0.3	0.2	0.4	0.3	0.3	0.3	0.5	0.5	0.3
24	dione[#]	1492	2033	0.8	1.1	0.9	1.3	1.5	1.1	0.4	0.6	0.6	0.8	1.1	2.3	0.8	0.3	0.9
25	oxyde de caryophyllène	1569	1976	0.5	0.3	0.4	0.2	0.2	0.3	0.5	0.5	0.5	0.3	0.2	0.2	0.7	0.6	0.4
26	spathulénol	1594	2141	0.2	0.1	0.1	0.2	0.2	0.3	0.3	0.4	0.1	0.3	0.1	0.1	0.3	0.2	0.3
	Total			95.4	97.1	95.5	94.6	96.3	93.9	96.1	95.6	95.6	96.2	96.2	98.2	95.4	96.7	95.6

n°	Composé/Echantillon	Ir^a	Ir^p	Adlekar			Seraïdi		
	Lieu de récolte			50	51	52	53	54	55
1	isobutyrate d'isobutyle	899	1092	0,2	0,1	0,1	0,2	0,2	0,1
2	α-thujène	924	1027	0,3	0,3	0,4	0,4	0,4	0,6
3	α-pinène	932	1028	40,1	48,1	38,3	48,7	49,0	47,4
4	β-pinène	971	1114	0,4	0,3	0,3	0,3	0,4	0,4
5	Myrcène	985	1163	0,1	0,0	0,1	0,0	0,0	0,0
6	2-méthylbutyrate d'isobutyle	988	1175	0,2	0,2	0,3	0,3	0,3	0,2
7	isobutyrate de 2-méthylbutyle	1001	1197	0,1	0,1	0,1	0,1	0,1	0,1
8	δ-3-carène	1006	1151	0,5	0,4	0,5	0,8	0,8	1,5
9	p-cymène	1013	1268	1,0	0,8	1,2	1,7	1,7	2,9
10	limonène^c	1022	1204	6,1	6,1	6,2	7,2	7,2	6,2
11	1,8-cinéole^c	1022	1213	30,6	26,7	31,2	19,7	19,6	17,9
12	γ-terpinène	1049	1247	0,6	0,5	0,4	0,8	0,8	1,4
13	Terpinolène	1079	1285	0,6	0,5	0,5	1,0	1,0	1,7
14	Linalol	1084	1544	2,8	1,6	1,6	1,5	1,5	3,9
15	2-méthylbutyrate de 2-méthylbutyle	1087	1279	0,3	0,5	0,3	0,3	0,3	0,3
16	terpinéol-4	1161	1598	0,3	0,2	0,3	0,3	0,3	0,4
17	α-terpinéol	1172	1692	3,4	3,2	2,8	2,5	2,4	2,4
18	acétate de linalyle	1239	1557	0,7	0,5	1,9	0,5	0,5	0,0
19	acétate de α-terpinyle	1331	1688	0,5	0,7	1,8	0,6	0,6	0,2
20	acétate de géranyle	1359	1754	3,0	2,6	3,7	3,1	3,0	1,6
21	Méthyleugénol	1369	2008	0,8	1,0	1,1	1,6	1,6	1,3
22	(E)-β-caryophyllène	1418	1596	1,0	1,0	1,2	0,7	0,7	1,0
23	α-humulène	1450	1668	0,3	0,1	0,2	0,2	0,2	0,4
24	dione^#	1492	2033	0,7	0,6	0,8	1,2	1,1	1,0
25	oxyde de caryophyllène	1569	1976	0,4	0,2	0,5	0,4	0,4	0,3
26	Spathulénol	1594	2141	0,3	0,4	0,4	0,6	0,6	0,1
	Total			95,3	96,0	96	94,7	94,7	93,3

Echantillons prélevés en juin-juillet 2010. L'ordre d'élution et les pourcentages sont donnés sur colonne apolaire, excepté pour les composés dont les indices sont suivis d'un ^{c} : pourcentage sur colonne polaire, Ir^a, Ir^p :Indices de rétention sur colonne apolaire et polaire, respectivement.

Dione # = 3,3,5,5,8,8-hexaméthyl-7-oxabicyclo[4,3,0] non-1(6)-ene-2,4-dione,

* Echantillons collectifs utilisés pour les tests biologiques représentés par MCI: 14, 16, 17, 36, 39, MCII: 18, 19, 20, 21.

3.2.2.2.2. Etude statistique.

Afin d'obtenir une description statistique de notre échantillonnage et de pouvoir mettre en évidence une éventuelle variabilité chimique, nous avons eu recours à deux tests les plus courants de la statistique descriptive multidimensionnelle englobant une analyse ascendante hiérarchique (CHA), une analyse en Composantes Principales (ACP).

Tout d'abord, une analyse ascendante hiérarchique (CHA) a été réalisée, afin de répartir l'échantillon en groupes d'observations homogènes, chaque groupe étant bien différencié des autres. La représentation graphique en dendrogramme schématisée dans la figure 36, a montré l'existence de deux groupes.

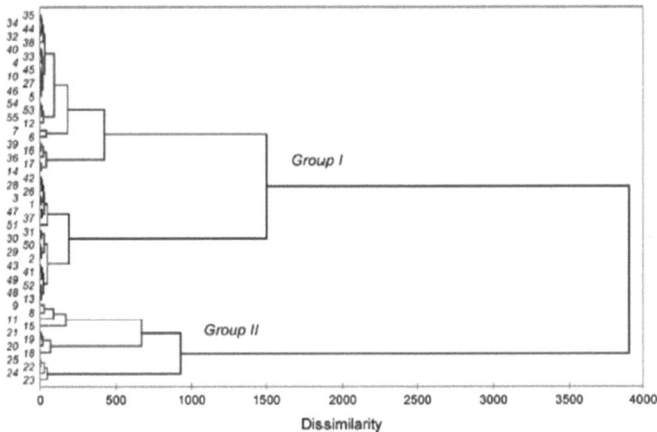

Figure 36 : Dendrogramme obtenu par une analyse ascendante hiérarchique (HCA) des 55 échantillons de *Myrtus communis* L. d'Algérie.

Par la suite, nous avons effectué une analyse en Composantes Principales (ACP), afin : *i)-* d'analyser les corrélations entre les variables présentées par les 27 composés chimiques identifiés dans l'huile essentielle de *Myrtus communis* L., *ii)* analyser les 55 observations présentées par les échantillons d'huiles essentielles de *Myrtus communis* L. initialement décrites par les 27 variables sur un graphique à deux dimensions.

Résultats préliminaires : l'analyse de la matrice de corrélation (Tableau 9) a montré que les constituants α-pinène et 1,8-cinéole sont corrélés avec un coefficent de corrélation r=7,502. On a observé également que le linalol est corrélé avec les variables : acétate de linalyle (r=7,456) et limonène (r=3,789).

Résultats sur les variables : le tableau des corrélations variables-facteurs (TableauXX), montre les coefficents de corrélations entre les variables et les facteurs. On remarque que les les deux premiers facteurs expliquent a eux seuls 83,05% de la variance totale. Le tableau 10 signifie que le premier axe permet d'expliquer 54,42% de la variance totale, alors que le deuxième axe retient 28,63% de la variance totale. Le cercle des corrélations schématisé dans la figure 37 donne la représentation des corrélations entre les variables et les facteurs. On observe que le premier facteur est fortement corrélé avec les composés α-pinène/1,8-cinéole, et très faiblement corrélé avec les constituants limonènes/linalol/acétate de linalyle. En ce qui concerne le deuxième facteur, oppose d'une part l' α-pinène et d'autre part le 1,8-cinéole.

Résultats sur les échantillons : la représentation graphique schématisée dans la figure 38, montre la projection des échantillons sur le plan d'ACP défini par les composantes principales 1 et 2 qui décrivent respectivement (X : 54,4% et Y : 28,6%) de la variance totale, suggère l'existence des deux groupes qui se distinguent par la teneur en *α*-pinène. La teneur d'autres composés représentés par le 1,8-cinéole, limonène et linalol varient substantiellement.

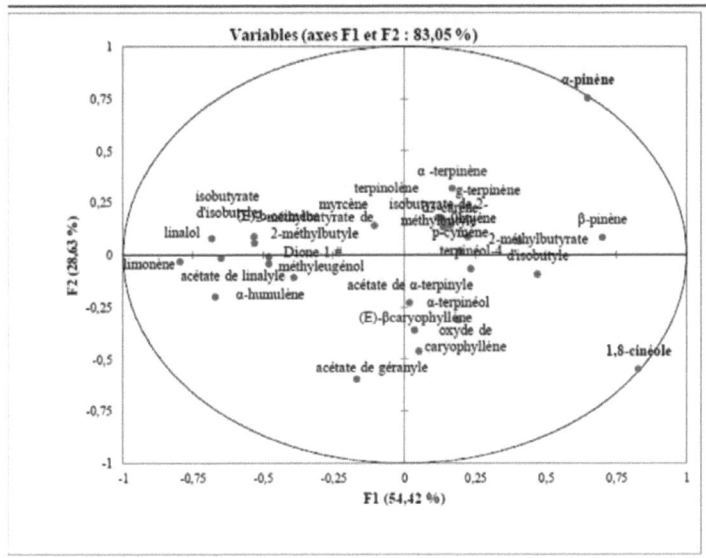

Figure 37 : Cercle des corrélations entre les variables et les facteurs.

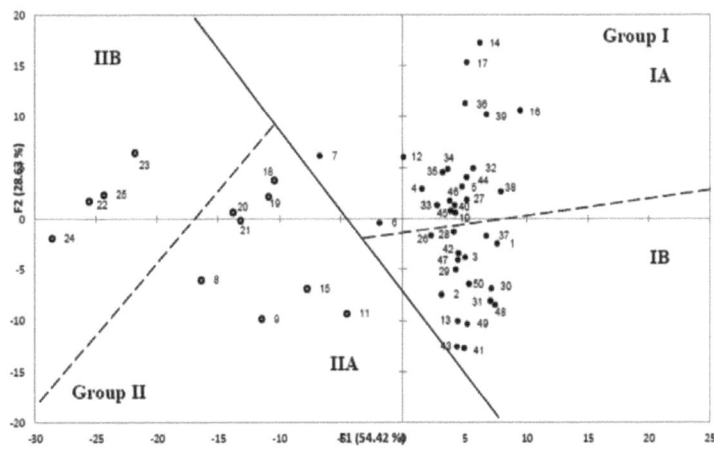

Figure 38 : Analyse en composantes principales des compositions chimiques des huiles essentielles de *Myrtus communis* L. d'Algérie.

Tableau 9 : Matrice de corrélation entre les variables.

Variables	V1	V2	V3	V4	V5	V6	V7	V8	V9	V10	V11	V12	V13	V14
V1 isobutyrate d'isobutyle	**0.186107**	-0,003	-0,732	-0,028	0,004	-0,008	-0,006	-0,025	-0,005	-0,079	1,340	-1,392	0,007	-0,030
V2 α-thujène	-0,003	**0.056036**	0,330	-0,001	0,007	0,001	-0,001	0,065	0,005	0,105	-0,327	0,223	-0,006	0,050
V3 α-pinène	-0,732	0,330	**51.6997**	0,411	-0,004	0,280	0,161	0,519	0,204	0,594	-18,962	7,502	-0,252	0,422
V4 β-pinène	-0,028	-0,001	0,411	**0.01217**	-0,004	0,004	0,002	0,005	0,003	0,018	-0,286	0,433	-0,006	0,008
V5 Myrcène	0,004	0,007	-0,004	-0,004	**0.0222092**	-0,002	-0,001	0,004	0,002	0,001	-0,174	-0,218	0,008	0,006
V6 2-méthylbutyrate d'isobutyle	-0,008	0,001	0,280	0,004	-0,002	**0.02757428**	0,009	-0,002	0,000	0,001	-0,293	0,540	-0,009	-0,004
V7 isobutyrate de 2-méthylbutyle	-0,006	-0,001	0,161	0,002	-0,001	0,009	**0.004969**	-0,001	0,000	0,001	-0,089	0,158	-0,003	0,006
V8 δ-3-carène	-0,025	0,065	0,519	0,005	0,004	-0,002	-0,001	**0.14246**	0,013	0,241	-0,288	0,098	-0,013	0,123
V9 α-terpinène	-0,005	0,005	0,204	0,003	0,002	0,000	0,000	0,013	**0.0086**	0,020	-0,157	-0,058	-0,002	0,012
V10 p-cymène	-0,079	0,105	0,594	0,018	0,001	0,001	0,001	0,241	0,020	**0.4642**	-0,622	0,634	-0,026	0,202
V11 limonène *	1,340	-0,327	-18,962	-0,286	-0,174	-0,293	-0,089	-0,288	-0,157	-0,622	**30.344824**	-24,251	0,083	-0,195
V12 1,8-cinéole*	-1,392	0,223	7,502	0,433	-0,218	0,540	0,158	0,098	-0,058	0,634	-24,251	**56.434492**	-0,392	0,047
V13 (E)-β-ocimène	0,007	-0,006	-0,252	-0,006	0,008	-0,009	-0,003	-0,013	-0,002	-0,026	0,083	-0,392	**0.011239**	-0,010
V14 γ-terpinène	-0,030	0,050	0,422	0,008	0,006	-0,004	0,006	0,123	0,012	0,202	-0,195	0,047	-0,010	**0.1170396**
V15 Terpinolène	-0,033	0,056	0,480	0,006	0,011	-0,006	-0,002	0,127	0,013	0,209	-0,262	-0,079	-0,007	0,119
V16 Linalol	0,622	-0,073	-10,694	-0,261	0,263	-0,268	-0,110	-0,249	-0,003	-0,591	3,789	-16,653	0,292	-0,232
V17 2-méthylbutyrate de 2-méthylbutyle	0,010	-0,017	-0,534	-0,012	0,004	0,005	0,004	-0,031	-0,003	-0,057	0,382	-0,620	0,009	-0,026
V18 terpinéol-4	-0,017	0,005	0,054	0,004	-0,002	0,000	0,000	0,021	0,003	0,044	-0,095	0,136	-0,003	0,019
V19 α-terpinéol	-0,128	-0,062	-0,918	0,011	0,020	0,012	0,003	-0,087	0,013	-0,127	-1,927	1,489	0,021	-0,059
V20 acétate de linalyle	0,522	-0,037	-8,667	-0,196	0,103	-0,200	-0,082	-0,206	-0,014	-0,491	3,651	-10,713	0,179	-0,232
V21 acétate d'α-terpinyle	0,019	0,014	-0,520	-0,013	0,012	0,003	-0,001	-0,014	-0,048	-0,048	-0,325	0,459	0,014	-0,040
V22 acétate de géranyle	-0,089	-0,036	-4,270	-0,011	-0,024	-0,013	-0,007	-0,061	-0,031	-0,039	0,932	1,221	0,013	-0,042
V23 Méthyleugénol	-0,022	-0,078	-3,290	-0,023	-0,023	0,008	0,001	-0,063	0,023	-0,066	1,237	-3,024	0,012	-0,056
V24 (E)-β-caryophyllène	-0,124	-0,019	-1,221	0,023	-0,018	0,012	0,003	-0,008	0,003	0,038	-0,138	0,778	-0,018	0,001
V25 α-humulène	0,023	-0,014	-1,161	-0,009	-0,006	-0,004	-0,004	-0,005	0,002	-0,005	0,835	-0,968	0,001	-0,004
V26 dione''	0,008	-0,073	-1,873	-0,012	-0,020	-0,004	-0,001	-0,059	0,013	-0,089	1,389	-2,507	-0,002	-0,046
V27 oxyde de caryophyllène	-0,034	0,005	-0,452	0,003	-0,003	0,001	-0,001	0,008	-0,001	0,030	-0,207	0,304	-0,003	0,006

Variables		V15	V16	V17	V18	V19	V20	V21	V22	V23	V24	V25	V26	V27	V15
V1	isobutyrate d'isobutyle	-0,033	0,622	0,010	-0,017	-0,128	0,522	0,019	-0,089	-0,022	-0,124	0,023	0,008	-0,034	-0,033
V2	α-thujène	0,056	-0,073	-0,017	0,005	-0,062	-0,037	0,014	-0,036	-0,078	-0,019	-0,014	-0,073	0,005	0,056
V3	α-pinène	0,480	-10,694	-0,534	0,054	-0,918	-8,667	-0,520	-4,270	-3,290	-1,221	-1,161	-1,873	-0,452	0,480
V4	β-pinène	0,006	-0,261	-0,012	0,004	0,011	-0,196	-0,013	-0,011	-0,023	0,023	-0,009	0,003	0,006	0,006
V5	Myrcène	0,011	0,263	0,004	-0,002	0,020	0,103	0,012	-0,024	-0,023	-0,018	-0,006	-0,020	-0,003	0,011
V6	2-méthylbutyrate d'isobutyle	-0,006	-0,268	0,005	0,000	0,012	-0,200	0,003	-0,013	0,008	0,012	-0,004	-0,004	0,001	-0,006
V7	isobutyrate de 2-méthylbutyle	-0,002	-0,110	0,004	0,000	0,003	-0,082	-0,001	-0,007	0,001	0,003	-0,001	-0,001	-0,002	-0,002
V8	δ-3-carène	0,127	-0,249	-0,031	0,021	-0,087	-0,206	-0,032	-0,061	-0,063	-0,008	-0,005	-0,059	0,008	0,127
V9	α -terpinène	0,013	-0,003	-0,003	0,003	0,013	-0,059	-0,014	-0,031	0,023	0,003	0,002	0,013	-0,001	0,013
V10	p-cymène	0,209	-0,591	-0,057	0,044	-0,127	-0,491	-0,048	-0,039	-0,066	0,038	-0,003	-0,089	0,030	0,209
V11	limonène *	-0,262	3,789	0,382	-0,095	-1,927	3,651	-0,325	0,932	1,237	-0,138	0,835	-0,207	-0,262	-0,262
V12	1,8-cinéole*	-0,079	-16,653	-0,620	0,136	1,489	-10,713	0,459	1,221	-3,024	0,778	-0,968	-2,507	0,304	-0,079
V13	(E)-β-ocimène	-0,007	0,292	0,009	-0,003	0,021	0,179	0,014	0,013	0,012	-0,018	0,001	-0,002	-0,003	-0,007
V14	γ-terpinène	0,119	-0,232	-0,026	0,019	-0,059	-0,232	-0,040	-0,042	-0,056	0,001	-0,004	-0,046	0,006	0,119
V15	Terpinolène	0,12926	-0,174	-0,024	0,019	-0,056	-0,221	-0,032	-0,034	-0,061	0,004	-0,004	-0,049	0,006	0,12926
V16	Linalol	-0,174	12,3452365	0,257	-0,103	0,435	7,456	0,199	-0,514	0,586	-0,588	0,243	0,366	-0,049	-0,174
V17	2-méthylbutyrate de 2-méthylbu	-0,024	0,257	0,04421	-0,006	0,033	0,127	0,003	0,043	0,112	0,014	0,016	0,052	0,000	-0,024
V18	terpinéol-4	0,019	-0,103	-0,006	0,00863	0,010	-0,100	-0,010	0,002	0,017	0,012	0,003	0,008	0,002	0,019
V19	α-terpinéol	-0,056	0,435	0,033	0,010	0,56319	-0,204	-0,035	0,127	0,290	0,104	-0,004	0,157	0,018	-0,056
V20	acétate de linalyle	-0,221	7,456	0,127	-0,100	-0,204	7,083202	0,408	0,101	0,079	-0,564	0,065	0,157	-0,007	-0,221
V21	acétate d' α-terpinyle	-0,032	0,199	0,003	-0,010	-0,035	0,408	0,195	0,134	-0,082	-0,033	-0,028	-0,103	0,012	-0,032
V22	acétate de géranyle	-0,034	-0,514	0,043	0,002	0,127	0,101	0,134	1,10527	0,396	0,319	0,085	0,168	0,095	-0,034
V23	Méthyleugénol	-0,061	0,586	0,112	0,017	0,290	0,079	-0,082	0,396	1,48442	0,329	0,214	0,732	0,061	-0,061
V24	(E)-β-caryophyllène	0,004	-0,588	0,014	0,012	0,104	-0,564	-0,033	0,319	0,329	0,3711	0,083	0,220	0,081	0,004
V25	α-humulène	-0,004	0,243	0,016	0,003	-0,004	0,120	-0,028	0,085	0,214	0,083	0,07283	0,161	0,012	-0,004
V26	dione #	-0,049	0,366	0,052	0,008	0,157	0,065	-0,103	0,168	0,732	0,220	0,161	0,5669	0,027	-0,049
V27	oxyde de caryophyllène	0,006	-0,049	0,000	0,002	0,018	-0,007	0,012	0,095	0,061	0,081	0,012	0,027	0,030459	0,006

V : variable, chaque variable représente un composé chimique identifié.
L'ordre d'élution des composés chimiques sont donnés sur colonne apolaire, excepté pour les composés suivis d'un astérisque * : pourcentage sur colonne polaire, dione # : 3,3,5,5,8,8-hexaméthyl-7-oxabicyclo[4.3.0] non-1(6)-ène-2,4-dione.

Tableau 10 : Corrélation entre les variables et les facteurs.

	Variable : composé chimique	F1	F2	F3	F4	F5	F6	F7	F8	F9	F10	F11	F12	F13	F14
1	isobutyrate d'isobutyle	-0,531	0,089	0,122	0,478	-0,084	-0,114	-0,225	0,211	-0,064	-0,143	0,431	-0,269	0,186	0,105
2	α-thujène	0,223	0,088	-0,111	0,070	0,120	0,695	-0,124	0,251	-0,136	-0,064	0,113	-0,066	0,124	-0,075
3	α-pinène	0,648	0,754	0,085	0,061	-0,005	-0,018	0,003	0,010	0,001	0,000	0,000	0,002	0,001	0,000
4	β-pinène	0,700	0,085	0,216	-0,256	0,015	0,037	0,029	-0,255	-0,021	0,171	-0,161	0,022	-0,016	-0,071
5	Myrcène	-0,105	0,142	-0,523	0,081	-0,259	0,209	0,217	0,072	-0,014	-0,185	0,064	0,002	0,159	-0,085
6	2-méthylbutyrate d'isobutyle	0,470	-0,092	0,135	-0,188	-0,023	-0,150	-0,180	0,006	-0,148	-0,370	0,136	-0,108	0,109	0,473
7	isobutyrate de 2-méthylbutyle	0,404	0,066	0,201	-0,176	-0,008	-0,183	0,003	-0,032	-0,060	-0,304	-0,012	-0,059	0,076	0,418
8	δ-3-carène	0,160	0,141	0,050	-0,154	0,069	0,878	-0,183	0,168	0,132	0,132	0,069	0,018	0,104	-0,022
9	α-terpinène	0,168	0,320	-0,190	-0,401	-0,212	0,197	-0,246	-0,005	0,085	0,132	0,155	-0,094	0,111	-0,136
10	p-cymène	0,196	0,021	0,066	-0,236	0,066	0,868	-0,218	0,171	0,075	0,058	0,010	0,110	-0,077	0,128
11	limonène *	-0,796	-0,030	0,587	0,142	-0,034	-0,020	-0,003	0,011	0,003	0,150	-0,002	0,005	0,002	0,000
12	1,8-cinéole*	0,829	-0,546	0,073	0,095	-0,021	-0,008	-0,008	0,009	-0,001	0,012	0,000	0,005	0,000	0,000
13	(E)-β-ocimène	-0,530	0,058	-0,526	0,164	-0,123	-0,133	0,382	0,160	0,178	-0,139	-0,208	0,136	0,001	-0,127
14	γ-terpinène	0,137	0,134	0,087	-0,200	0,001	0,858	-0,143	0,090	0,208	0,115	0,021	-0,001	0,185	-0,156
15	Terpinolène	0,119	0,178	0,023	-0,228	-0,014	0,871	-0,042	0,106	0,173	0,083	0,053	0,017	0,202	-0,153
16	Linalol	-0,682	0,080	-0,653	0,209	-0,234	0,858	0,024	0,040	-0,013	0,028	-0,003	0,003	-0,003	0,000
17	2-méthylbutyrate de 2-méthylbutyle	-0,479	-0,041	-0,056	-0,203	-0,334	0,142	0,073	0,073	0,004	-0,254	-0,290	0,001	0,193	0,376
18	terpinéol-4	0,234	-0,065	0,104	-0,427	-0,116	-0,334	0,142	0,047	0,265	0,185	-0,011	0,293	-0,118	-0,002
19	α-terpinéol	0,189	-0,311	-0,493	-0,390	-0,344	-0,363	-0,213	-0,142	0,396	0,031	-0,016	0,119	0,108	0,040
20	acétate de linalyle	-0,649	-0,014	-0,537	0,407	-0,055	-0,062	0,109	-0,007	0,017	0,033	-0,007	0,009	0,002	0,002
21	acétate d'α-terpinyle	0,018	-0,227	-0,263	0,287	0,340	-0,067	-0,063	-0,007	-0,307	-0,395	0,173	0,455	0,059	-0,033
22	acétate de géranyle	-0,168	-0,596	0,110	-0,319	0,375	-0,067	0,528	0,312	0,067	0,104	0,048	-0,037	-0,019	0,007
23	Méthyleugénol	-0,389	-0,107	-0,053	-0,753	0,395	-0,065	0,209	0,277	-0,012	0,034	-0,059	-0,001	0,012	-0,011
24	(E)-β-caryophyllène	0,035	-0,361	0,124	-0,674	0,031	-0,329	-0,275	-0,222	-0,433	0,301	-0,085	0,044	0,157	0,038
25	α-humulène	-0,670	-0,197	0,149	-0,472	0,041	-0,030	-0,155	-0,104	-0,203	0,225	0,173	-0,032	-0,051	-0,099
26	dione #	-0,478	-0,009	0,072	-0,676	-0,038	-0,340	-0,203	-0,186	0,012	0,185	0,257	0,083	-0,063	-0,006
27	oxyde de caryophyllène	0,050	-0,461	-0,201	-0,427	0,268	0,181	0,117	-0,048	-0,429	0,299	-0,122	0,069	0,027	0,100

	Variable : composé chimique	F15	F16	F17	F18	F19	F20	F21	F22	F23	F24	F25	F26	F27
1	isobutyrate d'isobutyle	-0,147	-0,015	0,011	-0,002	-0,025	-0,014	0,000	0,009	0,004	-0,002	0,000	0,003	-0,001
2	α-thujène	0,165	0,504	-0,061	-0,007	0,031	0,014	0,015	0,041	0,014	-0,016	0,002	0,004	-0,002
3	α-pinène	0,001	0,000	0,000	0,000	0,000	0,000	0,000	0,000	0,000	0,000	0,000	0,000	0,000
4	β-pinène	-0,341	-0,110	-0,067	0,049	0,062	0,166	0,139	0,208	-0,030	-0,106	-0,121	0,005	0,080
5	Myrcène	0,174	-0,080	0,549	0,549	-0,091	-0,002	-0,054	-0,018	0,023	0,015	-0,018	0,009	0,003
6	2-méthylbutyrate d'isobutyle	0,315	-0,122	-0,323	-0,038	0,272	0,103	0,024	-0,084	0,044	-0,029	0,022	-0,014	0,017
7	isobutyrate de 2-méthylbutyle	0,444	-0,138	0,066	-0,006	0,292	-0,013	-0,042	0,099	-0,206	0,058	-0,171	0,196	-0,108
8	δ-3-carène	0,072	-0,003	0,034	-0,026	0,014	-0,003	-0,060	-0,009	-0,028	0,047	-0,006	0,002	0,025
9	α-terpinène	-0,062	0,081	0,171	0,063	-0,229	0,550	0,135	-0,145	-0,076	0,088	0,041	0,035	-0,018
10	p-cymène	-0,057	0,007	-0,002	0,022	-0,007	-0,003	0,007	0,000	-0,003	-0,008	0,003	-0,001	-0,003
11	limonène *	0,001	0,000	0,000	0,000	0,000	0,000	0,000	0,000	0,000	0,000	0,000	0,000	0,000
12	1,8-cinéole*	0,001	0,000	0,000	0,000	0,000	0,000	0,000	0,000	0,000	0,000	0,000	0,000	0,000
13	(E)-β-ocimène	-0,074	-0,055	-0,018	0,032	0,009	-0,095	0,078	0,012	-0,009	-0,067	0,158	0,148	0,054
14	γ-terpinène	0,075	-0,126	-0,035	-0,044	0,008	0,046	-0,043	0,062	0,011	-0,031	0,021	-0,004	-0,015
15	terpinolène	0,092	0,023	0,023	-0,012	-0,012	-0,046	0,086	-0,052	0,011	-0,008	-0,019	0,000	-0,002
16	linalol	0,004	-0,001	0,000	-0,001	0,001	0,000	0,000	0,000	0,000	0,000	0,000	0,000	0,000
17	2-méthylbutyrate de 2-méthylbutyle	0,417	-0,035	0,204	0,028	-0,156	-0,012	0,023	0,064	0,016	-0,014	0,002	-0,006	0,008
18	terpinéol-4	-0,198	-0,054	0,170	0,039	0,119	0,049	0,051	0,124	0,354	0,207	-0,021	0,050	-0,006
19	α-terpinéol	-0,049	0,034	0,001	0,003	0,006	0,001	-0,008	-0,006	0,000	-0,004	-0,001	-0,001	-0,001
20	acétate de linalyle	0,001	0,000	0,000	0,002	0,001	0,000	0,000	0,000	0,000	0,000	0,000	0,000	0,000
21	acétate d'α-terpinyle	-0,024	-0,014	0,016	-0,009	0,001	0,006	0,001	0,001	-0,004	-0,002	-0,002	-0,002	0,000
22	acétate de géranyle	0,010	-0,002	0,000	0,000	0,002	0,002	0,000	0,001	0,000	0,000	0,000	0,000	0,000
23	Méthyleugénol	-0,004	0,003	-0,003	0,001	0,002	-0,005	0,005	0,000	-0,006	0,008	0,000	0,000	0,000
24	(E)-β-caryophyllène	-0,044	0,003	0,010	0,010	0,010	-0,005	0,005	-0,040	-0,025	-0,061	0,006	-0,001	-0,001
25	α-humulène	0,005	0,030	0,253	0,124	0,065	0,017	-0,060	0,025	0,002	0,000	-0,008	0,005	0,001
26	dione #	0,074	-0,008	-0,016	-0,007	-0,012	-0,003	0,009	0,008	-0,002	0,001	0,002	0,001	0,001
27	oxyde de caryophyllène	0,009	0,015	-0,170	-0,209	-0,176	0,030	-0,098	-0,092	0,082	-0,061	-0,051	0,040	0,007

L'ordre d'élution des composés chimiques sont donnés sur colonne apolaire, excepté pour les composés suivis d'un astérisque * : pourcentage sur colonne polaire. ,dione # : 3,3,5,5,8,8-hexaméthyl-7-oxabicyclo[4.3.0] non-1(6)-ene-2,4-dione.

Parallèlement à l'ACP, nous avons mis en œuvre l'algorithme de partition des centres de groupes (k-means) [255]. L'emploi de cet algorithme de partition présente, en particulier, l'avantage de définir d'une manière relativement objective la meilleure partition des échantillons à l'intérieur de plusieurs groupes. Chaque partition effectuée est associée au calcul du critère «pseudo-F-statistic» de Calinski-Harabasz, lequel est maximum lorsque la partition des échantillons est optimale. L'utilisation de l'algorithme de partition K-means sur les mêmes données de pourcentages que celles utilisées précédemment dans l'ACP, a proposé une partition optimale des échantillons en deux groupes (**I et II**) que nous avons symbolisés dans le nuage de points des échantillons.

Bien que les compositions de ces échantillons soient largement dominées par l'α-pinène (27,4-59,2%), deux groupes peuvent être ainsi définis sur la base du pourcentage en α-pinène. Les pourcentages moyens (M) ainsi que les écarts types (ET) des 27 constituantsdans chacun des deux groupes sont présentés dans le tableau 11, et permettent de faire les constatations suivantes:

- Chaque groupe est subdivisé en deux sous groupes.

- Le groupe I (43 échantillons) est subdivisé en deux sous-groupes notés IA et IB, qui se différencient sur la base des pourcentages d'α-pinène et du 1,8-cinéole. Les échantillons du sous groupe IA sont caractérisés par une teneur plus élevée en α-pinène (48,4% ± 4,3) et moindre en 1,8-cinéole (21,8%± 3,1) que ceux du sous groupe IB (α-pinène, 40,4% ± 3,5, 1,8-cinéole, 30,4%± 2,7).

- Le groupe II (12 échantillons) est défini par un taux plus important en linalol (8,5% ± 6,0, IIA et 9,3% ± 0,5, IIB) et en acétate de linalyle (4.6% ± 5.2, IIA et 5,3% ± 1,6, IIB) que le groupe I (linalol, IA, 2,4% ± 1,0; IB, 2,5% ± 0,9; acétate de linalyle, IA, 0,4% ± 0,5; IB, 0.8% ± 0.5). Il est subdivisé en deux sous groupes IIA et IIB qui se distinguent par la teneur du 1,8-cinéole. Le sous-groupe IIA est caractérisé par une teneur plus importante en 1,8-cinéole (16,1% ± 4,6), que le sous-groupe IIB (6,5% ± 0,5). Par contre, le sous-groupe IIB présente une teneur plus importante en limonène (23,9% ± 0,3) que celui du sous-groupe IA (8,4% ± 6,0). Il apparait que la 3,3,5,5,8,8-hexaméthyl-7-oxabicyclo[4.3.0]non-1(6)-ene-2,4-dione, est retrouvée à des teneurs plus élevées dans les échantillons du groupe II (1,9% ± 1,2) que dans les échantillons du groupe I (0,9% ± 0,4).

Tableau 11 : Composition chimique des huiles essentielles de *Myrtus communis* L. d'Algérie

Composés	Ir^a	Ir^p	Group I IA M	IA ET	IB M	IB ET	Group II IIA M	IIA ET	IIB M	IIB ET
isobutyrate d'isobutyle	899	1092	0,3	0,2	0,3	0,4	0,2	0,3	1,5	0,2
α-thujène	924	1027	0,3	0,3	0,3	0,2	0,1	0,1	0,2	0,0
α-pinène	932	1028	48,4	4,3	40,4	3,5	33,2	3,7	32,8	4,4
β-pinène	971	1114	0,4	0,1	0,4	0,1	0,3	0,1	0,1	0,0
Myrcène	985	1163	0,2	0,2	0,2	0,1	0,3	0,2	0,2	0,0
2-méthylbutyrate d'isobutyle	988	1175	0,3	0,1	0,3	0,2	0,1	0,1	tr	-
isobutyrate de 2-methylbutyle	100	1197	0,1	0,0	0,1	0,1	tr	-	tr	-
δ-3-carène	100	1151	0,7	0,4	0,5	0,4	0,3	0,2	0,5	0,0
p-cymène	101	1268	1,3	0,8	1,2	0,7	0,7	0,4	0,7	0,1
limonène*	102	1204	6,5	3,0	6,0	1,2	8,4	6,0	23,9	0,3
1,8-cinéole*	102	1213	21,8	3,1	30,4	2,7	16,1	4,6	6,5	0,5
γ-terpinène	104	1247	0,8	0,4	0,7	0,3	0,5	0,2	0,6	0,1
Terpinolène	107	1285	0,9	0,4	0,7	0,3	0,6	0,2	0,6	0,0
Linalol	108	1544	2,4	1,0	2,5	0,9	8,5	6,0	9,3	0,5
2-méthylbutyrate de 2-méthylbutyle	108	1279	0,2	0,1	0,3	0,2	0,6	0,2	0,5	0,3
terpinène-4-ol	116	1598	0,3	0,1	0,3	0,1	0,3	0,1	0,2	0,0
α-terpinéol	117	1692	0,1	0,5	3,2	0,5	4,0	0,9	1,9	0,1
acétate de linalyle	123	1557	0.4	0,5	0,8	0,5	4,6	5,2	5,3	1,6
acétate d'α-terpinyle	133	1688	0,7	0,5	0,5	0,1	0,5	0,3	0,8	0,6
acétate de géranyle	135	1754	2,5	0,8	3,2	0,8	4,1	1,5	2,5	0,2
Méthyleugénol	136	2008	1,5	0,7	1,1	0,4	3,2	2,5	1,8	0,2
(E)-β-caryophyllène	141	1596	0,9	0,5	1,0	0,5	1,3	1,0	0,3	0,1
α-humulène	145	1668	0,3	0,1	0,3	0,1	0,6	0,4	0,9	0,3
dione#	149	2033	1,1	0,4	0,7	0,2	2,0	1,4	1,7	0,9
oxyde de caryophyllène	156	1976	0,3	0,1	0,4	0,2	0,5	0,2	0,1	0,0
spathulénol	159	2141	0,3	0,2	0,2	0,1	0,6	0,6	0,3	0,1
Total identifiés			**93,0**		**96,0**		**91,6**		**93,2**	
Monoterpènes hydrocarbonés			59,5		50,4		44,4		59,6	
Monoterpènes oxygénés			28,2		40,9		38,1		26,5	
Sesquiterpènes hydrocarbonés			1,2		1,3		1,9		1,2	
Sesquiterpènes oxygénés			0,6		0,6		1,1		0,4	
Phénylpropanoïdes			1,5		1,1		3,2		1,8	
Autres			2,0		1,7		2,9		3,7	

*L'ordre d'élution et les pourcentages sont donnés sur colonne apolaire, excepté pour les composés dont les indices sont suivis d'un astérisque * : pourcentage sur colonne polaire. Ir^a, Ir^p: Indices de rétention sur colonne apolaire et polaire, respectivement; M: valeur moyenne, ET: Ecart type,dione #: 3,3,5,5,8,8-hexamethyl-7-oxabicyclo[4.3.0] non-1(6)-ene-2,4-dione.*

3.2.2.2.3. Relation entre la répartition statistique et la localisation.

Nous avons examiné la corrélation entre la répartition statistique de la composition chimique des échantillons de chaque groupe et l'aire géographique de chaque localité géographique (Tableau 12).

Tableau 12 : Relation entre la répartition statistique et la situation géographique des stations de récolte.

Station	Code	Nom	Ech	n°	IA	IB	IIA	IIB	Total
S1	TD	*Tadmaït*	5	1-5	2	3	0	0	5
S2	N	*Nedroma*	4	6-9	2	0	2	0	4
S3	J	*Jijel*	4	10-13	2	1	1	0	4
S4	B	*Bainem*	4	14-17	3	0	1	0	4
S5	HR	*Hammam*	4	18-21	0	0	4	0	4
S6	MO	*Mouzaia*	4	22-25	0	0	0	4	4
S7	MA	*Mansoura*	3	26-28	1	2	0	0	3
S8	BC	*Bouchegouf*	3	29-31	0	3	0	0	3
S9	BH	*Bouhadjar*	3	32-34	3	0	0	0	3
S10	ME	*Mechroha*	3	35-37	2	1	0	0	3
S11	SA	*Saoula*	3	38-40	3	0	0	0	3
S12	BO	*Bouira*	3	41-43	0	3	0	0	3
S13	SK	*Skikda*	3	44-46	3	0	0	0	3
S14	TZ	*Tazemalt*	3	47-49	0	3	0	0	3
S15	A	*Adekar*	3	50-51	0	3	0	0	3
S16	SE	*Seraidi*	3	52-55	3	0	0	0	3

Nous remarquons que les échantillons des deux groupes sont présents avec diverses proportions dans toutes les stations:

- Les échantillons du groupe I sont distribués dans onze stations. Les échantillons du sous groupe IA sont répartis dans quatre stations, trois d'entres elles sont localisées à l'Est d'Algérie (Bouhadjar, BH; Skikda, SK; Seraidi, SE) et la quatrième est située à l'Est d'Alger (Saoula, SA). Les échantillons du sous groupe IB sont majoritairement répartis dans quatre stations, trois d'entre elles sont localisées dans le centre d'Algérie, à l'Est d'Alger (Bouira, BO; Tazemalt, TZ; Adekar, A) et à l'Est d'Algérie (Bouchegouf, BC).

-      Les échantillons des sous groupes IIA et IIB sont répartis dans deux stations Hammam Righa (HR) et Mouzaia (MO), situées dans le Centre d'Algérie, à l'Ouest d'Alger.

-      Il convient de souligner que les échantillons du groupe I et du groupe II sont retrouvés dans trois stations seulement; localisées du côté Ouest: Nedroma (N), Centre: Bainem (B) et Est: Jijel (J) d'Algérie. On note également que trois stations regroupent les échantillons des sous groupes IA et IB, Tadmaït(T), Mansourah (MA) et Mechroha (ME), localisées à l'Est et au Centre d'Algérie.

La répartition statistique des échantillons étudiés, démontre qu'il n'existe pas de relation entre la composition chimique et le lieu de récolte. La variabilité est donc indépendante des conditions pédoclimatiques de chaque région de récolte. A titre d'exemple, les échantillons appartenant aux deux sous-groupes IA et IIA sont répartis dans des stations localisées à l'est, centre et l'ouest d'Algérie. A titre d'exemple, les échantillons 6, 7 (IA) et 8, 9 (IIA) sont retrouvés dans la région de *Nedroma* (Ouest), les échantillons 14, 17, 16 (IA) et 15 (IIB) sont localisés dans la région de Bainem (Centre). Parallèlement, la station de Jijel (Est) rassemble les échantillons 10, 12 (IA) et 11 (IIA).

Nos résultats montrent que le myrte du Nord-Est algérien décrit dans la première phase de notre étude appartient au groupe IA. La comparaison de nos résultats avec les données de la littérature, révèle que la composition chimique des échantillons du groupe IA est proche de celle reportée pour des huiles essentielles de myrte récolté dans le Centre algérien [199-200]. Cependant, Moghrani *et al.,* ont décrit la composition du myrte du Centre algérien dominée par les composés majoritaires: 1,8-cinéole (15,8%) et limonène (8,7%) avec une teneur plus faible en α-pinène (2,9%) [196].

3.2.2.2.4. Description de la composition chimique des échantillons collectifs testés.

En respectant, la répartition statistique de la variabilité chimique de l'huile essentielle du myrte d'Algérie, nous avons groupé les échantillons 14, 16, 17, 36 et 39 appartenant au groupe I pour constituer l'échantillon MCI,et les échantillons 18, 19, 20,

21 appartenant au groupe II pour constituer l'échantillon MCII. Nous allons décrire la composition chimique des deux échantillons collectifs MCI et MCII, selectionnés pour les tests biologiques.

Les deux échantillons MCI et MCII ont été analysés par CPG, en combinaison avec les indices de rétention (RIs), sur deux colonnes de polarité différente, par CG/SM et par RMN ^{13}C suivant la procédure informatisée développée au laboratoire. La composition chimique est décrite dans le tableau 13. Vingt six composés, représentant respectivement 93,8% et 92,5% de la composition totale, ont été identifiés. Les deux échantillons MCI et MCII sont différenciés sur la base de la teneur en α-pinène, 1,8-cinéole, linalol et en acétate de linalyle. L'échantillon MCI présente une teneur plus importante en α-pinène (50,8% vs 33,6%), et 1,8-cinéole (21,9 vs 13,3%) que l'échantillon MCII. A l'inverse, l'échantillon MCII présente une teneur plus élevée en linalol (14,8% vs 2,7%) et en acétate de linalyle (9,5% vs 0,5%). Les autres monoterpènes présents à des teneurs modérées sont le limonène (4,2 et 4,6%), l'α-terpinéol (3,5 et 4,2%), et l'acétate de géranyle (2,1 et 3,1%). Nous retrouvons l'estragole (0,2 et 1,1%) et le méthyleugénol (1,4 et 1,9%) ainsi que la 3,5,5,8,8-hexaméthyl-7 oxabicyclo[4.3.0] non-1(6)-ene-2,4-dione (1,6 et 1,1%). Nous présentons dans les figures ci-dessous (39, 40, 41 et 42) les spectres RMN du carbone-13 ainsi que les chromatogrammes des échantillons MCI et MCII.

Tableau 13 : Composition chimique de l'huile essentielle de deux échantillons collectifs MCI et MCII

Composés	Ir^a	Ir^p	% ^{MCI}	% ^{MCII}	Identification
isobutyrate d'isobutyle	899	1092	0,4	0,4	IR, SM, RMN ^{13}C
α-thujène	924	1017	0,3	0,2	IR, SM
α-pinène	932	1017	50,8	33,6	IR, SM, RMN ^{13}C
β-pinène	971	1114	0,4	0,2	IR, SM
Myrcène	980	1163	-	0,4	IR, SM
2-méthylbutyrate d'isobutyle	986	1176	0,3	tr	IR, RMN ^{13}C
isobutyrate de 2-methylbutyle	1001	1197	0,1	tr	IR, SM
δ3-carène	1006	1151	0,3	0,3	IR, SM
p-cymène	1012	1272	1,0	0,8	IR, SM, RMN ^{13}C
limonène*	1021	1203	4,2	4,6	IR, SM, RMN ^{13}C
1,8-cinéole*	1021	1212	21,9	13,3	IR, SM, RMN ^{13}C
γ-terpinène	1049	1247	0,2	0,1	IR, SM
Terpinolène	1079	1284	0,4	0,2	IR, SM
Linalol	1084	1544	2,7	14,8	IR, SM, RMN ^{13}C
2-méthylbutyrate de 2-méthylbutyle	1088	1280	0,3	tr	IR, RMN ^{13}C
terpinène-4-ol	1162	1599	0,3	0,2	IR, SM
α-terpinéol	1173	1693	3,5	4,2	IR, SM,RMN ^{13}C
Estragole	1175	1693	0,2	1,1	IR, RMN ^{13}C
acétate de linalyle	1239	1556	0,3	9,5	IR, SM, RMN ^{13}C
acétate d'α- terpinyle	1332	1693	0,2	1,2	IR, SM, RMN ^{13}C
acétate de géranyle	1359	1755	2,1	3,1	IR, SM, RMN ^{13}C
Méthyleugénol	1369	2008	1,4	1,9	IR, SM, RMN ^{13}C
(E)-β-caryophyllène	1418	1596	0,5	0,5	IR, SM, RMN ^{13}C
α-humulène	1451	1668	0,2	0,3	IR, SM
dione $^{\#}$	1492	2033	1,6	1,1	IR, RMN ^{13}C
oxyde de caryophyllène	1570	1977	0,2	0,5	IR, SM
Total identifiés			93,8	92,5	
Monoterpènes hydrocarbonés			57,6	40,4	
Monoterpènes oxygénés			31,0	46,3	
Sesquiterpènes hydrocarbonés			0,7	0,8	
Sesquiterpènes oxygénés			0,2	0,5	
Phénylpropanoïdes			1,6	3,0	
Autres			2,7	1,5	

L'ordre d'élution et les pourcentages sont donnés sur colonne apolaire, excepté pour les composés dont les indices sont suivis d'un astérisque* : pourcentage sur colonne polaire. Ir^a, Ir^p: Indices de rétention sur colonne apolaire et polaire, respectivement. dione $^{\#}$: 3,3,5,5,8,8-hexaméthyl-7-oxabicyclo[4.3.0]non-1(6)-ene-2,4-dione.

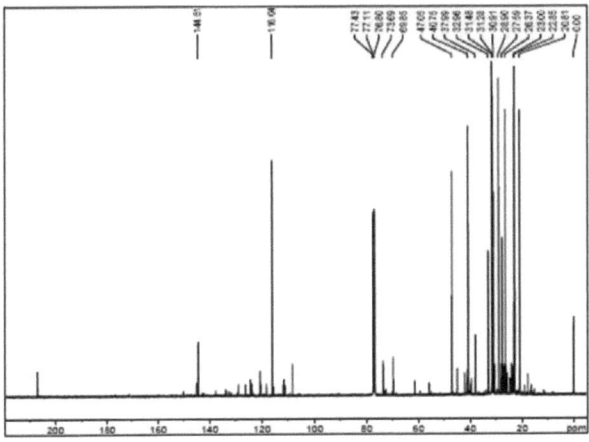

Figure 39 : Spectre RMN du carbone-13 de l'échantillon collectif MCI

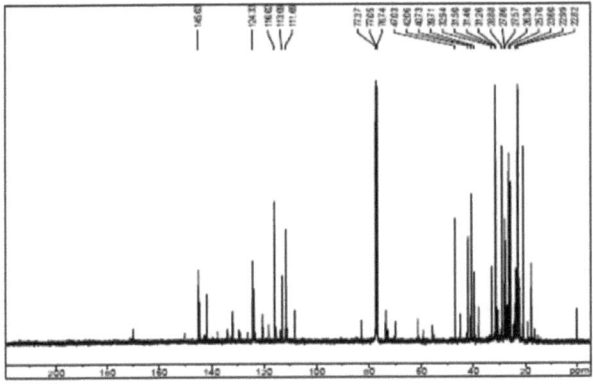

Figure 40 : Spectre RMN carbone-13 de l'échantillon collectif MCII

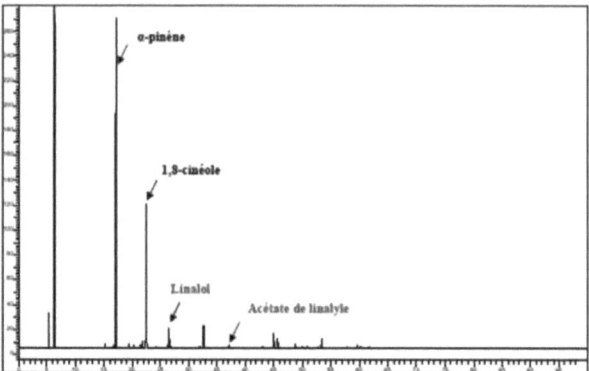

Figure 41 : Chromatogramme de l'échantillon collectif MCI

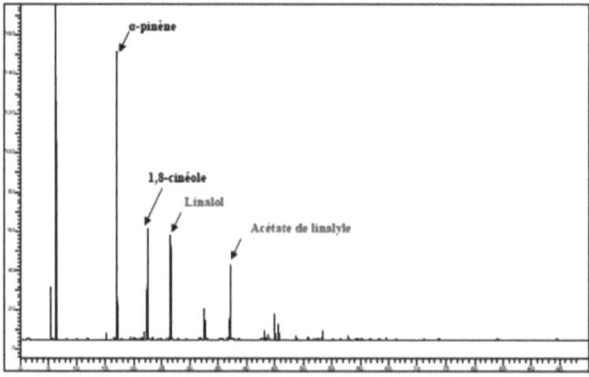

Figure 42 : Chromatogramme de l'échantillon collectif MCII

Les études de la composition chimique de l'huile essentielle de cette espèce au sein de la méditerranée, nous amènent à conclure que le myrte d'Algérie est proche à celui décrit en Tunisie [190-194], en Corse [170-171] et en Sardaigne [172,256]. Une composition analogue est également reportée en Iran [176, 257], en Egypte [258] et dans des îles méditerranéennes comme Chypre [185]. Contrairement, les huiles essentielles du myrte contenant des teneurs appréciables d'acétate de myrtényle ont été reportées au Maroc [169, 177, 187, 189], en Espagne [178], au Portugal [179]; dans le Centre et le Sud d'Italie [214,256], au Montenegro [259], en Croatie [182], en Grèce [180] et en Turquie [183].

Comme nous l'avons précisé, le myrte d'Afrique du Nord est caractérisé par une variabilité chimique basée sur la présence (Maroc) ou l'absence (Algérie, Tunisie) de l'acétate de myrtényle. Nos résultats associés aux données de la littérature prises dans leur globalité, nous amènent à privilégier l'hypothèse que la chaine montagneuse de l'Atlas pourrait être une limite naturelle aux deux chémotypes de myrte, produisant une huile essentielle caractérisée par la présence ou l'absence de l'acétate de myrtényle.

3.2.3. CARACTERISATION CHIMIQUE DE L'HUILE ESSENTIELLE DE *Myrtus nivellei* Batt. & Trab.

3.2.3.1. Analyse détaillée de l'huile essentielle des feuilles de *Myrtus nivellei* Batt. & Trab.

L'analyse par RMN ^{13}C, en combinaison avec la CPG (Ir) de l'huile essentielle de l'échantillon TAS2 présentant le rendement le plus important (2,0%), a permis d'identifier et de quantifier huit composés dont les deux majoritaires : 1,8-cinéole (37,5%), limonène (25,0%). L'α-pinène, l'α-terpinéol, acétate de linalyle, acétate d'α-terpényle et de géranyle présentent des teneurs entre 3 et 5%. Cependant deux composés qui présentent des teneurs de 4,3% et 0,9% et que nous nommerons A et B demeurent non identifiés même après la réalisation d'un couplage CPG/SM. Nous avons donc choisi de procéder à un fractionnement par chromatographie sur colonne de silice de cet échantillon afin de confirmer l'identification de nombreux composés minoritaires et d'essayer d'isoler les composés A et B.

Le fractionnement de l'huile essentielle (m = 1055 g) a été réalisé sur colonne ouverte de silice de granulométrie de 63-200 μm, en utilisant un gradient de solvant pentane/oxyde de diéthyle. La première étape du fractionnement, est illustrée dans la figure 43. Nous avons décrit le fractionnement en détail dans la partie expérimentale. Les fractions F1 et F2 éluées au pentane contiennent les composés hydrocarbonés, tandis que les fractions F3 et F4 éluées avec des mélanges pentane/oxyde de diéthyle: F3 (P/E= 98/2) et F4 (P/E= 100/0) contiennent les composés oxygénés. La composition chimique des quatre fractions de l'huile essentielle de *Myrtus nivellei*, obtenue par combinaison de la CPG (Ir), du couplage CPG/SM et de la RMN ^{13}C est reportée dans le tableau 14.

Tableau 14 : Analyse des fractions F1, F2, F3 et F4 par CPG (Ir), CPG/SM et RMN ^{13}C

Fractions Pentane/oxyde de diéthyle			F1 : 100/0	F2 100/0	F3 98/2	F4 0/100
Masse (mg)			159,4	61,1	500,8	334,4
Composés	Ir^a	Ir^p				
α- thujène	922	1023	0,4	0,0		
α- pinène	932	1022	14,3	0,2		
β-pinène	971	1114	0,8	0,1		
myrcène	981	1163	0,1	0,2		
α- phellandrène	997	1168	0,3	0,2		
δ-3- carène	1006	1151	0,1	0,4		
α-terpinène	1010	1183	0,1	0,3	0,3	
p-cymène	1012	1273	0,4	4,8		
1,8-cinéole *	1022	1213			63,0	
limonène *	1023	1205	78,5	80,6		
(Z)-β-ocimène	1025	1235		0,4		
(E)-β-ocimène	1036	1252	0,2	0,6		
γ-terpinène	1049	1248	1,8	1,7		
terpinolène	1079	1286	0,6	1,1		
linalol	1083	1544				9,4
terpinène-4-ol	1162	1599				2,6
α-terpinéol	1173	1693				29,5
géraniol	1233	1829				1,5
acétate de linalyle	1239	1556			8,8	
acétate d'α- terpinyle	1332	1694			8,2	0,2
acétate de néryle	1341	1724			0,8	
acétate de géranyle	1359	1755			11,2	
(E)-β-caryophyllène	1417	1597	0,5	1,4		
α-humulène	1451	1669		6,8		
composé A	1582	2179				26,8
composé B	1594	2270			0,11	6,5
Total identifiés			98,1	98,8	92,3	43,2
Total non identifiés						33,3

L'ordre d'élution est donné sur colonne apolaire excepté pour ceux avec un astérisque (*), Ir^a et Ir^p : indices de rétention mesurés sur colonne apolaire (BP-1) et polaire (BP-20), tous les constituants sont identifiés par CPG (Ir) et par RMN ^{13}C

- **Etude des fractions hydrocarbonées.**

L'étude du spectre de RMN du ^{13}C des fractions oléfiniques F1 et F2 a permis de y confirmer l'identification des composés hydrocarbonés comme l'α-thujène (0,4%, F1), le δ-3-carène (0,4%, F2), les *(Z)* et *(E)*-ocimènes (0,4 et 0,6%, F2) et le *(E)-β*-caryophyllène (1,4%, F2) et l'α-humulène (6,8%).

- **Etude des fractions oxygénées.**

Le fractionnement de l'huile essentielle de *M. nivellei* nous a permis de confirmer la présence de monoterpènes oxygénés comme le terpinène-4-ol (2,6%, F4), le géraniol (1,5%, F4), l'acétate de néryle (0,8%, F3). Cependant, nous constatons que la fraction oxygénée F4 présente les deux composés non identifiés à des teneurs importantes : A (26,5%) et B (6,5%). Nous retrouvons le même rapport entre ces deux composés que dans l'huile essentielle soit environ 4/1. Ces produits sont absents dans les bibliothèques de spectres de référence (bibliothèque Terpènes du laboratoire et bibliothèque littérature). Les valeurs des indices de rétention sur colonne apolaire et polaire respectives apol/pol =1582/2179 (composé A) et 1594/2270 (composé B) ; indiquent que ces composés sont probablement oxygénés et sesquiterpéniques (15 carbones). Nous présentons en annexe le spectre RMN du carbone-13 ainsi que le chromatogramme de la fraction F4, enrichie en produits inconnus.

Afin d'identifier ces deux composés, la fraction F4 a été de nouveau soumise à une chromatographie sur colonne avec de la silice avec une granulométrie de 35-70 µm. Dans le cadre de la collaboration scientifique avec l'équipe chimie et biomasse, l'élucidation structurale a été menée avec Me Ophélie Bazzali, pour ce qui concerne les études structurales par RMN 1D et 2D. Pour ces raisons, nous décrirons de manière succincte l'analyse structurale, plus amplement décrite dans l'article paru dans Journal of Ethnopharmacology, 2013, 49, 613–620 représenté en annexe [260].

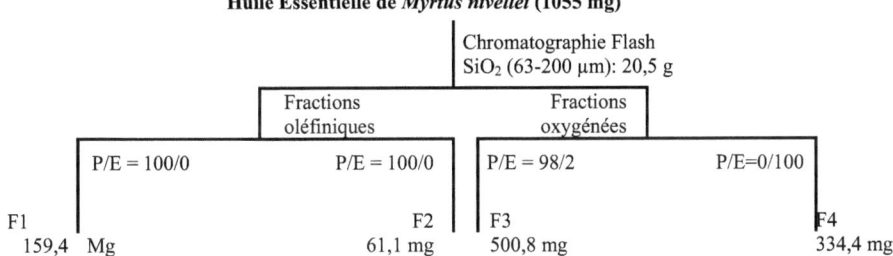

Figure 43 : Schéma général du fractionnement de l'huile essentielle de *Myrtus nivellei*.

Composé A : L'analyse par GC-TOF-MS, indique que le composé A a une masse moléculaire de 268,1684 g.mol $^{-1}$ correspond à la formule de $C_{15}H_{24}O_4$ (calc =268,1668 g.mol[1]), qui est en accord avec les données fournies dans les spectres RMN ^1H, ^{13}C et DEPT (Tableau 15, Figure 44-A). L'exploitation des spectres RMN 2D et en particulier les couplages scalaires hétéronucléaires permettent de déduire que le composé A est : 1-hydroxy-1-(3-méthylbutoxy)-2-acétoxy-3,5,5-triméthyl-3-cyclopentène.

Composé B : L'analyse par GC-TOF-MS du composé B indique une masse moléculaire de m/z =266,1552 g.mol $^{-1}$ présentant une formule brute de $C_{15}H_{22}O_4$ (calc = 266,1512 g.mol $^{-1}$), qui est en accord avec les données fournies dans les spectres RMN ^1H et ^{13}C et DEPT (Tableau 15, Figure 44-B). La formule du composé B diffère de celle de A par la perte de deux atomes d'hydrogène. L'examen de spectre de RMN ^{13}C, montre que d'une part le composé B possède une double liaison supplémentaire, et que d'autre part, les valeurs de déplacements chimiques proches à ceux du composé A, et suggère que ces molécules inconnues possèdent le même squelette cyclopentanique. L'exploitation des spectres RMN 2D et en particulier les couplages scalaires hétéronucléaires permettent de déduire que le composé B est le 1-hydroxy-1-(3-méthyl-

2-buténoxy)-2-acétoxy-3,5,5-triméthyl-3-cyclopentène. Les sepctres de masse et de carbone-13 des deux composés A et B sont présentés en annexe.

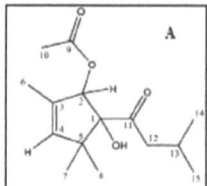 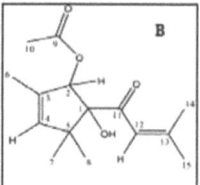

Figure 44 : Structure des composés A et B

A : 1-hydroxy-1-(3-méthylbutoxy)-2-acétoxy-3,5,5-triméthyl-3-cyclopentène
B : 1-hydroxy-1-(3-méthyl-2-buténoxy)-2-acétoxy-3,5,5-triméthyl-3-cyclopentène

Tableau 15 : Déplacements chimiques des carbones des composés A et B

	Composé A			Composé B	
C	δ (^{13}C)	DEPT	C	δ (^{13}C)	DEPT
C1	81,15	C	C1	79,48	C
C2	77,26	CH	C2	77,90	CH
C3	131,34	C	C3	130,87	C
C4	130,07	CH	C4	130,54	CH
C5	44,32	C	C5	45,02	C
C6	18,59	CH$_3$	C6	18,64	CH$_3$
C7	27,17	CH$_3$	C7	27,92	CH$_3$
C8	26,72	CH$_3$	C8	25,99	CH$_3$
C9	170,43	C	C9	170,73	C
C10	20,94	CH$_3$	C10	20,99	CH$_3$
C11	215,46	C	C11	211,80	C
C12	39,33	CH$_2$	C12	120,41	CH
C13	24,26	CH	C13	141,98	C
C14	24,03	CH$_3$	C14	18,56	CH$_3$
C15	24,45	CH$_3$	C15	26,89	CH$_3$

L'analyse par la CPG (Ir) le couplage CPG/SM et la RMN ^{13}C de l'échantillon d'huile essentielle TAS2 a permis d'identifier au total 26 composés représentant 94,7% de la composition chimique totale. Cette composition (Tableau 16) est dominée par le 1,8-cinéole (37,5%) et le limonène (25,0%). En plus, plusieurs composés oxygénés sont présents à des teneurs appréciables : acétate de géranyle (5,1%), α-terpinéol (5,0%), acétate de linalyle (4,2%), acétate d'α-terpinyle (3,8%) et linalol (1,7%). Les deux composés A et B présentant le squelette isoamylcyclopentane ont été identifiés pour la première fois dans une huile essentielle et présentent des teneurs respectives de 4,3% et 0,9%.

Tableau 16 : Composition chimique de l'huile essentielle de *Myrtus nivellei* Batt. & Trab.

	Components	Ir^{alitt}	Ir^a	Ir^p	%	Identification
1	α-thujène	932	923	1013	tr	Ir, SM, RMN ^{13}C
2	α-pinène	936	930	996	3,2	Ir, SM, RMN ^{13}C
3	β-pinène	978	971	1114	0,2	Ir, SM, RMN ^{13}C
4	Myrcène	987	981	1163	0,2	Ir, SM
5	α-phellandrène	1002	997	1168	0,1	Ir, SM, RMN ^{13}C
6	δ-3-carène	1010	1005	1151	0,1	Ir, SM, RMN ^{13}C
7	α-terpinène	1013	1009	1183	0,1	Ir, SM, RMN ^{13}C
8	p-cymène	1015	1011	1273	0,6	Ir, SM, RMN ^{13}C
9	1,8-cinéole*	1024	1020	1213	37,5	Ir, SM, RMN ^{13}C
10	limonène*	1025	1021	1204	25,0	Ir, SM, RMN ^{13}C
11	(Z)-β-ocimène	1029	1025	1235	0,1	Ir, RMN ^{13}C
12	(E)-β-ocimène	1041	1036	1252	0,2	Ir, SM, RMN ^{13}C
13	γ-terpinène	1051	1048	1248	0,6	Ir, SM, RMN ^{13}C
14	Terpinolène	1082	1079	1285	0,2	Ir, SM, RMN ^{13}C
15	Linalol	1086	1082	1544	1,7	Ir, SM, RMN ^{13}C
16	terpinène-4-ol	1164	1161	1600	0,5	Ir, SM, RMN ^{13}C
17	α-terpinéol	1175	1172	1693	5,0	Ir, SM, RMN ^{13}C
18	Géraniol	1235	1233	1829	0,1	Ir, RMN ^{13}C
19	acétate de linalyle	1239	1239	1556	4,2	Ir, SM, RMN ^{13}C
20	acétate d'α-terpinyle	1335	1332	1694	3,8	Ir, SM, RMN ^{13}C
21	acétate de néryle	1342	1341	1725	0,4	Ir, SM, RMN ^{13}C
22	acétate de géranyle	1362	1359	1755	5,1	Ir, SM, RMN ^{13}C
23	(E)-β-caryophyllène	1421	1417	1596	0,2	Ir, SM, RMN ^{13}C
24	α-humulène	1455	1451	1665	0,4	Ir, RMN ^{13}C
25	composé A	#	1582	2179	4,3	SM, RMN †
26	composé B	#	1594	2270	0,9	SM, RMN †
	Total				94,7	

Ordre d'élution et pourcentages des composés individuels estimés sur colonne apolaire (BP-1), excepté pour ceux avec un astérisque (*), pourcentages sur colonne polaire (BP-20) Ir^{alitt} : Indices de rétention apolaire de la littérature (Terpenoids Library), # non fournis, † Identification RMN1D et 2D.

3.2.3.2. Etude de la variabilité chimique de l'huile essentielle de *Myrtus nivellei* Batt. &Trab.

Dans le but de mettre en évidence une variabilité ou une homogénéité de la composition chimique de l'huile essentielle de *M. nivellei*, nous avons étudié la composition chimique de dix échantillons préparés à partir des parties aériennes de cette plante poussant dans deux stations dans le Sahara Central. Les stations sont situées dans la région de Djanet du massif du Tassili N'Ajjer, et Tamanrasset dans le massif du Hoggar (Figure 45). Les échantillons provenant du Tassili des N'Ajjers (TAS, 1,4-2,0 %, m/m) ont fourni un rendement deux fois plus important que celui de la région de Tamanrasset (TAM, 0,5-0,9 %, m/m).

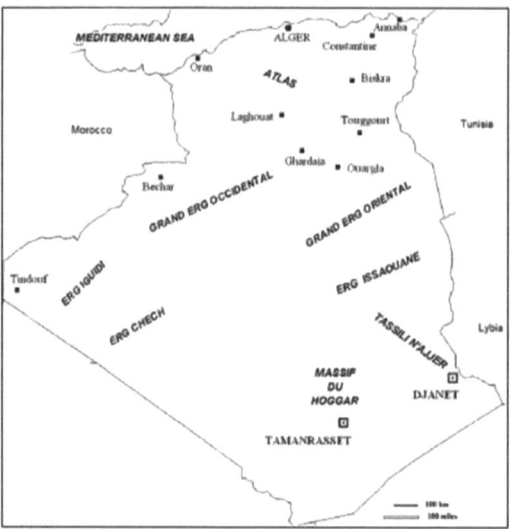

Figure 45 : Stations de récolte de *Myrtus nivellei* dans le Sahara Central.

Les échantillons de l'huile essentielle des feuilles de *M. nivellei* ont été analysés par GC(Ir) et RMN [13]C. Au total, sur l'ensemble des échantillons, 26 constituants ont été identifiés et représentent de 89,0 % à 95,5% de la composition totale. L'identification par RMN ^{13}C, a été réalisée en tenant compte des paramètres habituels à savoir, le nombre de pics observés par rapport au nombre de pics attendus, le contrôle des variations chimiques, de chacun des carbones da chaque composé, et enfin le nombre de superposition. Nous avons regroupé dans le tableau 17, les constituants dont la teneur est au moins une fois supérieure à 0,1%.

Tableau 17 : Composition chimique de dix échantillons d'huiles essentielles de *Myrtus nivellei* provenant de deux stations du Sahara Central

Composé/Echantillon	Ir^{a}	Ir^{p}	TAS 1-5					M	ET	Min	Max	TAM 1-5					M	ET	Min	Max
α- thujène	922	996	0,2	0,2	Tr	Tr	0,1	0,2	0,1	0,1	0,2	0,1	0,1	0,1	0,1	0,1	0,1	0,0	0,1	0,1
α-pinène	929	996	2,9	3,2	2,9	3,1	3,3	3,1	0,2	2,9	3,3	3,6	5,8	5,0	5,2	5,2	5,2	1,0	3,6	6,3
β-pinène	970	1114	0,3	0,2	0,3	0,1	0,2	0,2	0,1	0,1	0,3	0,2	0,1	0,1	0,1	0,3	0,1	0,1	tr	0,2
Myrcène	979	1162	0,1	0,1	0,2	0,2	0,1	0,1	0,0	0,1	0,2	0,8	0,3	tr	0,1	0,3	0,3	0,3	0,1	0,8
α- phellandrène	996	1168	0,1	0,1	0,1	0,1	0,0	0,1	0,0	0,0	0,1	0,1	0,1	0,1	0,1	0,1	0,1	0,0	0,1	0,1
δ-3-carène	1005	1151	0,1	0,1	0,1	0,1	0,1	0,1	0,0	0,1	0,1	0,1	0,1	0,1	0,1	0,1	0,1	0,0	0,1	0,1
α- terpinène	1009	1183	0,1	0,1	0,1	0,1	0,1	0,1	0,0	0,1	0,1	0,1	0,1	0,1	0,1	0,1	0,1	0,0	0,1	0,1
p- cymène	1011	1273	0,7	0,6	0,7	0,6	0,6	0,6	0,1	0,6	0,7	0,9	0,9	0,9	0,9	0,9	0,9	0,0	0,9	0,9
1,8-cinéole*	1022	1205	50,4	37,5	47,6	36,6	47,3	43,9	6,4	36,6	50,4	39,8	33,6	40,7	43,3	37,7	39,0	3,6	33,6	43,3
limonène*	1024	1234	17,5	25,0	17,5	24,0	18,5	20,5	3,7	17,5	25,0	20,6	18,8	21,9	18,6	19,7	19,9	1,4	18,6	20,6
(Z)-β ocimène	1035	1252	0,1	0,1	0,1	0,1	0,1	0,1	0,0	0,1	0,1	tr	0,1	0,1	0,1	0,0	0,1	0,1	tr	0,1
(E)-β ocimène	1022	1213	0,2	0,1	0,2	0,1	0,1	0,1	0,1	0,1	0,2	0,1	0,1	0,1	0,1	0,0	0,1	0,0	0,1	0,1
γ-terpinène	1048	1247	0,0	0,6	0,2	0,6	0,5	0,4	0,3	0,0	0,6	0,1	0,1	0,2	0,2	0,0	0,1	0,1	0,0	0,2
Terpinolène	1079	1286	0,5	0,2	0,2	0,2	0,2	0,3	0,1	0,2	0,5	0,1	0,1	0,2	0,2	0,1	0,1	0,1	0,1	0,2
Linalol	1083	1544	0,7	1,7	0,7	1,7	0,9	1,1	0,5	0,7	1,7	0,8	0,9	1,0	0,9	0,6	0,8	0,2	0,6	1,0
terpinène-4-ol	1161	1599	0,6	0,5	0,6	0,5	0,6	0,6	0,1	0,5	0,6	0,3	0,3	0,3	0,3	0,3	0,3	0,0	0,3	0,3
α-terpinéol	1172	1693	3,6	5,0	3,5	5,2	4,6	4,4	0,8	3,5	5,2	5,5	4,7	4,9	4,9	4,7	4,9	0,3	4,7	5,5
Géraniol	1233	1827	0,0	0,1	0,2	0,1	0,1	0,1	0,1	0,0	0,1	tr	tr	tr	tr	tr	tr		tr	tr
acétate de linalyle	1239	1556	1,7	4,2	1,7	4,2	2,1	2,7	1,3	1,7	4,2	1,5	1,5	1,5	1,6	1,7	1,6	0,3	1,5	2,1
acétate d'α-terpényle	1332	1694	7,3	3,8	7,8	6,3	5,8	6,2	2,0	3,6	7,8	3,6	4,7	4,8	4,1	3,8	4,0	0,4	3,6	4,1
acétate de néryle	1341	1724	0,3	0,2	0,2	0,2	0,2	0,2	0,0	0,2	0,3	0,2	0,2	0,2	0,2	0,2	0,2	0,0	0,2	0,2
acétate de géranyle	1359	1755	5,0	5,1	5,3	5,1	5,0	5,1	0,1	5,0	5,3	3,3	4,1	3,5	3,7	3,2	3,6	0,4	3,2	4,1
(E)-β caryophyllène	1418	1596	0,2	0,2	0,2	0,2	0,2	0,2	0,0	0,2	0,2	0,4	0,6	0,5	0,4	0,5	0,5	0,1	0,4	0,6
α-humulène	1450	1668	0,3	0,4	0,4	0,5	0,4	0,4	0,1	0,3	0,5	1,3	1,0	0,8	1,1	0,8	1,0	0,2	0,8	1,3
Composé A	1579	2179	2,4	4,3	2,8	4,5	3,1	3,4	0,9	2,4	4,5	6,2	9,8	4,8	5,4	7,1	6,7	2,0	4,8	7,1
Composé B	1592	2270	0,4	0,9	0,4	0,9	0,6	0,6	0,3	0,4	0,9	1,5	2,1	1,0	1,3	1,5	1,5	0,4	1,0	2,1
Total Identifiés			95,5	94,5	94,5	92,6	95,5					92,8	89,4	92,9	92,6	89,0				

L'ordre d'élution est donné sur colonne apolaire excepté pour ceux avec un astérisque (*), Ir^{a} et Ir^{p} : indices de rétention mesurés sur colonne apolaire (BP-1) et polaire (BP-20), TAS 1-5: échantillons récoltés provenant de Tassili des N'Ajjers, TAM 1-5: échantillons provenant de Tamanrasset, M : moyenne, ET : Ecart type, Min : minimum, Max : maximum.

La composition des dix échantillons est quantitativement et qualitativement très proche. Cette composition est dominée par le 1,8-cinéole qui peut atteindre des teneurs proches de 50% (50,4%, TAS1), et par le limonène dont la teneur est environ deus fois moins importante (25,0%, TAS1). Nous notons que la teneur du 1,8-cinéole est sensiblement supérieure dans les échantillons provenant du Tassili (TAS), comparativement à celle des échantillons du Hoggar (TAM). Nous notons également la présence des esters avec des valeurs légèrement supérieures dans les échantillons du Tassili (13,1 à 15,2%) par rapport à celles de Tamanrasset (8,6 à 11,1%). Ces esters sont dominés par l'acétate de géranyle avec des valeurs de moyennes respectives mesurées de 5,1%±0,1 dans les échantillons du Tassili *vs* 3,6 ±0,4% pour les échantillons de Tamanrasset.

Nous constatons que les deux molécules (A et B) identifieés et décrites dans l'échantillon TAS2, jamais signalées dans la nature, sont présentes dans les dix échantillons d'huile essentielle de *M. nivellei* et contribuent à l'originalité de cette composition chimique d'huile essentielle. Ces composés présentent une teneur moyenne plus importante dans les échantillons d'huile essentielle provenant de Tamanrasset : 6,7% (composé A) et 1,5% (composé B) *vs.* Tassili 3,4% (composé A) et 0,6% (composé B).

Compte tenu de ces résultats, la composition chimique de l'huile essentielle de *M. nivellei* diffère de celle de *M. communis* poussant dans le Nord de l'Algérie qui est caractérisée par une teneur plus importante en α-pinène [261, 262]. De plus, l'huile essentielle de *M. nivellei* diffère également des huiles essentielles isolées de *M. communis* poussant dans le bassin méditerranéen et dans les iles [171]. Nous notons, qu'à ce jour les nouveaux composés A et B pourraient être considérés comme des marqueurs spécifiques de l'espèce *M. nivellei* Batt. & Trab.

3.3. RESULTATS ETHNOBOTANIQUES.

Dans le but de la valorisation du myrte utilisé en médecine traditionnelle, nous avons réalisé l'étude ethnobotanique en deux temps. Tout d'abord, une première étude a été effectuée auprès de (18) tradipraticiens de la région de Souk Ahras, pour mettre en évidence de façon générale l'importance de la phytothérapie. Ensuite, pour avoir une vision globale de l'utilisation traditionnelle du myrte, une deuxième enquête a été réalisée auprès de (300) personnes originaire du secteur Nord-Est incluant cinq stations : El Kala, El Tarf, Annaba, Guelma, Souk Ahras et Skikda.

3.3.1. ENQUETE ETHNOBOTANIQUE DANS LA REGION DE SOUK AHRAS.

Au total, 35 familles de plantes ont été enregistrées. Les familles de plantes les plus représentées sont les *Lamiaceae* (9 espèces), les *Apiaceae* (6 espèces), les *Brassicaceae* (5 espèces), les *Liliaceae* (3 espèces), les *Cupressaceae* (2 espèces), et les *Myrtaceae* (2 espèces). Le tableau 18 montre 57 espèces végétales utilisées comme traitement traditionnel dans la région de Souk Ahras. Les résultats de l'enquête ethnobotanique, ont permis de répertorier 28 espèces végétales (49,12%) connues pour leurs propriétés hypoglycémiantes, et 15 espèces (26,31%) décrites comme hypotensives. Les parties utilisées sont par ordre d'importance, exprimées en pourcentage d'observation sont les feuilles (54,40%), les fleurs (29,80%), les graines (21,05%), les fruits (14,30%), le bulbe (3,50%), les racines (8,77%), etle rhizome (1,75%). Les modes de traitement traditionnel les plus utilisés sont : la décoction (47%), et l'infusion (40%). La macération n'excède pas 13%.

Au regard de ces résultats, il convient de souligner que la médecine traditionnelle est fortement influencé par l'islamization du pays. En effet, certaines espèces médicinales sont tirées directement des manuscrits religieux particulièrement pour *Olea europea* L., *Nigella sativa* L., et *Myrtus communis* L. [263]. A titre d'exemple, le myrte est mentionné dans le Coran sous le nom arabe de *«Rihane»* comme un arbuste du paradis. Il apparait donc qu'une importance particulière doit être portée à l'espèce phare de notre étude *Myrtus communis* L. Ces résultats préliminaires ont permis de révéler les proprités hypoglycémiantes et anti-inflammatoire du myrte. Nous avons poursuivi l'étude éthnobotanique dans un secteur plus large afin de répertorier de façon spécifique toutes les formes d'utilisation traditionnelle de *Myrtus communis* L.

Tableau 18 : Liste des espèces végétales utilisées en médecine traditionnelle dans la région de Souk Ahras.

Famille	Nom scientifique	Nom local	Partie utilisée	Indications thérapeutiques
Anacardiaceae	*Pistacia lentiscus* L.	*Dhrou*	LF	expectorant
			FR	cicatrisant blessures et brulures
			RS : Mastic	irritations, ulcères d'estomac
Apiaceae	*Ammi visnaga* Lam.	*Khella*	SE	lithiases et coliques néphrétiques sédative
	Ptychotis verticillata Duby	*Ninkha*	AP	hypoglycémiant hypotensive
	Coriandrum sativum L.	*Kosbar*	LF	carminative
			SE	antispasmodic
	Apium graveolens L.	*Krafs*	RO, SE, LF	antispasmodic carminative diurétique
	Pimpinella anisum L.	*Habet h'lawa*	SE, LF	carminative antispasmodique stomachique
	Petroselinum sativum L.	*Maddanous*	LF, RO, SE	diurétique hypotensive
Apocynaceae	*Nerium oleander* L.	*Defla*	LF	cardiotonique
Apparaceae	*Capparis spinosa* L.	*Kebbar*	FR,SE	hypoglycémiant,diurétique
			LF	diurétique
Borraginaceae	*Borrago officinalis* L.	*Boukhrich*	FL	sudorifique hypotensive

	Artemisia absinthium L.	*Chadjaret Merièm*	LF	hypoglycémiant
	Artemisia herba alba Asso.	*Chih*	LF, FL	hypoglycémiant
Brassicaceae	*Centaurea benedicta* L.	*Khirriya, Chouk el-djamel*	PL	hypoglycémiant
	Cynara scolymus L.	*Quarnoun*	LF	hypoglycémiant, dépurative
	Lepidium sativum L.	*Habb errachad*	SE	hypoglycémiant
Cucurbitaceae	*Citrullus colocynthis* (L.)Schrad.	*Handal*	FR	hypoglycémiant
Cupressaceae	*Juniperus phoenicea* L.	*Aâr-âar*	LF	hypoglycémiant
			LF	diurétique
	Tetraclinis articulata Mast.	*Aâr-âar*	FR	antirhumatismale , antiseptique
			LF	hypoglycémiant, hypotensive
			SE	hypoglycémiant
Ericaceae	*Arbutus unedo* L.	*Lenj*	LF	hypoglycémiant, hypotensive
			RT	anti-inflammatoire, anti diarrhéique
Euphorbiaceae	*Ricinus communis* L.	*Kharowâ*	LF	purgative
			SE	laxative
Fumariaceae	*Fumaria officinalis* L.	*Soltan el bougoul*	AP	hypotensive, diurétique
Globulariaceae	*Globularia alypum* L.	*Tasselgha*	LF, FL	purgative, dépurative
				hypoglycémiant
Gramineae	*Hordeum vulgare* L.	*Chair*	SE	diurétique
				hypoglycémiant
Hypericaceae	*Hypericum perforatum* L.	*Mesmoun*	FL	cicatrisant des blessures
				tonique
Lauraceae	*Laurus nobilis* L.	*Rand*	LF	antiseptique
				hypoglycémiant

Liliaceae	Allium cepa L.	Bsel	BL	hypotensive
				hypoglycémiant
	Allium sativum L.	Thoum	BL	hypotensive
	Tanacetum parthenium Sch. Bip.	Baboundj	FL, LF	antinflammatoire
				antispasmodique
Lamiaceae	Marrubium vulgare L.	Marriouret	FL	hypoglycémiant
	Mentha viridis L.	Nânâ	LF	diurétique
	Origanum vulgare L.	Zaatar	FL	stomachique
	Thymus vulgaris L.	Zaitra	LF	antiseptique
				antisudorale
	Salvia officinalis L.	Souak en'nbi	LF, FL	antispasmodique
				hypoglycémiant
				analgésique
	Mentha piperita L.	Nânâ har	AP	carminative
				antispasmodique
				hypoglycémiant
	Rosmarinus officinalis L.	Klil	FL, LF	diurétique
				stimulant
	Ajuga iva (L.)Schreb.	Chendgoura	FL, LF	diurétique
	Origanum majorana L.	Mardgouch	FL	hypoglycémiant
				stomachique
Loranthaceae	Viscum album L.	Loussiq	LF	hypotensive

Malvaceae	Malva sylvestrisL.	Khoubeiza	FL, LF	laxative
Moraceae	Morus nigra L.	Toute	LF	hypoglycémiant
			SE	laxative
				diurétique
Myrtaceae	Eucalyptus globulus Labill.	Kalitus	LF, FL	hypoglycémiant, hypotensive
	Myrtus communis L.	**Raihan**	**LF, FR**	**hypoglycémiant**
				anti-inflammatoire
Oleaceae	Olea europea L.	Zaitoun	LF, FR	hypoglycémiant
				hypotensive
Papaveraceae	Papaver rhoeas L.	Bbenaâman	FL	émolliente
Papilionaceae	Trigonella foenum graecumL.	Halba	SE	hypoglycémiant
Polygonaceae	Rumex patientia L.	Houmeida	RT	laxative
Ranunculaceae	Nigella sativa L.	Sanouj	SE	hypoglycémiant, hypotensive
Rhamnaceae	Zizyphus lotus (L.) Lamk	Sadra	LE	hypoglycémiant, infections urinaires
Rosaceae	Rosa canina L.	Nesrine	LF, FL	calmantes (en cas de palpitations)
			FR	astringent, anti diarrhéique
	Crataegus oxyacanta L.	Boumkherri	LF, FR, FL	antispasmodique
				hypotensive
Rutaceae	Ruta graveolens L.	Fidjel	AP	emménagogue
				antihelminthique
Tiliaceae	Tilia cordata L.	Zaizafoun	FL	antispasmodique
				sédative
Urticaceae	Urtica dioica L.	Horaigua	LF	hypoglycémiant

Valerianaceae	*Valeriana tuberosa* L.	*Soumboul*	RT	hypotensive
Verbenaceae	*Verbena officinalis* L.	*Louiza*	AP	antispasmodique anti-inflammatoire
Zingiberaceae	*Zingiber officinale* L.	*Zanjabil*	RH	tonique analgésique
Zygophyllaceae	*Zygophyllum Cornutum* Coss.	*Bougriba*	AP	hypoglycémiant

AP: parties aériennes, **BL:** bulbe, **FL:** fleurs, **FR:** fruits, **LF:** feuilles, **PL:** plante entière, **RH:** rhizome, **RS:** résine, **RT:**racine, **SE:** graines.

3.3.2. UTILISATION TRADITIONNELLE DE *Myrtus communis* L. DANS LE NORD-EST D'ALGERIE.

Afin de connaitre les utilisations traditionnelles du myrte en Algérie, nous avons interrogés 300 personnes dans cinq stations: Annaba, El Kala, El tarf, Souk Ahras et Skikda. Nous nous sommes intéressés à la distribution de six variables, incluant la distribution de l'utilisation du myrte comme traitement traditionnel, le domaine d'utilisation, la partie utilisée, le mode de préparation, la pathologie traitée, et la toxicité. Tout d'abord, nous décrivons les résultats de manière globale dans tout le secteur Nord-Est. Ensuite, nous spécifions la répartition des variables étudiées, pour chaque station, afin de mettre en évidence une variation ou une homogenéité de l'utilisation traditionnelle de *Myrtus communis* L.

-   Les resultats ont montrés que le myrte est une espèce fréquemment utilisée dans les cinq stations avec un pourcentage de 98,88% de l'ensemble des réponses.
-   Le myrte est utilisé principalement par la population du secteur Nord-Est dans le domaine thérapeutique avec un pourcentage de 62,92% des réponses. Il est également répertorié comme une épice utilisée dans le domaine culinaire (15,35%). Nous avons noté que 3,00% des réponses ont montré que le myrte est utiliséen cosmétique. Le diagramme en bandes empilé à 100% (figure 46) illustre la répartition de l'utilisation du myrte pour chaque station. Nous avons observé que le domaine d'utilisation thérapeutique est majoritaire quelque soit la station étudiée.
-   -Nous avons observé que la partie utilisée de la plante est présentée majoritairement par les feuilles avec un pourcentage de 75,68%. Cependant, d'autres parties ont été indiquées : les tiges (16,05%), les fruits (6,88%) et plus rarement les fleurs (1,38%).
    La figure 47 montre que quel soit la station étudiée, la partie utilisée citée, le plus fréquemment est la feuille. Nous notons également que dans les régions de : Annaba, Souk Ahras, et Skikda, seule la feuille est citée.

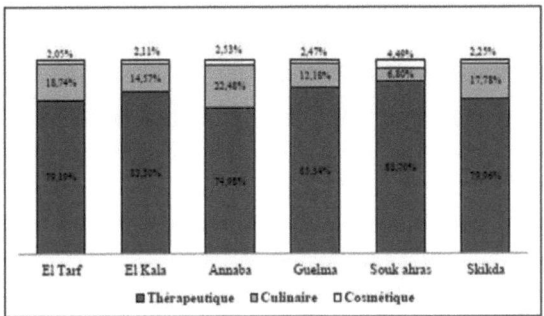

Figure 46 : Domaine d'utilisation du myrte dans chaque station.

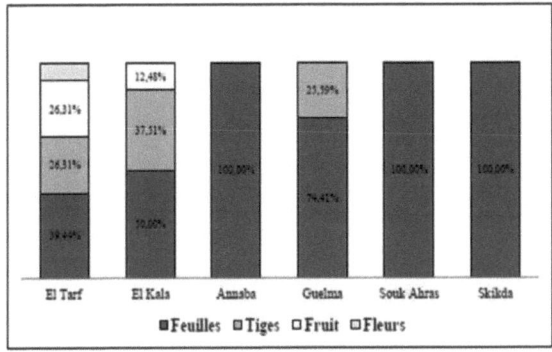

Figure 47 : Partie utilisée du myrte dans chaque station.

- Les résultats ont montrés que le mode de préparation le plus cité est l'infusion avec un pourcentage de réponses de 50,00% ; suivie de la décoction (42,20%). Nous avons également observé que 7,80% des réponses indiquent l'utilisation de la poudre végétale obtenue par broyage des feuilles séches. Nous avons remarqué une différence de la répartition du mode de préparation en fonction de la station étudiée (Figure 48). En effet, la décoction est le mode de préparation dominant dans les régions de El Tarf et El Kala avec des pourcentages respectives de 55,60% et 52,36%. Contrairement, la décoction est citée dans la majorité des réponses dans les régions de : Annaba (83,35%), Guelma (57,16%) et Souk Ahras (51,42%). La région de Skikda n'a pas montré de variation de la forme de préparation, avec des pourcentages très proches éstimés à 52,61% pour la décoction et à 48,38% pour l'infusion.

- Concernant, les pathologies traitées, nous notons une plus forte distribution des réponses comme traitement traditionnel dans les pathologies gastriques (39,45%), l'hypertension artérielle (19,73%), ainsi que les pathologies respiratoires (17,43%). Le myrte est également indiqué dans le traitement du diabète, cité avec un pourcentage de réponse de 16,97%. Nous avons observé que seulement 6,42% des réponses indiquent l'usage de cette espèce comme une drogue anti-inflammatoire indiquée dans le cas de rhumatismes, des otites, et des douleurs articulaires.

- L'observation du diagramme en bandes empilés à 100% (Figure 49), compare la répartition de la pathologie traitée dans chaque station. Les résultats ont montré que le myrte est indiqué principalement dans le traitement des pathologies gastriques, par ordre d'importance suivant : El Tarf (56,49%), Guelma (54,30%), El Kala (45,04%), El Tarf (41,79%), Skikda (25,13%), et Souk Ahras (17,90%). Cependant, le myrte est également cité dans la région de Souk Ahras pour ses propriétés hypotensives (33,35%) et les pathologies respiratoires (30,77%). De plus, la région de Skikda, a montré que le myrte est très utilisé comme un antidiabétique (27,30%) et comme un hypotenseur (25,13%).

- Enfin, les résultats de l'enquête éthnobotanique ont montré que 100% de la population interrogée, indique l'absence de toxicité du myrte dans toutes les stations étudiées.

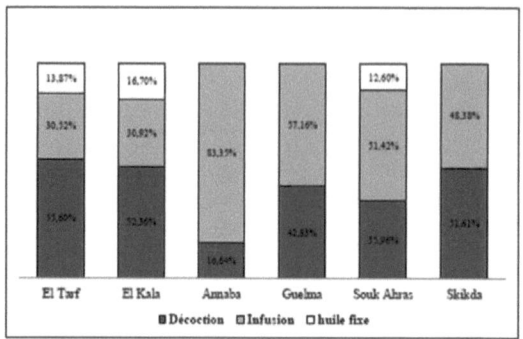

Figure 48 : Mode de préparation du myrte dans chaque station.

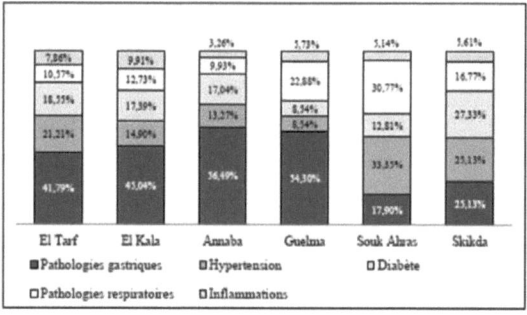

Figure 49 : Pathologies traitéesdans chaque station.

Au terme de cette enquête, nous avons montré l'importance du myrte et de son utilisation traditionnelle dans le secteur Nord-Est.

En Algérie, des études éthnobotaniques ont rapporté également les utilisations traditionnelles de *Myrtus communis* L. En effet, Allali *et al.*, 2008 a indiqué les propriétés hypoglycémiantes de la poudre de graines administrée par voie orale trois fois/jour [264].

De plus, l'effet antihypertenseur des parties aériennes utilisées en décoction ou en infusion a été également rapporté dans la région de M'Sila [265]. La décoction de fleurs a été également décrite pour ses propriétés antidiarrheique [266]. D'autres sources mentionnent l'effet du myrte dans le traitement de l'asthme [267], des maladies respiratoires, infections urinaires, sinusites, otites, diarrhées, et les hémorroides [163].

Il convient de souligner que plusieurs études expérimentales ont confirmé l'effet hypoglycémiant de *Myrtus communis* L. incluant aussi bien l'extrait aqueux [268], que l'huile volatile [269]. Cependant en Algérie, nous notons, l'absence d'étude éthnopharmacologique confirmant, l'effet anti-inflammatoire et antifongique.

3.4. RESULTATS BIOLOGIQUES

3.4.1. CARACTERISATION BIOLOGIQUE DE L'HUILE ESSENTIELLE DE *Myrtus communis* L. D'ALGERIE.

L'objectif de notre travail est l'évaluation du potentiel biologique de l'huile essentielle de *M. communis* poussant en Algérie. Nous nous sommes intéressés à l'activité antifongique, l'activité anti-inflammatoire et la cytotoxicité de celle-ci. Pour cela, nous avons sélectionnés 4 à 5 échantillons de chaque groupe en fonction de leur composition. Ainsi, pour avoir une masse d'huile essentielle suffisante pour chaque test biologique, nous avons utilisé deux échantillons collectifs, MCI et MCII dont la composition chimique a été décrite dans le paragraphe 3.1.2.2.4 relatif à la partie des résultats phytochimique de l'huile essentielle de *Myrtus communis* L. d'Algérie.

3.4.1.2. Détermination de l'activité antifongique.

L'activité antifongique de l'huile essentielle de *Myrtus communis* a été testée sur 16 souches de champignons incluant des levures, des dermatophytes et des Aspergillus. Les concentrations minimales inhibitrices (MIC) et les concentrations minimales fongicides (MFC), sont présentées dans le tableau 19. Les deux échantillons ont montré des degrés variables d'inhibition avec des concentrations minimales inhibitrices de 0,64 à 2,5 µL/mL.

Nous constatons une meilleure inhibition de la croissance de la levure *Cryptococcus neoformans* aussi bien sous l'effet de l'échantillon (MCI) que celui de l'échantillon (MCII) (CMI = 0,64 µL/mL). Nous constatons également que les dermatophytes représentés particulièrement par *Microsporum canis* FF1, *Trichophyton rubrum* CECT 2794 et *Epidermophyton floccosum* FF9 se sont révélés sensibles à l'action de l'huile essentielle de *M. communis* des deux échantillons (CMI 0,64 µL/mL). Au contraire, les quatre autres souches de dermatophytes, et les trois *Aspergillus sp.* testés ont montré une résistance vis-à-vis des échantillons testés, avec des CMI de 1,25 à 5 µL/ mL.

Au regard de ces résultats, l'huile essentielle de *M. communis* a montré un effet antifongique plus prononcé vis-à-vis des dermatophytes et la levure *C. neoformans*, pour les deux échantillons MCI et MCII. Les valeurs des concentrations minimales inhibitrices sont inférieures à celles décrites dans la littérature. En effet, l'huile essentielle du myrte d'Iran (1,8-cinéole 36,1%, α-pinène 22,5%, linalol 8,4%) testé sur 9 souches de Candida et 8 souches d'Aspergillus a montré des CMI(s) qui varient de 8 à 16 µL/mL [209]. De même, un autre échantillon d'huile essentielle de *M. communis* d'Iran (α-pinène 29,1%, limonène 21,5%, 1,8-cinéole 17,9%, linalol 10,4%) est capable de tuer *Candida albicans*, avec une concentration minimale létale évaluée à 4 µL/mL [175]

Tableau 19 : Résultats de l'activité antifongique de l'huile essentielle de *M. communis* L., des échantillons collectifs MCI et MCII sur les levures, les dermatophytes et les Aspergillus.

Souches	MCI		MCI		MCII		Fluconazole		Amphotéricine B	
	CMI†	CMF†	CMI†	CMF†	CMI†	CMF†	CMI††	CMF††	CMI††	CMF††
Candida albicans ATCC 10231	2,5	2,5	2,5	2,5	2,5	2,5	1	>128	N.T	N.T
Candida tropicalis ATCC 13803	2,5	2,5	2,5	2,5	2,5	2,5	4	>128	N.T	N.T
Candida krusei H9	2,5	2,5	2,5	2,5	2,5	2,5	64	64-128	N.T	N.T
Candida guillermondii MAT23	2,5	2,5	1,25	2,5	1,25	1,25	8	8	N.T	N.T
Candida parapsilosis ATCC 90018	2,5	5	2,5	2,5	2,5	5-10	<1	<1	N.T	N.T
Cryptococcus neoformans CECT 1078	0,64	0,64-	0,64	0,64	0,64	0,64	16	128	N.T	N.T
Epidermophyton floccosum FF9	0,64	1,25	0,64	0,64	0,64	0,64	16	16	N.T	N.T
Microsporum canis FF1	0,64	0,64	0,64	0,64	0,64	0,64	128	128	N.T	N.T
Microsporum gypseum CECT 2905	1,25	1,25	1,25	1,25	1,25	1,25	128	>128	N.T	N.T
Trichophyton mentagrophytes FF7	1,25	1,25	1,25	1,25	1,25	1,25	16-32	32-64	N.T	N.T
Trichophyton mentagrophytes var. *interdigitale* CECT 2958	1,25	1,25	1,25	1,25	1,25	1,25	128	≥128	N.T	N.T
Trichophyton rubrum CECT 2794	0,64	0,64	0,64	0,64	0,64	0,64	16	64	N.T	N.T
Trichophyton verrucosum CECT 2992	1,25	1,25	1,25	1,25	1,25	1,25	>128	>128	N.T	N.T
Aspergillus niger ATCC16404	2,5	>10	2,5	>10	>10	>10	N.T	N.T	1-2	4
Aspergillus fumigatus ATCC 46645	2,5	>10	2,5	>10	>10	>10	N.T	N.T	2	4
Aspergillus flavus F44	5	>10	5	5	5	5	N.T	N.T	2	8

Les résultats obtenus après 3 expériences indépendantes, chaque expérience a été répétée en deux fois.
CMI : concentration minimale inhibitrice, MLC : concentration minimale létale
CMI† et CMF† ont été déterminées selon la méthode de la macrodilution et exprimé en µL.mL^{-1}
CMI†† et CMF†† ont été déterminées selon la méthode de la macrodilution et exprimé en µg.mL^{-1}
N.T : Non testé.

3.4.1.3. Effet de l'huile essentielle de myrte sur la production de l'oxyde nitrique induit par le LPS.

Le processus inflammatoire est habituellement régulé par des signaux autant pro que anti-inflammatoires. Les macrophages jouent un rôle essentiel dans l'initiation, le maintien de l'inflammation. Ils peuvent être activés dans le processus inflammatoire par des médiateurs pro inflammatoires, le granulocyte monocyte-colonie (GM-CSF), le TNF-α, les lipopolysaccharides provenant de bactéries, les protéines de la matrice extracellulaire et d'autres médiateurs chimiques [270-271]. Lorsqu'ils sont activés, les macrophages peuvent à leur tour sécréter une panoplie de médiateurs pro ou anti-inflammatoires contribuant ainsi à l'autorégulation du processus inflammatoire. L'un des produits sécrétés par les macrophages activés est le NO [272]. Le NO joue divers rôles dans le processus physiologique et pathologique. En fonction de sa concentration, il peut être impliqué dans la neurotransmission, la régulation des contractions du muscle lisse, la perméabilité vasculaire, ainsi que dans la réponse immunitaire [273]. Le NO est produit par une grande variété de types cellulaires et résulte de l'oxydation de la L-arginine, processus catalysé par l'enzyme nitric oxide synthase (NOS) [274]. Le NO est un puissant agent toxique contre les agents infectieux, et joue un rôle d'immuno modulateur. En effet, le NO a un effet direct sur la modulation de la réponse immunitaire en supprimant la prolifération des lymphocytes T. La production en oxyde nitrique a été démontrée comme un marqueur, du processus de l'inflammation [275].

Nous avons mesuré l'inhibition de la production de l'oxyde nitrique de la lignée cellulaire macrophages Raw 264.7 sous l'action de l'huile essentielle de *M. communis*. Les échantillons MCI et MCII inhibent significativement la production en NO des macrophages (Raw 264.7) stimulés par le Lipopolysaccharide LPS (Tableau 20, Figure 50). Afin de mesurer l'effet des échantillons MCI et MCII, les cellules ont été stimulés avec le LPS, et traitées avec six concentrations d'huile essentielle. La production de NO par rapport au LPS est illustrée dans le tableau 13. Aux concentrations de 0,16 et 0,08 µL/mL l'huile essentielle de *M. communis* réduit de façon significative la production en NO par rapport au contrôle. Cette production est réduite à 63,9% ±2,3 et 84,6% ±2,4 de la production initiale pour l'échantillon MCI et à 51,9% ±0,4 et 76,4% ±1,8 pour l'échantillon MCII. La légère différence observée entre les échantillons MCI et MCII, pourrait s'expliquer par la teneur plus élevée en linalol de l'échantillon MCII. Les données de la littérature ont montré que l'énantiomère pur du (-)-linalol et la forme racémique présentait une réduction de l'œdème chez le rat *in vivo* [276-277].

Tableau 20 : Production des nitrites par les macrophages sous l'effet de l'huile essentielle de *Myrtus communis* L. des échantillons collectifs MCI et MCII.

		% NO			
[concentration]		MCI		M	ET
2,5µL/ mL	15,6	14,4	13,7	14,6	1,0
1,25µL/ mL	17,9	19,2	21,1	19,4	1,6
0,64µL/mL	42,4	38,7	44,0	41,7	2,7
0,32µL/ mL	53,4	55,6	56,7	55,2	1,7
0,16 µL/ mL	65,3	65,1	61,3	63,9	2,3
0,08 µL/mL	82,2	86,9	84,8	84,6	2,4
[concentration]		MCII		M	ET
2,5µL/ mL	14,0	15,6	13,9	14,5	1,0
1,25µL/ mL	21,0	16,6	16,5	18,0	2,6
0,64µL/mL	28,0	27,4	30,4	28,6	1,6
0,32µL/ mL	32,6	33,1	39,0	34,9	3,6
0,16 µL/ mL	52,1	51,5	52,3	51,9	0,4
0,08 µL/mL	78,3	76,3	74,7	76,4	1,8

ECH: Echantillon, concentration de la production de nitrites produite par les macrophages stimulés par le LPS, M : Moyenne, ET : Ecart type.

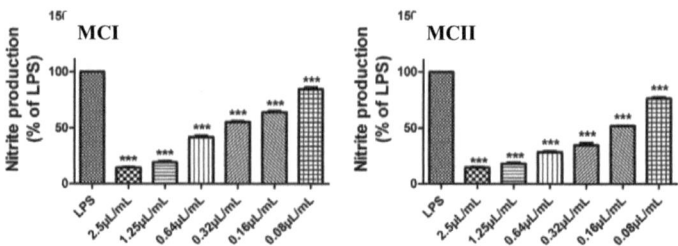

Figure 50 : Effet de l'huile essentielle extraite des parties aériennes de *M. communis* L. sur la production des nitrites par les macrophages.

Les macrophages (0,6×10⁶ cellules) sont maintenues dans le milieu de culture (contrôle), et incubés pour 24h avec une concentration en LPS 1 µg/mL, ou avec LPS en présence de six concentrations de l'huile essentielle (0,08; 0,16; 0,32; 0,64; 1,25 et 2,5 µL/mL). Les résultats sont exprimés, en pourcentage de la production en nitrite par rapport au contrôle. Chaque valeur est présentée moyenne± écart type après trois expériences, chaque expérience est réalisée deux fois (***p<0,01, comparé au LPS).

Ces études confirment l'activité anti-inflammatoire de l'huile essentielle de *M. communis* décrite dans la pharmacopée traditionnelle, comme cela a été montré par l'enquête ethnobotanique que nous avons réalisée dans le Nord-Est algérien [164].

3.4.1.4. Evaluation de la viabilité cellulaire.

Nous avons évalué la cytotoxicité des deux échantillons collectifs MCI et MCII vis-à-vis de deux lignées cellulaires, par le dosage du MTT métabolisé par les macrophages et les kératinocytes.

3.4.1.4.1 Effet de l'huile essentielle de *Myrtus communis* L. sur la viabilité des macrophages.

Les échantillons MCI et MCII des huiles essentielles de *M. communis* ont été testés pour évaluer leur effet cytotoxique vis-à-vis de des macrophages. L'exposition au LPS après 24 h n'a pas d'effet sur la viabilité des cellules macrophages. La figure 51 montre que la viabilité cellulaire des macrophages est réduite par rapport au contrôle à

26,5% ± 1,6 et à 67,2% ± 3,7 pour les concentrations respectives de 2,5 et 1,25 µL/mL de MCI, tandis qu'avec les concentrations de 0,64; 0,32; 0,16 et 0,08 µL/mL, l'huile essentielle MCI n'a pas d'effet cytotoxique sur les macrophages, dont le pourcentage des cellules viables atteint des valeurs respectives de 87,4% ± 1,2, 91,9% ± 1,6, 101,0% ± 1,2 et 103,3% ± 1,1.

Nous constatons que les macrophages sont plus sensibles à l'action de l'huile essentielle MCII, la viabilité cellulaire des macrophages est réduite par rapport au contrôle à 20,4% ± 4,6 pour la concentration de 2,5 µL/mL et à 59,7% ± 6,5 pour la concentration de 1,25 µL/mL. Cependant, pour les concentrations 0,64; 0,32; 0,16 et 0,08 µL/mL, l'huile essentielle ne montre pas d'effet cytotoxique avec des pourcentages en cellules viables estimées à 81,9% ± 0,3, 84,6% ± 1,9, 98,2% ± 1,0 et 102,5% ± 1,9, respectivement.

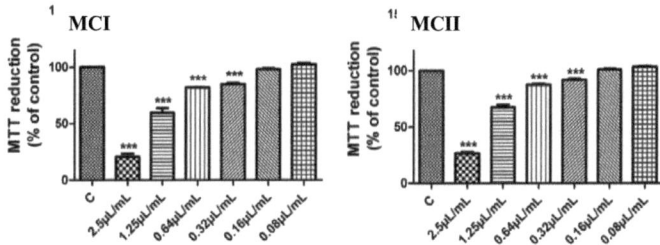

Figure 51 : Effet de l'huile essentielle extraite des parties aériennes de *Myrtus communis* L. sur la viabilité cellulaire des macrophages par l'essai du MTT.

*Les macrophages ($0,6 \times 10^6$ cellules) sont maintenues en culture (contrôle) et incubées avec des concentrations de LPS 1µg/mL LPS, ou avec LPS en présence des six concentrations de l'huile essentielle de (0,08 ; 0,16 ; 0,32 ; 0,64 ; 1,25 et 2,5 µL/mL), pour 24 h. L'essai du MTT a été réalisé et décrit dans la partie expérimentale. Les résultats ont été exprimés avec un pourcentage de la réduction du MTT par le contrôle des cellules maintenues dans le milieu de culture. Chaque valeur est présentée avec moyenne ±écart type à partir de trois expériences, chaque expérience est réalisée deux fois (***p<0,01, comparé par rapport au témoin).*

Au regard de ces résultats sur la cytotoxicité, il apparait que l'huile essentielle de myrte n'affecte pas la viabilité cellulaire des macrophages pour des concentrations inférieures ou égales à 0,64 µL/mL. Cependant, on constate que la cytotoxicité de l'échantillon MCII est légèrement plus élevée que celle de MCI. Il convient de souligner que l'échantillon MCII contient plus de linalol et d'acétate de linalyle que MCI. Prashar *et al.,* ont rapporté la toxicité de ces deux composés sur plusieurs lignées cellulaires humaines (cellules endothéliales et fibroblastes) [278].

3.4.1.4.2 Effet de l'huile essentielle de *Myrtus communis* L. sur la viabilité des kératinocytes.

La figure 52, présente l'effet des huiles essentielles de *M. communis* des deux échantillons MCI et MCII sur les kératinocytes. En effet, pour les concentrations de 2,5 µL/mL les huiles essentielles MCI et MCII réduisent le métabolisme du MTT, comparativement au contrôle, à 32,3% ± 0,4 et 21,2% ± 1,2 respectivement. Cependant, nous constatons que pour les deux échantillons collectifs MCI et MCII, l'incubation des cellules HaCaT avec les concentrations de 1,25; 0,64 et 0,32 µL/mL, n'a pas d'effet cytotoxique sur la viabilité cellulaire, avec des pourcentages en cellule viables estimés à 95,3% ± 0,6 et 99,2% ± 0,5 (1,25 µL/mL), 100,6% ± 0,6 et 100,7% ± 0,3 (0,64 µL/mL), 101,6% ± 0,23 et 101,4% ± 0,2 (0,32 µL/mL). De plus, la viabilité des kératinocytes, n'est pas affectée par l'action des échantillons MCI et MCII à partir des concentrations de 1,25 µl/mL (95,3% ± 0,6, *vs.* 99,2% ± 0,5).

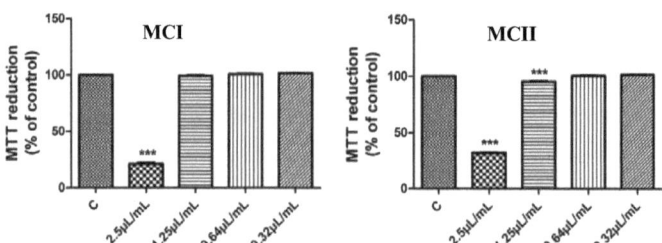

Figure 52 : Effet de l'huile essentielle extraite des parties aériennes de *Myrtus communis* L. sur la viabilité des kératinocytes (Essai du MTT).
Les cellules HaCaT ont été exposées à différentes concentrations de l'huile essentielle (0,32-2,5 µL/mL) après 24 h d'incubation. L'essai du MTT a été réalisé et décrit dans la section expérimentale. Les résultats sont exprimés en pourcentage de la réduction du MTT par rapport au contrôle des cellules maintenues dans le milieu de culture. Chaque valeur est présenté avec des moyennes± écart type à partir de trois expériences, chaque expérience est réalisée en deux fois (***p<0,01, comparé par rapport au témoin).

3.4.2. CARACTERISATION BIOLOGIQUE DE L'HUILE ESSENTIELLE DE *Myrtus nivellei* Batt. &Trab.

3.4.2.1 Détermination de l'activité antifongique.

Les résultats de l'activité antifongique de l'huile essentielle de *Myrtus nivellei* sont présentés dans le tableau 21. Les résultats montrent que l'huile essentielle de *Myrtus nivellei* présente une variabilité de l'inhibition de la croissance des souches testées et a montré une meilleure inhibition vis-à-vis de *Cryptococcus neoformans* avec une MIC et MLC de 0,16 µL/mL et 0,32 µL/mL. *Cryptococcus neoformans* représente l'agent causal des méningo-encéphalites. C'est la forme la plus connue des mycoses chez les patients immunodéprimés et immunocompétents.

De plus, nous avons constaté que cette huile essentielle inhibait la croissance des dermatophytes, particulièrement pour *Microsporum canis, Trichophyton rubrum* et *Epidermophyton floccosum* avec des valeurs de CMIs estimées à 0,64 µL/mL.

Tableau 21 : Activité antifongique (CMI et CMF) de l'huile essentielle de *Myrtus nivellei* sur les levures et les dermatophytes.

Souche	MN		Fluconazole	
	CMI[a]	CMF[a]	CMI[b]	CMF[b]
Candida albicans ATCC 10231	1,25-2,5	1,25-2,5	1	>128
C. tropicalis ATCC 13803	2,5	2,5	4	>128
C. krusei H9	2,5	2,5	64	64-128
C. guillermondii MAT23	1,25-2,5	1,25-2,5	8	8
C. parapsilosis ATCC 90018	2,5	2,5	<1	<1
Cryptococcus neoformans CECT 1078	0,16	0,32	16	128
Epidermophyton floccosum FF9	0,64	0,64	16	16
Microsporum canis FF1	0,64	0,64	128	128
Microsporum gypseum CECT 2905	1,25	1,25	128	>128
Trichophyton mentagrophytes FF7	1,25	1,25	16-32	32-64
T. mentagrophytes var. *interdigitale* CECT 2958	1,25	2,5	128	≥128
T. rubrum CECT 2794	0,64	0,64	16	64
T. verrucosum CECT 2992	1,25	1,25	>128	>128

MN : huile essentielle de *M. nivellei*. Résultats obtenus après 3 expériences indépendantes, chaque expérience est répétée deux fois, CMI[a] and CMF[a] ont été déterminés par la méthode de macrodilution et exprimés en µL/mL (V/V), CMI[b] and CMF[b] ont été déterminés par la méthode de macrodilution et exprimés en µg/mL (W/V).

3.4.2.2 Effet de l'huile essentielle de *Myrtus nivellei* Batt. & Trab. sur la production de l'oxyde nitrique induit par le LPS.

Nous avons mesuré l'inhibition de la production de l'oxyde nitrique de la lignée cellulaire macrophages Raw 264.7 sous l'action de l'huile essentielle de *M. nivellei*. Les résultats montrent que l'huile essentielle de *M. nivellei* inhibait la production en NO des macrophages stimulés par le Lipopolysaccharide LPS. La figure 53 montre qu'en présence des trois concentrations testées 2,5 ; 1,25 ; et 0,625 µL/mL l'huile essentielle du myrte de Nivelle, réduisait de façon significative la production en NO par rapport au contrôle à 14,76 %± 0,61 ; 37,70%±0,97 ; 55,81%± 3,75. A l'égard de ces résultats, nous constatons un effet d'inhibition de la production de NO plus élevé sous l'effet de l'huile essentielle de *Myrtus communis* L. que celle de *Myrtus nivellei* Batt.and Trab. A titre d'exemple, à la concentration de 0,625 µL/mL, l'huile essentielle de *M. communis* provenant des deux échantillons MCI et MCII testés réduisait la production en NO à 41,7% ±2,7 et 28,6 ±1,6, *vs* 55,81%± 3,75 par rapport au contrôle.

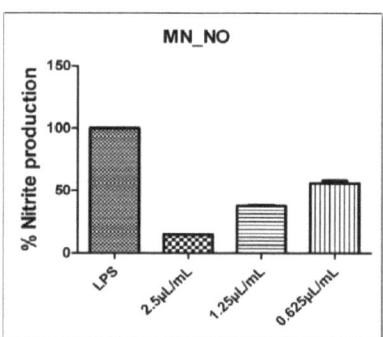

Figure 53 : Effet de l'huile essentielle de *Myrtus nivellei* Batt. & Trab. sur la production de NO.

Macrophages (0.6×106 cellules) maintenus dans le milieu de culture (contrôle), incubés pour 24h avec une concentration en LPS 1 µg/mL, ou avec LPS en présence de trois concentrations de l'huile essentielle (0,64; 1,25 et 2,5 µL/mL). Les résultats sont exprimés, en pourcentage de la production en nitrite par rapport au contrôle. Chaque valeur est présentée moyenne± écart type après trois expériences, chaque expérience est réalisée deux fois (***p<0,01, comparé au LPS).

3.4.2.3 Evaluation de la viabilité cellulaire.

3.4.2.3.1. Effet de l'huile essentielle sur la viabilité des macrophages.

La figure 54 montre l'effet cytotoxique de l'huile essentielle de *Myrtus nivellei* vis a vis des macrophages Raw 264. La figure 28 montre que la viabilité cellulaire des macrophages est estimée à 21,61% ± 2,78 et 48,36% ± 3,15 pour les concentrations respectives de 2,5 et 1,25 µL/mL par rapport à celle du contrôle, tandis qu'avec les concentrations de 0,64 µL/mL, l'huile essentielle n'a pas d'effet cytotoxique sur les macrophages, avec un pourcentage des cellules viables qui atteint des valeurs respectives de 72,63% ± 1,15. L'huile essentielle de *M. nivellei* n'affecte pas la viabilité cellulaire des macrophages pour des concentrations inférieures ou égales à 0,64 µL/mL. Cependant, en tenant compte du pourcentage des cellules viables, nous constatons une cytotoxicité plus élevée de l'huile essentielle de *M. nivellei* que celle de *M. communis*.

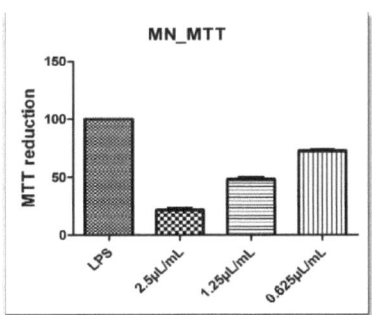

Figure 54 : Effet de l'huile essentielle de *Myrtus nivellei* Batt. & Trab. sur la viabilité des macrophages (Essai du MTT).

Macrophages (0,6×10⁶ cellules) sont maintenus en culture (contrôle) ont été incubés avec des concentrations de LPS 1µg/mL LPS, ou avec LPS en présence des trois concentrations de l'huile essentielle de (0,64, 1,25 et 2,5 µL/mL), pour 24 h. L'essai du MTT a été réalisé et décrit dans la partie expérimentale. Les résultats ont été exprimés avec un pourcentage de la réduction du MTT par le contrôle des cellules maintenues dans le milieu de culture. Chaque valeur est présentée avec moyenne ±écart type à partir de trois expériences, chaque expérience est réalisée deux fois (***p<0,01, comparé par rapport au témoin).

3.4.2.3.1.2. Effet de l'huile essentielle sur la viabilité des kératinocytes.

La figure 55 illustre l'effet de l'huile essentielle de *Myrtus nivellei* sur les kératinocytes HaCaT. On constate que sous l'effet de l'huile essentielle de *M. nivellei* la viabilité cellulaire, est estimée à 32,42% ± 1,62 (2,5 µL/mL) et 84,96% ± 2,3 (1,25 µL/mL), par rapport à celle du contrôle. Les résultats suggèrent que l'huile essentielle de *Myrtus nivellei* pourrait être utilisée dans des applications cosmétiques et pharmaceutiques, à des concentrations inférieures à 1,25 µL/mL.

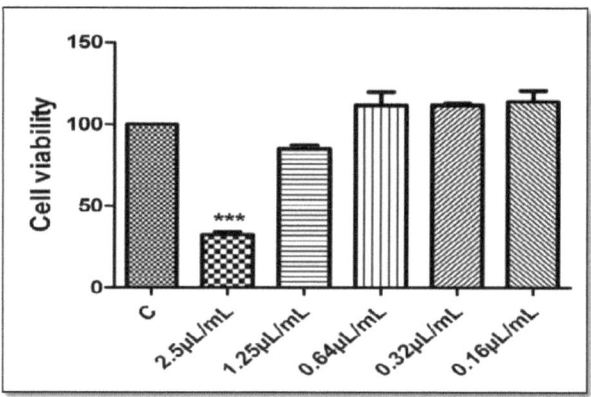

Figure 55 : Effet de l'huile essentielle de *Myrtus nivellei* Batt. & Trab. sur la viabilité des kératinocytes (Essai du MTT).

Les cellules HaCaT ont été exposées à différentes concentrations de l'huile essentielle (0,16-2,5 µL/mL) pour 24h.Les résultats sont exprimés en pourcentage de réduction du MTT par le contrôle des cellules maintenues dans le milieu de culture. Chaque valeur représente une moyenne ± SEM de trois expériences, réalisées en deux fois, (***p < 0,001, comparé avec le contrôle).

3.5. BILAN DES ANALYSES.

La mise en œuvre des techniques analytiques CPG (Ir), CPG-SM et RMN du^{13}C, nous a permis de caractériser les huiles essentielles de *M. communis*. Dans un premier temps, nous avons analysé 27 échantillons extraits des parties aériennes de myrte récolté dans le Nord- Est algérien. Au total, 23 constituants ont été identifiés représentant de 89,6% à 99,4% de la composition chimique globale de l'huile essentielle qui est caractérisée par la prédominance en α-pinène (40,5-64,0%) associé au 1,8-cinéole (10,9-29,1%).

Ensuite, afin d'avoir une vision globale sur le myrte d'Algérie, nous avons analysé la composition chimique de 55 échantillons d'huile essentielle de myrte récolté dans 16 zones géographiques, par la combinaison de la CPG (Ir) et de la RMN du ^{13}C. Nous avons constaté que la teneur des composés majoritaire, α-pinène, 1,8-cinéole, limonène, linalol, et acétate de linalyle, varie d'un échantillon à un autre. Ces 55 compositions ont été soumises à une analyse statistique. Celle-ci suggère une répartition des huiles essentielles en deux groupes principaux, qui se différencient sur la base du pourcentage d'α-pinène. Le groupe I (78% des échantillons), est caractérisé par un taux en α-pinène supérieur à celui du groupe II (22% des échantillons). A contrario, le groupe II est caractérisé par un taux plus important en linalol et en acétate de linalyle que le groupe I. L'analyse de la répartition géographique des 55 échantillons analysés a démontré l'absence de corrélation entre la composition chimique et l'aire de répartition géographique de chaque région.

Nous pouvons également conclure que l'huile essentielle de myrte d'Algérie est proche de celle produite en Corse, en Tunisie et en Sardaigne. Elle se différencie de l'huile essentielle de myrte du Maroc et de l'Espagne par l'absence de l'acétate de myrtényle.

L'effet pharmacologique de deux échantillons collectifs a été mis en évidence par l'évaluation de leurs propriétés antifongiques, anti-inflammatoires et de la cytotoxicité sur deux lignées cellulaires (macrophages et kératinocytes). Les résultats ont montré une meilleure sensibilité de *Cryptococcus neoformans* suivi par les dermatophytes particulièrement *Microsporum canis* FF1, *Trichophyton* rubrum CECT 2794 et *Epidermophyton floccosum* FF9 avec des CMI de 0,64 µL/mL. Cependant, nous avons constaté que les souches *Aspergillus* sp. et *Candida* sp. se sont révélées résistantes vis-à-vis de l'action de l'huile essentielle de *M. communis*.

L'huile essentielle de *M. communis* a montré des propriétés anti-inflammatoires intéressantes. Les échantillons MCI et MCII inhibent de façon significative la production de NO par les macrophages. L'évaluation de la viabilité cellulaire a montré que cette huile essentielle n'a pas d'effet cytotoxique sur les macrophages à des concentrations inférieures ou égale à 0,64 µL/mL et sur les kératinocytes à des concentrations inférieures ou égale 1,25 µL/mL. Ces résultats montrent le potentiel de l'utilisation thérapeutique de l'huile essentielle de *M. communis* L. dans le traitement des dermatomycoses, notamment dans des applications pharmaceutiques et cosmétiques.

De plus, vu le lien de parenté de *Myrtus communis* avec *Myrtus nivellei*, nous avons reporté pour la première fois, l'étude de la composition chimique, ainsi que le potentiel biologique de l'huile essentielle de *Myrtus nivellei*, une espèce endémique poussant dans le Sahara Central. Dans un premier temps, nous avons décrit la caractérisation d'un échantillon d'huile essentielle de *M. nivellei*, après fractionnement sur colonne de gel de silice. La composition chimique est dominée par le 1,8-cinéole et le limonène. On constate la présence de deux molécules nouvelles di-nor-sesquiterpéniques à squelette isoamylcyclopentane, qui pourrait être considérées comme des marqueurs spécifiques de cette espèce. Nous avons également reporté la variabilité chimique de neufs autres échantillons d'huiles essentielles distillées à partir des parties aériennes de *Myrtus nivellei* provenant de deux stations différentes.

Dans un deuxième temps, nous avons testé l'effet antifongique de l'huile essentielle de *Myrtus nivellei* vis-à-vis des dermatophytes, des levures et des Aspergillus. Les résultats montrent que *Cryptococcus neoformans* présentait une meilleure inhibition, avec une concentration minimale inhibitrice de 0,16 µL/mL. De plus, nous avons également constaté que les dermatophytes étaient également sensibles à l'action de cette huile essentielle.

Nous avons mesuré l'effet de l'huile essentielle vis-à-vis de l'inhibition de la production en NO par les cellules macrophages. Les résultats montrent que l'huile essentielle de *Myrtus nivellei* inhibait la production en NO par les macrophages. Par la suite, nous avons évalué la cytotoxicité de cette huile essentielle vis-à-vis des cellules macrophages et des kératinocytes. L'huile essentielle de *Myrtus nivellei* ne présentait pas de cytotoxicité vis-à-vis des macrophages Raw.264, à des concentrations inférieures à 0,64 µL/mL, et des kératinocytes HaCaT à des concentrations inférieures à 1,25 µL/mL. Ces résultats valident bien l'utilisation traditionnelle de cette espèce par la population Touareg dans le traitement des dermatoses.

CONCLUSION GENERALE

Cette étude s'inscrit dans le cadre de la valorisation des plantes médicinales et aromatiques (PMA) en Algérie [279]. Elle a concerné un travail de recherche aussi bien sur le terrain qu'au laboratoire. Elle a été réalisée au laboratoire de Pharmacognosie, Faculté de médecine, Université Badji-Mokhtar, Annaba pour la partie «Botanique-Ethnobotanique». La partie « Phytochimie » a été effectuée au sein de l'équipe de Chimie et Biomasse, Université de Corse. Enfin, l'étude de l'activité biologique a été faite au laboratoire de Pharmacognosie de l'Université de Coimbra, Portugal. Nous avons choisi d'étudier le genre Myrtus faisant partie de la famille des Myrtaceae, très utilisé en médecine traditionnelle par les populations locales. L'objectif de notre travail était la caractérisation botanique, chimique et biologique des myrtes d'Algérie. Nous avons également évalué l'effet antifongique, anti-inflammatoire et la cytotoxicité des huiles essentielles des deux espèces de Myrte afin de valider leurs utilisations en médecine traditionnelle.

Pour la caractérisation chimique de ces mélanges complexes, nous avons mis en œuvre différentes techniques d'analyse en fonction du but recherché:

- le couplage individualisation-identification (CPG-SM) fait intervenir une technique chromatographique (CPG) avec une technique spectroscopique (SM).

- La méthode d'analyse basée sur la RMN ^{13}C pour identifier les constituants d'un mélange complexe sans séparation préalable ou avec une étape de séparation réduite. Il s'agit d'une méthode qui permet la comparaison entre les déplacements chimiques du spectre du mélange avec ceux des composés de référence contenus dans les bibliothèques de spectres.

- l'association purification-identification, pour l'identification de molécules nouvelles mais aussi de molécules dont les données spectrales ne sont pas présentes dans les librairies commerciales ou construites dans les laboratoires.

Dans le premier chapitre, après une synthèse bibliographique des principales techniques utilisées pour l'analyse de divers mélanges complexes, nous avons mis en évidence leurs domaines d'applications, leurs avantages, leurs limites, et la nécessité de la complémentarité entre ces techniques. La méthode d'analyse basée sur la RMN [13]C a été présentée et illustrée à travers les différents exemples de travaux réalisés au laboratoire. Nous avons également montré l'importance des huiles essentielles en thérapeutique, à travers leurs propriétés biologiques regroupant les propriétés antibactériennes, antifongiques, anti-inflammatoires et anticancéreuses. Nous avons également décrits les myrtes algériens, englobant les caractères botaniques, les travaux antérieurs de l'huile essentielle de *Myrtus communis* L. et *Myrtus nivellei* Batt. & Trab., ainsi que leur utilisation dans la médecine traditionnelle.

La deuxième partie de notre travail a été consacrée à la caractérisation chimique et biologique des huiles essentielles de *Myrtus communis* L. et *Myrtus nivellei* Batt. & Trab. Dans la première partie de nos résultats, nous avons illustré la méthode d'analyse developpée au laboratoire de Chimie et Biomasse à l'Université de Corse, a travers un exemple pédagogique de caractérisation chimique de l'huile essentielle de *Myrtus communis* L. Nous avons mis en évidence l'importance de la complémentarité des techniques chromatographiques et spectroscopiques.

Toujours avec la même methodologie d'analyse, nous avons décrit pour la première fois la variabilité de l'huile essentielle de *Myrtus communis* L. d'Algérie. Pour cela, nous avons décrit lors d'une première étude la composition chimique de 27 échantillons d'huile essentielle des feuilles récoltées dans le Nord-Est algérien. L'analyse combinée CPG (Ir) et RMN du ^{13}C nous a permis d'identifier 23 constituants qui représentent de 89,6% à 99,5% de la composition chimique globale de l'huile essentielle. Cette composition chimique est homogène, caractérisée par la prédominance de l'α-pinène associé au 1,8-cinéole. Ensuite, nous avons analysé 55 échantillons d'huile essentielle préparés avec du matériel végétal récolté dans tout le pays, afin d'avoir une vision globale du myrte d'Algérie. Bien que les compositions de ces échantillons soient largement dominées par l'α-pinène et le 1,8-cinéole, l'analyse statistique a permis de distinguer deux groupes qui se différencient sur la base du pourcentage en α-pinène. Le groupe I est défini par un taux d'α-pinène et de 1,8-cinéole supérieur à celui du groupe II et par un taux de linalol et d'acétate de linalyle inférieur. La répartition statistique des compositions, montre qu'il n'existe pas de relation entre la composition chimique et le lieu de récolte. La variabilité est donc indépendante des conditions pédoclimatiques. L'huile essentielle du myrte d'Algérie est proche à celui décrit en Corse, en Tunisie et en Sardaigne.

Nous nous sommes également intéressés à l'huile essentielle de *Myrtus nivellei* Batt. & Trab., vu le lien de parenté existant avec *Myrtus communis* L. Cette espèce est endémique au Sahara Central. L'analyse détaillée d'un échantillon par la combinaison de techniques chromatographiques et spectroscopiques a montré une composition chimique dominée par le 1,8-cinéole et le limonène. Nous avons également remarqué la présence de deux molécules absentes des bibliothèques commerciales et celles construites au laboratoire. Dans le cadre de la collaboration scientifique avec l'équipe de Chimie et Biomasse Université de Corse, l'élucidation structurale, réalisée par Me Ophélie Bazzali, a permis d'identifier deux composés inconnus le 1-hydroxy-1-(3-méthylbutoxy)-2-acétoxy-3,5,5-triméthyl-3-cyclopentène et le 1-hydroxy-1-(3-méthyl-2-butenoxy)-2-acétoxy-3,5,5-triméthyl-3-cyclopentène. Nous avons analysé neuf autres échantillons d'huile essentielle de *Myrtus nivellei* Batt. & Trab. récoltés dans deux stations dans le Sud algérien. Les deux molécules cyclopenténiques sont présentes dans tous les échantillons. Ces composés sont plus abondants dans les plantes provenant de Tamanrasset que dans celles du Tassili. Ces deux molécules pourraient être considérées comme des marqueurs de l'espèce *Myrtus nivellei* Batt. & Trab.

Dans la deuxième partie de nos résultats, nous avons présenté les résultats ethnobotaniques, pour déterminer l'importance de l'utilisation traditionnelle de l'espèce phare de notre étude *Myrtus communis* L. dans le Nord-Est algérien. Les résultats ont montrés que le myrte est très utilisé comme traitement traditionnel dans les pathologies gastriques. Nous avons noté également l'utilisation du myrte comme une drogue anti-inflammatoire, indiquée dans le cas de rhumatismes, des otites, et des douleurs articulaires.

Dans la dernière partie de nos résultats, nous avons présenté les résultats biologiques des huiles essentielles des myrtes d'Algérie. Ainsi, nous avons évalué le potentiel biologique de deux échantillons collectifs d'huile essentielle de *Myrtus communis* L. MCI et MCII qui se différencient sur la base des teneurs en α-pinène, 1,8-cinéole, linalol et acétate de linalyle. L'échantillon MCI présente une teneur plus importante en α-pinène, et 1,8-cinéole que l'échantillon MCII. A l'inverse, l'échantillon MCII présente une teneur plus élevée en linalol et en acétate de linalyle. Nous sommes intéressés particulièrement à l'activité antifongique vis-à-vis des dermatophytes, des levures et des Aspergillus. Nous avons constaté que *Cryptococcus neoformans* présente une meilleure sensibilité, suivi par les trois dermatophytes représentés par *Microsporum canis* FF1, *Trichophyton rubrum* CECT 2794 et *Epidermophyton floccosum* FF9 aussi bien vis-à-vis de l'échantillon MCI que de l'échantillon MCII. L'huile essentielle de *Myrtus communis* L. inhibe significativement la production en NO des cellules macrophages stimulées par le Lipopolysaccharide LPS, avec l'absence de cytotoxicité vis-à-vis des macrophages pour des concentrations inférieures ou égale à 0,64 µL/mL et des kératinocytes pour des concentrations inférieures ou égale à 1,25 µL/mL. Nos résultats ont confirmé l'utilisation traditionnelle de l'huile essentielle du myrte en thérapeutique dans le cas des inflammations diverses.

Enfin, nous avons testé l'effet antifongique de l'huile essentielle de *M. nivellei* Batt. & Trab. vis-à-vis des dermatophytes, des levures et des Aspergillus. Les résultats ont montré une meilleure inhibition pour *Cryptococcus neoformans*, suivi de trois dermatophytes *Microsporum canis, Trichophyton rubrum* et *Epidermophyton floccosum*. La mesure de l'inhibition de la production en NO par les cellules macrophages, a montré que l'huile essentielle de *Myrtus nivellei* inhibait de façon significative la production en NO par les macrophages. L'huile essentielle de *Myrtus nivellei* Batt. & Trab. ne présentait pas de cytotoxicité vis-à-vis des macrophages Raw.264, à des concentrations inférieures à 0,64 µL/mL, et des kératinocytes HaCaT à des concentrations inférieures à 1,25 µL/mL. Ces résultats valident l'utilisation traditionnelle de cette espèce par la population Touareg dans le traitement des dermatoses.

Ces travaux ont contribué à une meilleure connaissance chimiotaxonomique des myrtes poussant à l'état spontané en Algérie. Nous avons montré que l'huile essentielle de *Myrtus communis* d'Algérie est de type α-pinène, 1,8-cinéole, limonène, avec l'absence d'acétate de myrtényle retrouvée en Corse et en Tunisie. A l'opposé, cette composition est différente à celle décrite au Maroc, Portugal et Espagne, caractérisée par la présence d'acétate de myrtényle. Toutefois, il serait intéressant de connaitre quelle est la limite géographique entre la présence et l'absence de l'acétate de myrtényle.

Nous avons également montré que l'huile essentielle du myrte méditerranéen et saharien d'Algérie présentait un potentiel biologique intéressant représenté particulièrement par l'effet anti-inflammatoire, qui reste à exploiter. Toutefois, la poursuite de ces études reste un défi à relever, ne se limitant pas au seul critère de recherche thérapeutique mais se basant sur la définition de la relation entre la structure chimique et l'activité pharmacologique. Pour cela, le caractère multidisciplinaire de la pharmacognosie associant la phytochimie à la pharmacologie, permettra de connaitre d'une part la fraction responsable de l'activité anti-inflammatoire de l'huile essentielle de *Myrtus communis* L. et d'autre part, de définir le spectre d'action des nouveaux composés cyclopenténiques identifiés pour la première fois dans l'huile essentielle de *Myrtus nivellei* Batt. & Trab.

BIBLIOGRAPHIE

[1] Hammiche V., 1990. Usages traditionnels des plantes spontannées d'El Goléa. Actes du colloque de l'Association Française pour la conservation des espèces végétales, Mulhouse.

[2] Maiza K., Hammiche V., Bounaga N., Brac de la Perrière R.A., 1992. Inventaire des plantes médicinales de trois régions d'Algérie. Actes du Colloque International hommage à Jean Pernès. Complexes d'espèces, flux de gènes, ressources génétiques des plantes. Paris. pp 631–633.

[3] Maiza K., Brac de la Perrière R.A., Hammiche V., 1993a. Traditional Saharian pharmacopoeia. Acta Horticulturae, I.S.H.S 332, 37–42.

[4] Maiza K., Brac de la Perrière R.A., Hammiche V., 1993b. Récents apports à l'ethnopharmacologie du Sahara algérien. Actes du 2 ième colloque Européen d'Ethnopharmacologie & 11ème conférence Internationale d'Ethnomédecine. Heidelberg, pp 169–171.

[5] Maiza K., Brac de la Perrière R.A., Hammiche V., 1995. Pharmacopée traditionnelle Saharienne. Revue de Médecines et Pharmacopées Africaines, 9 (1), 71–75.

[6] Hammiche V., Maiza K., 2006. Traditional medicine in Central Sahara: Pharmacopoeia of Tassili N'ajjer. Journal of Ethnopharmacology 105, 358–367.

[7] Sallé J.L, 2004. Les Huiles Essentielles Synthèse d'aromathérapie, 2ième édition revue, complétée et corrigée. Paris.

[8] Baudoux D., 2010. Pour une cosmétique intelligente huiles essentielles et végétales: les huiles essentielles sur la peau, au travers de la peau, au-delà de la peau. Editions Amyris, Bruxelles.

[9] Baudoux D., 2008. L'aromathérapie: Se soigner par les huiles essentielles. Amyris. Bruxelles.

[10] Association Française de Normalisation, 1986, Recueil de normes Françaises "Huiles essentielles", AFNOR, Paris. AFNOR NF T 75-006.

[11] ISO/DIS 9235.2: 1997. Aromatic and Natural Raw Materials—Vocabulary. Geneva. International Standard Organisation.

[12] Bruneton J., 1993. Pharmacognosie: Phytochimie, plantes médicinales, 2 édition. entièrement refondue et augmentée. ed. Lavoisier. Paris. France

[13] Pharmacopée Européenne., 2014. 8.0 édition, tome I. Strasbourg: Conseil de l'Europe.

[14] Baser K.H.C., Buchbauer G., 2010. Handbook of Essential Oils: Science, Technology, and Applications. CRC Press.Taylor & Francis Group. Boca Raton.

[15] Bruneton J., 1997. Pharmacognosie. Phytochimie, plantes médicinales, 2ème édition. Tec & Doc éditions. Paris. France.

[16] Chemat F., Vian M.A., Cravotto G., 2012. Green Extraction of Natural Products: Concept and Principles. International Journal of Molecular Sciences 13, 8615–8627.

[17] Paré J., Sigouin M., Lapointe J., 1990. Extraction des produits naturels assistée par micro-ondes. Brevet européen.EP 398798.

[18] Lucchesi M.E., Chemat F., Smadja J., 2004a. An original solvent free microwave

extraction of essential oils from spices. Flavour and Fragrance Journal 19, 134–138.

[19] Lucchesi, M.E., Chemat, F., Smadja, J., 2004b. Solvent-free microwave extraction of essential oil from aromatic herbs: comparison with conventional hydro-distillation. Journal of Chromatography A 1043, 323–327.

[20] Lucchesi M.E., 2005. Extraction Sans Solvant Assistée par Micro-ondes Conception et Application à l'extraction des huiles essentielles. Université de la Réunion, Faculté des Sciences et Technologies.

[21] Lucchesi M.E., Smadja J., Bradshaw S., Louw W., Chemat F., 2007. Solvent free microwave extraction of *Elletaria cardamomum* L.: A multivariate study of a new technique for the extraction of essential oil. Journal of Food Engineering 79, 1079–1086.

[22] Breitmaier P.D.E., 2006. Terpenes: Flavors, Fragrances, Pharmaca, Pheromones. Lavoisier, ed. Tec. & Doc., Weinheim, Germany.

[23] Dubey V.S., Bhalla R., Luthra R., 2003. An overview of the non-mevalonate pathway for terpenoid biosynthesis in plants. Journal of Biosciences 28, 637–646.

[24] Bakkali F., Averbeck S., Averbeck D., Idaomar M., 2008. Biological effects of essential oils -A review. Food and Chemical Toxicology 46, 446–475.

[25] Wise M.L., Croteau R., 1999. Comprehensive Natural Products Chemistry, Isoprenoids Including Caroteinoids and Steroids, vol. 2. pp. 97–135.

[26] Guignard J.L., 1979. Abrégé de Biochimie végétale. Préface du Pr J. Le Men. 2 [ième] édition. Masson. Paris.

[27] Franchomme P., Pénoël, 1990. "L'Aromathérapie Exactement" fondements démonstration illustration et applications d'une science médicale naturelle, édition Roger Jollois. ed. Limoges.

[28] Tajkarimi M.M., Ibrahim S.A., Cliver D.O., 2010. Antimicrobial herb and spice compound in food. Food Control 21, 1199–1218.

[29] Pichersky E., Gershenzon J., 2002. The formation and function of plant volatiles: perfumes for pollinator attraction and defense. Current Opinion in Plant Biology 5, 237–243.

[30] Figueiredo A.C., Barroso J.G., Pedro L.G., Scheffer J.J.C., 2008. Factors affecting secondary metabolite production in plants: volatile components and essential oils. Flavour and Fragrance Journal 23, 213–226.

[31] Unsicker S.B., Kunert G., Gershenzon J., 2009. Protective perfumes: the role of vegetative volatiles in plant defense against herbivores. Current opinion in Plant Biology 12, 479–485.

[32] Fine D.H., 2010. Listerine: past, present and future – A test of thyme. Journal of Dentistry 38, S2–S5.

[33] Cho J.S., Kim T.H., Lim J.-M., Song J.-H., 2008. Effects of eugenol on Na+ currents in rat dorsal root ganglion neurons. Brain Research 1243, 53–62.

[34] Lang G., Buchbauer G., 2012. A review on recent research results (2008–2010) on essential oils as antimicrobials and antifungals. A review. Flavour and Fragrance Journal 27, 13–39.

[35] Santana A., Ohashi S., De Rosa L., Green C.L., 1997. Brazilian rosewood oil: The prospect for sustainable production and oil quality management. International Journal of Aromatherapy 8, 16–20.

[36] Tranchant J., Arpino P., 1995. Manuel pratique de chromatographie en phase

gazeuse. Masson, Paris; Milan.

[37] Bielicka-Daszkiewicz K., Dębicka M., Voelkel A., 2004. Comparison of three derivatization ways in the separation of phenol and hydroquinone from water samples. Journal of Chromatography A 1052, 233–236.

[38] Rojas-Escudero E., Alarcón-Jiménez, A.L., Elizalde-Galván, P., Rojo-Callejas, F., 2004. Optimization of carbohydrate silylation for gas chromatography. Journal of Chromatography A 1027, 117–120.

[39] Van Den Dool H., Dec. Kratz P., 1963. A generalization of the retention index system including linear temperature programmed gas—liquid partition chromatography. Journal of Chromatography A 11, 463–471.

[40] Joulain D., 1994. Methods for analyzing essential oils. Modern analysis methodologies: use and abuse. Perfurmer 19, 5–17.

[41] National Institute of Standards and Technology In PC version 1.7 of the NIST/EPA/NIH Mass Spectral Library., 1999.

[42] Mc Lafferty F., Stauffer D., 1994. Wiley Registry of Mass Spectral Data, 6th ed., Mass spectrometry library search system BenchTop/PBM, version 3.10d. Palisade Co.: Newfield.

[43] König W., Hochmuth D., Joulain D., 2001. Terpenoids and Related Constituents of Essential Oils. In Library of MassFinder 2.1.

[44] Adams R.P., 1989. Identification of essential oils by Ion Trap Mass Spectroscopy. Academic Press. Inc. San Diego.

[45] Adams R.P., 2004. Identification of Essential Oils Components by Gas Chromatography/Quadrupole Mass spectroscopy. Allured Pub. Corp., Carol Stream, Ill.

[46] Adams R.P., 2007. Identification of essential Oils Components by Gas Chromatography/mass spectrometry. 4th edition. Allured: Carol Stream. viii + 804 pp.

[47] Bicchi C., Liberto E., Matteodo M., Sgorbini B., Mondello L., Zellner B. d'Acampora, Costa, R., Rubiolo, P., 2008. Quantitative analysis of essential oils: a complex task. Flavour and Fragrance Journal 23, 382–391.

[48] Vernin G., Petitjean M., Poite J.C., Metzger J., Fraisse K.N., Suon K.-N., 1986. Mass Spectra and Kovats' Indices Databank of Volatile Aroma Compounds, Chap. VII in Computer Aids to Chemistry. pp. 294–333.

[49] Vernin G.A., Parkanyi C., Cozzolino F., Fellous R., 2004. GC/MS Analysis of the Volatile Constituents of *Corymbia citriodora* Hook. from Réunion Island. Journal of Essential Oil Research 16, 560–565.

[50] Cavaleiro C., 2001. essenciais de Juniperus de Portugal. Thèse de Doctorat, discipline Pharmacognosie. Université de Coimbra.

[51] Cambon A., 1989. La spectrométrie de masse multidimensionnelle et ses applications à l'analyse des mélanges complexes. Science, Technique, Technologie 1, 4–10.

[52] Yost R.A., Enke C.G., 1979.Triple Quadrupole Mass Spectrometry for Direct Mixture Analysis and Structure Elucidation. Analytical Chemistry51, 1251A–1264A.

[53] Rouessac F., Rouessac A. 2004. Analyse chimique. Méthodes et techniques instrumentales modernes. 6 [ième] édition, sciences sup: Dunod, Liège.

[54] Decouzon M., Geribaldi S., Rouillard M., Stural JM. 1990.A New Look at the Spectroscopic properties of Dihydrocarveol Stereoisomers. Flavour and Fragrance Journal 5, 147–152.

[55] Weyerstahl P., Wahlburg H.C., Marschall H., Rustaiyan A., 1993. Terpenes and terpene derivatives, XXXII. New cadinene and bisabolene Derivatives from the Essential Oil of *Pulicaria gnaphalodes*. Liebigs Annalen der Chemie 1993, 1117–1123.

[56] Weyerstahl P., Christiansen C., Marschall H., 1995. New sesquiterpene ethers and other constituents isolated from Brazilian vassoura oil. Liebigs Annalen 1995, 1039–1043.

[57] Weyerstahl P., Marschall H., Splittgerber U., Wolf, D., 1996a. New Sesquiterpene Ethers from Vetiver Oil. Liebigs Annalen 1996, 1195–1199.

[58] Weyerstahl P., Schneider S., Marschall H., 1996b. Constituents of the Brazilian Cangerana oil. Flavour and Fragrance Journal 11, 81–94.

[59] Weyerstahl P., Marschall H., Splittgerber U., Wolf D., 1997a. New cis-Eudesm-6-ene Derivatives from Vetiver Oil. Liebigs Annalen 1997, 1783–1787.

[60] Weyerstahl P., Schlicht V., 1997b. Synthesis of rac-Bisabola-3(15),10-dien-7-ol. Liebigs Annalen 1997, 1789–1790.

[61] Weyerstahl P., Marschall H., Splittgerber U., Wolf D., 2000a. 1,7-Cyclogermacra-1(10),4-dien-15-al, a sesquiterpene with a novel skeleton, and other sesquiterpenes from Haitian vetiver oil. Flavour and Fragrance Journal 15, 61–83.

[62] Weyerstahl P., Marschall H., Splittgerber U., Wolf D., 2000b. Analysis of the polar fraction of Haitian vetiver oil. Flavour and Fragrance Journal 15, 153–173.

[63] Weyerstahl P., Marschall H., Splittgerber U., Wolf D., Surburg H., 2000c. Constituents of Haitian vetiver oil. Flavour and Fragrance Journal 15, 395–412.

[64] Formáček V., Kubeczka K.-H., 1982a. Essential oils analysis by capillary gas chromatography and carbon-13 NMR spectroscopy. John Wiley. New York & Son Cité par Lawrence BM Perfumer& Flavorist, Décember/January 1986/1987, 11 (6), p.39.

[65] Formáček V., Kubeczka K.-H., 1982b. 13C NMR analysis of essential oils, in aromatic plants: Basic and applied aspects. John Wiley, pp. 177–181.

[66] Günther H., Suffert J., Ourisson G., 1994. La spectroscopie de RMN: Principes de base, concepts et applications de la spectroscopie de résonance magnétique nucléaire du proton et du carbone -13 en chimie. Masson. Paris.

[67] Williamson M., Neuhaus D., 1989. The Nuclear Overhauser Effect in Structural and Conformational Analysis, VCH: New York.

[68] Tomi F., Bradesi P., Bighelli A., Casanova J., 1995. Computer-aided identification of individual components of essential oils using Carbon-13 NMR spectroscopy. Journal of Magnetic Resonance Analysis 1, 25–34.

[69] Neuhaus D., Williamson M.P., 2000. The nuclear Overhauser effect in structural and conformational analysis. Wiley-VCH, New York.

[70] Castola V., Mazzoni V., Corticchiato M., Bighelli A., Casanova J., 1997. Hydrogen bonding effect on Carbon-13 NMR chemical shifts of naturally occurring phenols. Canadian Journal of Analytical Sciences and Spectroscopy. 42, 90–94.

[71] Bradesi P., Bighelli A., Tomi F., Casanova J., 1996. L'analyse des mélanges complexes par RMN du carbone-13. part 1. Canadian Journal Applied

Spectroscopy 41, 15–24.

[72] Tomi F., Casanova J., 2000. Contribution de la RMN du carbone-13 à l'analyse des huiles essentielles. Annales des Falsifications et Expertises Chimiques 93, 313–330.

[73] Bighelli A., Casanova J.,2009.Analytical Methodes for Cymbopogon Oils in *Essential Oil-Bearing Grasses, The genus Cymbopogon*. Taylor and Francis : London.

[74] Muselli A., Bighelli A., Corticchiato M., Acquarone L., Casanova J., 1997. Composition chimique d'huiles essentielles d'*Eucalyptus globulus* hydrodistillées et hydrodiffusées. Actes Rivista Italiana EPPOS Digne les Bains 638–643.

[75] Salgueiro L., Vila R., Tomas X., Tomi F., Cañigueral S., Casanova J., Proença da Cunha A., Adzet T., 1995. Chemical polymorphism of the essential oil of *Thymus carnosus* from Portugal. Phytochemistry 38, 391–396.

[76] Bradesi P., Tomi F., Casanova J., 1995. Carbon-13 NMR study of farnesol, farnesyl acetate and farnesal sterioisomers: Chemical shift assignement using lanthanide induced shifts. Canadian Journal of Applied Spectroscopy 40, 76–81.

[77] Cavalli J.F., Tomi F., Bernardini A.F., Casanova J.,2004a. Dihydroagarofurans: the fourth isomer isolated from *Cedrelopsis grevei* bark oil. Magnetic Resonance in Chemistry42, 709–711.

[78] Yapi T.A., Boti J.B., Attioua B.K., Ahibo A.C., Bighelli A., Casanova J., Tomi F., 2012a. Three new natural compounds from the root bark essential oil from *Xylopia aethiopica*. Phytochemical Analysis 23, 651–656.

[79] Yapi T.A., Boti J.B., Ahibo A.C., Bighelli A., Casanova J., Tomi F. 2013. Combined analysis of *Xylopia rubescens* Oliv. Leaf oil by GC, GC-MS and ^{13}C NMR : Structure elucidation of new coumpounds. Flavour and Frangrance Journal 28 (6), 373–379.

[80] Cavalli J.F., Tomi F., Bernardini A.F., CasanovaJ.,2004b. Combined analysis of *Chenopodium ambrosioides* essential oil by GC, GC-MS and ^{13}C-NMR spectroscopy. Quantitative determination of Ascaridole, a heat-sensitive compound. Phytochemical Analysis15, 275–279.

[81] Ouattara Z.A., Boti J.B., Ahibo A.C., Casanova J., TomiF., Bighelli A., 2013. Analysis of Cleistopholis patens Leaf and Trunk Bark Oils Using Combined GC-Flame Ionisation Detection, GC-Retention Index, GC-MS and ^{13}C-NMR. Phytochemical Analysis 24 (6), 574–580

[82] Yapi T.A., Boti J.B., Ahibo C.A., Bighelli A., Castola V., Casanova J., Tomi F., 2012b. Chemical variability of the leaf essential oil of *Xylopia aethiopica* (Dunal) A.Rich. from Côte d'Ivoire. Chemistry & Biodiversity 9, 2802–2809.

[83] Bekhechi C., Atik Bekkara F., Abdelouahid D.E., KaiL., Casanova J., Tomi F., 2007a. Composition and antibacterial activity of the essential oil of *Ziziphora hispanica* (L.) from Algeria. Journal of Essential Oil Bearing Plants 10, 318–323.

[84] Mecherara-Idjeri S., Hassani A., Castola V., Casanova J., 2008a. Composition and chemical variability of the essential oil from *Pistacia lentiscus* L. growing wild in Algeria Part I: Leaf Oil. Journal of Essential Oil Research 20, 32–38.

[85] Mecherara-Idjeri S., Hassani A., Castola V., Casanova J., 2008b. Composition of leaf, fruit and gall essential oils of Algerian *Pistacia atlantica* Desf. Journal of Essential Oil Research 20, 215–219.

[86] Bousmaha L., Bekkara F.A., Tomi F., Casanova J., 2005. Advances in the chemical

composition of *Lavandula dentata* L. essential oil from Algeria. The Journal of Essential Oil Research 17, 292–295.

[87] Bousmaha-Marroki L., Atik-Bekkara F., Tomi F., Casanova J., 2007. Chemical Composition and Antibacterial Activity of the Essential Oil of *Thymus ciliatus* (Desf.) Benth. ssp. eu-*ciliatus* Maire from Algeria. Journal of Essential Oil Research 19, 490–493.

[88] Bekhechi C., Atik Bekkara F., Abdelouahid D.E., Tomi F., Casanova J., 2007b. Composition and Antibacterial Activity of the Essential Oil of *Thymus fontanesii* Boiss. et Reut. from Algeria. Journal of Essential Oil Research 19, 594–596.

[89] Bekhechi C., Atik-Bekkara F., Abdelouahid D.E., 2008. Composition et activité antibactérienne des huiles essentielles d'*Origanum glandulosum* d'Algérie. Phytothérapie 6, 153–159.

[90] Bousmaha L., Boti J.B., Bekkara F.A., Castola V., Casanova J., 2006. Infraspecific chemical variability of the essential oil of *Lavandula dentata* L. from Algeria. Flavour and Fragrance Journal 21, 368–372.

[91] Bekhechi C., Atik Bekkara F., Consiglio D., Bighelli A., Tomi F., 2012. Chemical Variability of the Essential Oil of *Juniperus phoenicea* var. *turbinata* from Algeria. Chemistry & Biodiversity 9, 2742–2753.

[92] Adorjan B., Buchbauer G., 2010. Biological properties of essential oils: an updated review. Flavour and Fragrance Journal 25, 407–426.

[93] Miguel M. G., 2012. Antioxidant and Anti-Inflammatory activities of essential oils: A Short Review. Molecules 15, 9252–9287.

[94] Rios J.L., Recio M.C., 2005. Medicinal plants and antimicrobial activity. Journal of Ethnopharmacology 100, 80–84.

[95] Tegos G., Stermitz F.R., Lomovskaya O., Lewis K., 2002. Multidrug pump inhibitors uncover remarkable activity of plant antimicrobials. Antimicrobial Agents and Chemotherapy 46, 3133–3141.

[96] Kalemba D., Kunicka A., 2003. Antibacterial and antifungal properties of essential oils. Current Medicinal Chemistry 10, 813–829.

[97] Rios J.L., Recio M.C., Villar A., 1988. Screening methods for natural products with antimicrobial activity: a review of the litterature. Journal of Ethnopharmacology 23, 127–149.

[98] Griffin S.G., Wyllie S.G., Markham J.L., Leach D.N., 1999. The role of structure and molecular properties of terpenoids in determining their antimicrobial activity. Flavour and Fragrance Journal 14, 322–332.

[99] Dorman H.J.D., Deans S.J.,2000. Antimicrobial agents from plants: antibacterial activity of plant volatile oils. Journal of Applied Microbiology 88, 308–316.

[100] Aires J., 2011. Les systèmes d'efflux actifs bactériens: Caractérisation et modélisation pour quelles perspectives? Bulletin de l'Académie vétérinaire de France 164, 265–270.

[101] Lambert P.A., 2005. Bacterial resistance to antibiotics: Modified target sites. Advanced Drug Delivery Reviews 57, 1471–1485.

[102] Wright G.D., 2005. Bacterial resistance to antibiotics: Enzymatic degradation and modification. Advanced Drug Delivery Reviews 57, 1451–1470.

[103] Boyle W., 1955. Spices and essential oils as preservatives. The American Perfumer and Essential Oil Review 66, 25–28.

[104] Burt S., 2004. Essential oils: their antibacterial properties and potential

applications in foods—a review. International Journal of Food Microbiology 94, 223– 253.

[105] Cronan J., Gennis R., Maloy S., 1987. Cytoplasmic membrane. In Escherichia coli and Salmonella typhymurrium. American Society for Microbiology, pp. 31–55.

[106] Saei-Dehkordi S.S., Tajik H., Moradi M., Khalighi-Sigaroodi F., 2010. Chemical composition of essential oils in *Zataria multiflora* Boiss. from different parts of Iran and their radical scavenging and antimicrobial activity. Food and Chemical Toxicology 48, 1562–1567.

[107] Sandri I.G., Zacaria J., Fracaro F., Delamare A.P.L., Echeverrigaray S., 2007. Antimicrobial activity of the essential oils of Brazilian species of the genus *Cunila* against foodborne pathogens and spoiling bacteria. Food Chemistry 103, 823–828.

[108] Sikkema J., De Bont J.A.M., Poolman B., 1995. Mechanisms of membrane toxicity of hydrocabons. Microbiology and Molecular Biology Reviews 59, 201–222.

[109] Carson C.F., Mee B.J., Riley T.V., 2002. Mechanism of action of *Melaleuca alternifolia* (Tea Tree) pil on *Staphylococcus aureus* determined by time-kill, lysis, leakage, and salt tolerance assays and electron microscopy. Antimicrobial Agents and Chemotherapy 46, 1914–1920.

[110] Lepelletier D., Ferréol S., Villers D., Richet H., 2004. Methicillin-resistant *Staphylococcusaureus* nosocomial infections in ICU: risk factors, morbidity and cost. Pathology Biology. 52, 474–479.

[111] Tohidpour A., Sattari M., Omidbaigi R., Yadegar A., Nazemi J., 2010. Antibacterial effect of essential oils from two medicinal plants against Methicillin-resistant *Staphylococcus aureus* (MRSA). Phytomedicine 17, 142–145.

[112] Kırmızıbekmez H., Demirci B., Yeşilada E., Başer K.H.C., Demirci F., 2009. Chemical composition and antimicrobial activity of the essential oils of *Lavandula stoechas* L. ssp. stoechas growing wild in Turkey. Natural Product Communications 4, 1001–1006.

[113] Lorenzi V., Muselli A., BernardiniA.F., Berti L., Pagès J.-M., Amaral L., Bolla J.-M., 2009. Geraniol Restores Antibiotic Activities against Multidrug-Resistant Isolates from Gram-Negative Species. Antimicrobial Agents Chemotherapy. 53, 2209–2211.

[114] Hay R.J., 2006. Fungal infections. Clinics in Dermatology 24, 201–212.

[115] Lupi O., Tyring S.K., McGinnis M.R., 2005. Tropical dermatology: Fungal tropical diseases. Journal of the American Academy of Dermatology 53, 931–951.

[116] Weitzman I., Summerbell R.C., 1995. The dermatophytes. Clinical Microbiology Reviews 8, 240–259.

[117] Nucci M., Marr K.A., 2005. Emerging Fungal Diseases. Clinical Infectious Diseases 41, 521–526.

[118] Warnock D.W., 2007. Trends in the epidemiology of invasive fungal infections. Japanese Journal of Medical Mycology 48, 1–12.

[119] Miceli M.H., Díaz J.A., Lee S.A., 2011. Emerging opportunistic yeast infections. The Lancet Infectious Diseases 11, 142–151.

[120] White R.L., Burgess D.S., Manduru M., Bosso J.A., 1996. Comparison of three different in vitro methods of detecting synergy: time-kill, checkerboard, and E

test. Antimicrobial Agents Chemotherapy 40, 1914–1918.

[121] Vila R., Santana A.I., Pérez-Rosés R., Valderrama A., Castelli M.V., Mendonca S., Zacchino S., Gupta M.P., Cañigueral S., 2010. Composition and biological activity of the essential oil from leaves of *Plinia cerrocampanensis*, a new source of α-bisabolol. Bioresource Technology 101, 2510–2514.

[122] Waikedre J., Dugay A., Barrachina I., Herrenknecht C., Cabalion P., Fournet A., 2010. Chemical composition and antimicrobial activity of the essential oils from New Caledonian *Citrus macroptera* and *Citrus hystrix*. Chemistry & Biodiversity 7, 871–877.

[123] Al-Ja'fari A.-H., Vila R., Freixa B., Tomi F., Casanova J., Costa J., Cañigueral S., 2011. Composition and antifungal activity of the essential oil from the rhizome and roots of *Ferula hermonis*. Phytochemistry 72, 1406–1413.

[124] Znati M., Jabrane A., Hajlaoui H., Harzallah-Skhiri F., Bouajila J., Casanova J., Ben Janner H. 2012. Chemical Composition and in Vitro Evaluation of Antimicrobial and anti-acetylcholinesterase properties of the flower oil of Ferula lutea Natural Product Communication 7(7), 947–950.

[125] Sousa O.V., Silvério M.S., Del-Vechio-Vieira G., Matheus F.C., Yamamoto C.H., Alves M.S., 2008. Antinociceptive and anti-inflammatory effects of the essential oil from *Eremanthus erythropappus* leaves. Journal of Pharmacy and Pharmacology 60, 771–777.

[126] Kim J., Lee Y.-S., Lee S.-G., Shin S.-C., Park I.-K., 2008. Fumigant antifungal activity of plant essential oils and components from West Indian bay (*Pimenta racemosa*) and thyme (*Thymus vulgaris*) oils against two phytopathogenic fungi. Flavour and Fragrance Journal 23, 272–277.

[127] Ashour M.L., El-Readi M., Youns M., Mulyaningsih S., Sporer F., Efferth T., Wink M., 2009. Chemical composition and biological activity of the essential oil obtained from *Bupleurum marginatum* (Apiaceae). Journal of Pharmacy and Pharmacology 61, 1079–1087.

[128] Hotta M., Nakata R., Katsukawa M., Hori K., Takahashi S., Inoue H., 2010. Carvacrol, a component of thyme oil, activates PPARα and γ and suppresses COX-2 expression. Journal of Lipid Research 51, 132–139.

[129] Koh K. J., Pearce A. L., Marshman G., Finlay-Jones J. J., Hart P. h., 2002. Tea tree oil reduces histamine-induced skin inflammation. British Journal of Dermatology 147, 1212–1217.

[130] Takaki I., Bersani-Amado L.E., Vendruscolo A., Sartoretto S.M., Diniz S.P., Bersani-Amado C.A., Cuman R.K.N., 2008. Anti-Inflammatory and antinociceptive effects of *Rosmarinus officinalis* L. Essential oil in experimental animal models. Journal of Medicinal Food 11, 741–746.

[131] Martins F.T., Doriguetto A.C., De Souza T.C., De Souza K.R.D., Dos Santos M.H., Moreira M.E.C., Barbosa L.C.A., 2008. Composition, and anti-Inflammatory and antioxidant activities of the volatile oil from the fruit peel of *Garcinia brasiliensis*. Chemistry & Biodiversity 5, 251–258.

[132] Edris A.E., 2007. Pharmaceutical and therapeutic Potentials of essential oils and their individual volatile constituents: a review. Phytotherapy Research 21, 308–323.

[133] Milner J.A., 2001. A Historical perspective on garlic and cancer. Journal of Nutrition 131, 1027S–1031S.

[134] Milner J.A., 2006. Preclinical perspectives on garlic and cancer. Journal of Nutrition 136, 827S–831S.

[135] Carnesecchi S., Bras-Gonçalves R., Bradaia A., Zeisel M., Gossé F., Poupon M.-F., Raul F., 2004. Geraniol, a component of plant essential oils, modulates DNA synthesis and potentiates 5-fluorouracil efficacy on human colon tumor xenografts. Cancer Letters 215, 53–59.

[136] Legault J., Dahl W., Debiton E., Pichette A., Madelmont J.-C., 2003. Antitumor activity of balsam fir oil: production of reactive oxygen species induced by alpha-humulene as possible mechanism of action. Planta Medica 69, 402–407.

[137] Uedo N., Tatsuta M., Iishi H., Baba M., Sakai N., Yano H., Otani T., 1999. Inhibition by d-limonene of gastric carcinogenesis induced by N-methyl-N'-nitro-N-nitrosoguanidine in Wistar rats. Cancer Letters 137, 131–136.

[138] Cavalieri E., Mariotto S., Fabrizi C., De Prati A.C., Gottardo R., Leone S., Berra L.V., Lauro G.M., Ciampa A.R., Suzuki H., 2004. α-bisabolol, a nontoxic natural compound, strongly induces apoptosis in glioma cells. Biochemical and Biophysical Research Communications 315, 589–594.

[139] Sylvestre M., Pichette A., Lavoie S., Longtin A., Legault J., 2007. Composition and cytotoxic activity of the leaf essential oil of *Comptonia peregrina* (L.) Coulter. Phytotherapy Research 21, 536–540.

[140] Sylvestre M., Legault J., Dufour D., Pichette A., 2005. Chemical composition and anticancer activity of leaf essential oil of *Myrica gale* L. Phytomedicine 12, 299–304.

[141] Calcabrini A., Stringaro A., Toccacieli L., Meschini S., Marra M., Colone M., Salvatore G., Mondello F., Arancia G., Molinari A., 2004. Terpinen-4-ol, The main component of *Melaleuca alternifolia* (Tea Tree) oil inhibits the in vitro growth of human melanoma cells. Journal of Investigative Dermatology 122, 349–360

[142] Li Y., Li M.Y., Wang L., Jiang Z.H., Li W.Y., Li H., 2004. Induction of apoptosis of cultured hepatocarcinoma cell by essential oil of *Artemisia annua* L. Sichuan Da Xue Xue Bao Yi Xue Ban 35, 337–339.

[143] Abed L., 1989. Végétaux et allergies. 3 [ième] colloque national sur les plantes médicinales, Hammam Sousse.

[144] Kew Gardens check-list consultable en ligne. http://www.kew.org/science-research-data/directory/teams/myrtaceae/

[145] Govaerts R., Sobral M., Ashton P., Barrie F. Holst B.K. Landrum L.R., Matsumoto K., Mazine F.F., Nic Lughadha E., Proença C., Soares-Silva L.H., Wilson P.G., Lucas E.J. 2008. World Checklist of Myrtaceae. Kew Publishing, Royal Botanic Gardens, Kew.

[146] Mabberley D.J., 1997. The Plant-Book: A Portable Dictionary of the Vascular Plants. Ed 2 Cambridge University Press, New York, Melbourne.

[147] Grattapaglia D., Vaillancourt R.E., Shepherd M., Thumma B.R., Foley W., Kulheim C., Potts B.M., Myburg A.A. 2012. Progress in Myrtaceae genetics and genomics : Eucalytus as the pivotal genus. Tree Genetics Genomes 8: 463–508.

[148] Soltis D.E., Smith S.A., Cellinese N., Wurdack K.J., Tank D.C., Brockington S.F., Refulio-Rodriguez N.F., Walker J.B., Moore M.J., Carlsward B.S., Bell C.D., Latvis M., Crawley S., Black C., Diouf D., Xi Z., Rushworth C.A., Gitzendanner M.A., Sytsma K.J., Qiu Y.-L., Hilu K.W., Davis C.C., Sanderson

M.J., Beaman R.S., Olmstead R.G., Judd W.S., Donoghue M.J., Soltis P.S., 2011. Angiosperm phylogeny: 17 genes, 640 taxa. American Journal of Botany 98, 704–730

[149] Wilson P.G., O'Brien M.M., Quinn C.J., 2005. Relationships within Myrtaceae sensu lato on a matK phylogeny. Plant Systematics and Evolution 251, 3–19. Cité par Grattapaglia D., Vaillancourt R.E., Shepherd M., Thumma B.R., Foley W., Kulheim C., Potts B.M., Myburg A.A. 2012. Progress in Myrtaceae genetics and genomics : Eucalyptus as the pivotal genus. Tree Genetics Genomes 8, 463–508.

[150] Biffin E., Lucas E.J., Craven L.A., Da Costa I.R., Harrington M.G., Crisp M.D., 2010. Evolution of exceptional species richness among lineages of fleshy- fruited Myrtaceae. Annals of Botany 106, 79–93.

[151] Brooker M.I.H., 2000. A new classification of the genus Eucalyptus L'Her. (Myrtaceae). Australian Systematic Botany 13 (1), 79- 148.

[152] Heywood V.H., 1996. Flowering plants of the world. B.T. Batsford, Ltd, London.Cité par Grattapaglia D., Vaillancourt R.E., Shepherd M., Thumma B.R., Foley W., Kulheim C., Potts B.M., Myburg A.A. 2012. Progress in Myrtaceae genetics and genomics : Eucalytus as the pivotal genus. Tree Genetics Genomes 8, 463–508.

[153] Migliore J., Baumel A., Juin M., Médail F., 2012. From Mediterranean shores to central Saharan mountains: key phylogeographical insights from the genus *Myrtus*. Journal of Biogeography 39, 942–956.

[154] Migliore J., 2011. Empreintes des changements environnementaux sur la phylogéographie du genre Myrtus en méditerranée et au Sahara. Thèse de Doctorat. Université Paul Cézanne Aix-Marseille III. Faculté des Sciences et Techniques, Discipline Biologie des populations et Ecologie.

[155] Goetz P., Ghedira K., 2012. *Myrtus communis* L. (Myrtaceae): Myrte, in: Phytothérapie anti-infectieuse, Collection Phytothérapie Pratique. Springer Paris, pp. 313–320.

[156] NCBI Taxonomy Browser:http://www.ncbi.nlm.nih.gov/Taxonomy consulté le 17 mai 2015.

[157] Messaoud C., Béjaoui A., Boussaid M., 2011. Fruit color, chemical and genetic diversity and structure of *Myrtus communis* L. var. *italica* Mill. morph populations. Biochemical Systematics and Ecology 39, 570–580.

[158] Quézel P., Santa S., 1962. Nouvelle flore de l'Algérie et des régions désertiques méridionales. Éditions du Centre national de la Recherche scientifique. Paris.

[159] González-Varo J.P., Arroyo J., Aparicio A., 2009. Effects of fragmentation on pollinator assemblage, pollen limitation and seed production of Mediterranean myrtle (*Myrtus communis*). Biological Conservation 142, 1058–1065.

[160] Ciccarelli D., Andreucci A.C., Pagni A.M., Garbari F., 2005. Structure and development of the elaisome in *Myrtus communis* L. Flora 200, 326–331.

[161] Kalachanis D., Psaras G.K., 2005. Structure and development of the secretory cavities of *Myrtus communis* leaves. Biologia Plantarum 49 (1), 105–110.

[162] Gryc M.I., 1985. Contribution à l'étude botanique et chimique de *Myrtus communis* L. (Myrtacées). Thèse pour le diplôme d'état de docteur en Pharmacie, Faculté de Pharmacie, Université de Claude Bernard Lyon I.

[163] Beloued A., 1998. Plantes médicinales d'Algérie. Office des publications universitaires. Alger.

BIBLIOGRAPHIE

[164] Bouzabata A., 2013. Traditional Treatment of high blood pressure and diabetes in Souk Ahras District. Journal of Pharmacognosy and Phytotherapy 5(1), 12–20.

[165] Boukef M.K., 1986. Les plantes dans la médecine traditionnelle tunisienne. Agence de coopération culturelle et technique. Paris.

[166] Bellakhdar J., 1997. La pharmacopée marocaine traditionnelle. Médecine arabe ancienne et savoirs populaires. Ibis Press. Paris. France.

[167] Fidon C., 1992. Le Myrte : Mythe et Réalités Thèse pour le Diplôme D'Etat de Docteur en Pharmacie. Université de Franche-Comté. Faculté de Médecine et de Pharmacie de Besançon.

[168] Lawrence B.M., Perfum. Flavor. 1977, 2, p.31; 1979 p.15; 1979 p.44; 1990, 1, p. 65; 1993, 18, p.52;1996, 21, p. 57; 2002, 27, p. 82; 2007, 32, p. 54.

[169] Chalchat J.C., Garry, R.-P., Michet, A., 1998. Essential Oils of Myrtle *Myrtus communis* L. of the Mediterranean Littoral. Journal of Essential Oil Research 10, 613–617.

[170] Bradesi P., Tomi F., Casanova J., Costa J., Bernardini A.F., 1997. Chemical Composition of Myrtle Leaf Essential Oil from Corsica (France). Journal of Essential Oil Research 9, 283–288.

[171] Bazzali O., Tomi F., Casanova J., Bighelli A., 2012. Occurrence of C8–C10 esters in Mediterranean *Myrtus communis* L. leaf essential oil. Flavour and Fragrance Journal 27, 335–340.

[172] Tuberoso C.I.G., Barra A., Angioni A., Sarritzu E., Pirisi F.M., 2006. Chemical Composition of Volatiles in Sardinian Myrtle *Myrtus communis* L. Alcoholic Extracts and Essential Oils. Journal of Agricultural and Food Chemistry 54, 1420–1426.

[173] Flamini G., Cioni P.L., Morelli I., Maccioni S., Baldini R., 2004. Phytochemical typologies in some populations of *Myrtus communis* L. on Caprione Promontory (East Liguria, Italy). Food Chemistry 85, 599–604.

[174] Rasooli I., Moosavi M.L., Rezaee M.B., Jaimand K., 2002. Susceptibility of Microorganisms to *Myrtus communis* L. Essential Oil and its Chemical Composition. Journal of Agricultural Science and Technology 4, 127–133.

[175] Yadegarinia D., Gachkar L., Rezaei M.B., Taghizadeh M., Astaneh S.A., Rasooli I., 2006. Biochemical activities of Iranian *Mentha piperita* L. and *Myrtus communis* L. essential oils. Phytochemistry 67, 1249–1255.

[176] Weyerstahl P., Marschall H., Rustaiyan A., 1994. Constituents of the essential oil of *Myrtus communis* L. from Iran. Flavour and Fragrance Journal 9, 333–337.

[177] Boelens M.H., Jimenez R., 1991a. The Chemical Composition of Spanish Myrtle Leaf Oils. Part I. Journal of Essential Oil Research 3, 173–177.

[178] Boelens M.H., Jimenez R., 1992b. The Chemical Composition of Spanish Myrtle Oils. Part II. Journal of Essential Oil Research 4, 349–353.

[179] Pereira P.C., Cebola M.-J., Bernardo-Gil M.G., 2009. Evolution of the Yields and Composition of Essential Oil from Portuguese Myrtle (*Myrtus communis* L.) through the Vegetative Cycle. Molecules 14, 3094–3105

[180] Gardeli C., Vassiliki P., Athanasios M., Kibouris T., Komaitis M., 2008. Essential oil composition of *Pistacia lentiscus* L. and *Myrtus communis* L.: Evaluation of antioxidant capacity of methanolic extracts. Food Chemistry 107, 1120–1130.

[181] Asllani U., 2000. Chemical Composition of Albanian Myrtle Oil (*Myrtus communis* L.). Journal of Essential Oil Research 12, 140–142.

[182] Jerkovic I., Radonic A., Borcic I., 2002. Comparative Study of Leaf, Fruit and Flower Essential Oils of Croatian *Myrtus communis* L. During a One-Year Vegetative Cycle. Journal of Essential Oil Research 14, 266–270.

[183] Özek T., Demirci B., Baser K.H.C., 2000. Chemical Composition of Turkish Myrtle Oil. Journal of Essential Oil Research 12, 541–544.

[184] Traboulsi A.F., Taoubi K., El-Haj S., Bessiere J.M., Rammal S., 2002. Insecticidal properties of essential plant oils against the mosquito *Culex pipiens molestus* (*Diptera: Culicidae*). Pest Management Science 58, 491–495.

[185] Akin M., Aktumsek A., Nostro A., 2010. Antibacterial activity and composition of the essential oils of *Eucalyptus camaldulensis* Dehn. and *Myrtus communis* L. growing in Northern Cyprus. African Journal of Biotechnology 9, 531–535.

[186] Koukos P.K., Papadopoulou K.I., Papagiannopoulos A.D., Patiaka D.T., 2001. Chemicals from Greek Forestry Biomass: Constituents of the Leaf Oil of *Myrtus communis* L. Grown in Greece. Journal of Essential Oil Research 13, 245–246.

[187] Farah A., Afifi A., Fechtal M., Chhen A., Satrani B., Talbi M., Chaouch A., 2006. Fractional distillation effect on the chemical composition of Moroccan myrtle (*Myrtus communis* L.) essential oils. Flavour and Fragrance Journal 21, 351–354.

[188] Chebli B., Hmamouchi M., Achouri M., Hassani L.M.I., 2004. Composition and in vitro Fungitoxic Activity of 19 Essential Oils Against Two Post-Harvest Pathogens. Journal of Essential Oil Research 16, 507–511.

[189] Gauthier R., Gouari M., Bellakhdar J., 1988. A propos de l'huile essentielle de *Myrtuscommunis* L. var. italica récolté au Maroc. Rendements et composition durant un cycle végétatif annuel. Al Biruniya, Revue Marocaine de Pharmacie. 4, 97–116.

[190] Bouzouita N., Kachouri F., Hamdi M., Chaabouni M.M., 2003. Antimicrobial activity of essential oils from Tunisian aromatic plants. Flavour and Fragrance Journal 18, 380–383.

[191] Messaoud C., Zaouali Y., Salah A.B., Khoudja M.L., Boussaid M., 2005. *Myrtus communis* in Tunisia: variability of the essential oil composition in natural populations. Flavour and Fragrance Journal 20, 577–582.

[192] Jamoussi B., Romdhane M., Abderraba A., Hassine B.B., Gadri A.E., 2005. Effect of harvest time on the yield and composition of Tunisian myrtle oils. Flavour and Fragrance Journal 20, 274–277.

[193] WannesA.W., Mhamdi B., Marzouk B., 2009. GC Comparative Analysis of Leaf Essential Oils from Two Myrtle Varieties at Different Phenological Stages. Chromatographia 69, 145–150.

[194] Snoussi A., Kachouri M.M., Chaabouni N., Bouzouita N. 2011. Comparative GC analyses of ripe fruits, leaves and floral buds essential oils of Tunisian *Myrtus communis* L. Mediterranean Journal of Chemistry 1, 38–43.

[195] Naceur H., Romdhane M., Jamoussi B., Abderraba M., 2006. Extraction des huiles essentielles du myrte *Myrtus communis* L. par hydrodistillation et entraînement à la vapeur d'eau: Etude quantitative et qualitative. Revue des régions arides 81–86.

[196] Moghrani H., Maachi R., 2008. Valorization of *Myrtus communis* Essential Oil Obtained by Steam Driving Distillation. Asian Journal of Scientific Research 1, 518–524.

[197] Toudert-Taleb K., Hedjal-Chebheb M., Hami H., Debras J.F., Kellouche A., 2014. Composition of Essential Oils Extracted from Six Aromatic Plants of Kabylian Origin (Algeria) and Evaluation of Their Bioactivity on *Callosobruchus maculatus* (Fabricius, 1775) (Coleoptera: Bruchidae). African Entomology 22(2), 417–427.

[198] Djenane D., Yanguela J., Amrouche T., Boubrit S., Boussad N., Roncales P., 2011. Chemical Composition and Antimicrobial Effects of Essential Oils of *Eucalyptus globulus*, *Myrtus communis* and *Satureja hortensis* against *Escherichia coli* O157:H7 and *Staphylococcus aureus* in minced beef. Food Science and Technology International 17 (6), 505–515.

[199] Brada M., Tabti N., Boutoumi H., WatheletJ.P., Lognay G., 2012. Composition of the essential oil of leaves and berries of Algerian myrtle *Myrtus communis* L. Journal of Essential Oil Research 24, 1–3.

[200] Berka-Zougali B., Hassani A., Besombes C., Allaf K., 2010. Extraction of essential oils from Algerian myrtle leaves using instant controlled pressure drop technology. Journal of Chromatography A 1217, 6134–6142.

[201] Berka-Zougali B., Ferhat M.A., Hassani A., Chemat F., Allaf K.S., 2012. Comparative Study of Essential Oils Extracted from Algerian *Myrtus communis* L. Leaves Using Microwaves and Hydrodistillation. International Journal of Molecular Sciences13, 4673–4695.

[202] Foudil-CherifY.,Boutarene N., Yassaa N., 2013. Chemical Composition of Essential Oils of Algerian Myrtus communis and chiral analysis of their leave volatiles. Journal of Essential Oil Research 25(5), 402–408.

[203] Ben Ghnaya A., Chograni H., Messoud C., Boussaid M., 2013. Comparative Chemical Composition and Antibacterial Activities of *Myrtus communis* L. Essential Oils Isolated from Tunisian and Algerian Population. Plant Pathology and Microbiology 4, 1–5.

[204] Santamaría R., Rizzetto L., Bromley M., Zelante T., Lee W., Cavalieri D., Romani L., Miller B., Gut I., Santos M., Pierre P., BowyerP., Kapushesky M., 2011. Systems biology of infectious diseases: a focus on fungal infections. Immunobiology 216, 1212–1227.

[205] Abad M.J., Ansuategui M., Bermejo P., 2007. Active antifungal substances from natural sources. Archive for Organic Chemistry 7, 116–145.

[206] Pyun M.S., Shin S., 2006. Antifungal effects of the volatile oils from Allium plants against Trichophyton species and synergism of the oils with ketoconazole. Phytomedicine 13, 394–400.

[207] Rosato A., Vitali C., Gallo D., Balenzano L., Mallamaci R., 2008. The inhibition of Candida species by selected essential oils and their synergism with amphotericin B. Phytomedicine 15, 635–638.

[208] Sumbul S., Aftab Ahmed M., Asif M., and Akhtar M., 2011.*Myrtus communis* Linn. A review. Indian Journal of Natural Products and Resources 2, 395–402.

[209] Mahboubi M., Ghazian Bidgoli F., 2010. In vitro synergistic efficacy of combination of amphotericin B with *Myrtus communis* essential oil against clinical isolates of *Candida albicans*. Phytomedicine 17, 771–774.

[210] Zomorodian K., Moien M., Goeini Lori Z., Ghasemi Y., Rahimi Javad M., Bandegani A.; Pakshir K., Bazargani A., Mirzamohammadi S., Abassi N., 2013. Chemical Composition and Antimicrobial activities of the essential oil from *Myrtus communis* leaves. Journal of Essential Oil Bearing Plants 16, 76–84.

[211] Cannas S., Molicotti P., Ruggeri M., Cubeddu M., Sanguinetti M., Marongiu B., Zanetti S., 2013. Antimycotic activity of *Myrtus communis* L. towards Candida spp. from clinical isolates. The journal of Infection in Developing Countries 7, 295 –298.

[212] Curini M., Bianchi A., Epifano F., Bruni R., Torta L., Zambonelli A., 2003. Composition and in vitro Antifungal Activity of Essential Oils of *Erigeron canadensis* and *Myrtuscommunis* from France. Chemistry of Natural Compounds 39, 191–194.

[213] Delespaul Q., De Billerbeck V.G., Roques C. G., Michel G., 2000. The antifungal activity of essential oils as determined by different screening methods. Journal of Essential Oil Research 12, 256–266.

[214] De Laurentis N., Rosato A., Gallo L., Leone L., Milillo M..A, 2005. Chemical composition and antimicrobial activity of *Myrtus communis*. Rivista Italiana Eppos 39, 3–8.

[215] Parviz Owlia S.H., 2009. Antimicrobial characteristics of some herbal Oils on *Pseudomonasaeruginosa* with special reference to their chemical compositions. Iranian Journal of Pharmaceutical Research. 8, 107– 114.

[216] Deriu A., Branca G., Molicotti P., Pintore G., Chessa M., Tirillini B., Paglietti B., Mura A., Sechi L.A., Fadda G., Zanetti S., 2007. In vitro activity of essential oil of *Myrtus communis* L. against *Helicobacter pylori*. International Journal of Antimicrobial Agents 30, 562–563.

[217] Gündüz G. T., Gönül Ş. A., Karapinar M., 2009 . Efficacy of myrtle oil against *Salmonella Typhimurium* on fresh produce. International journal of Food Microbiology 130, 147–150.

[218] Rasooli I., Moosavi M.L., Rezaee M.B., Jaimand K., 2002. Susceptibility of Microorganisms to *Myrtus communis* L. Essential Oil and its Chemical Composition. Journal of Agricultural Science and Technology 4, 127–133.

[219] Rossi P.G., Berti L., Panighi J., Luciani A., Maury J., Muselli A., Serra D. de R., Gonny M., Bolla J.-M., 2007. Antibacterial Action of Essential Oils from Corsica. Journal of Essential Oil Research 19, 176–182.

[220] Zanetti S., Cannas S., Molicotti P., Bua A., Cubeddu M., Porcedda S., Marongiu B., Sechi L.A., 2010. Evaluation of the Antimicrobial Properties of the Essential Oil of *Myrtus communis* L. against Clinical Strains of *Mycobacterium* spp. Interdisciplinary Perspectives on Infectious Diseases.

[221] Nassar M., Aboutabl E.S., Ahmed R., El-Khrisy E.-D., Ibrahim K., Sleem A., 2010. Secondary metabolites and bioactivities of *Myrtus communis*. Pharmacognosy Research 2, 325.

[222] Maxia A., Frau M.A., Falconieri D., Karchuli M.S., Kasture S., 2011. Essential oil of *Myrtus communis* inhibits inflammation in rats by reducing serum IL-6 and TNF-alpha. Natural Product Communications 6, 1545–1548.

[223] Syeda S., Ibrar M., Barkatullah N.M., Ehsan M., 2013. Analgesic and gastrointestinal motility profile of essential oil from *Myrtus communis* leaves. Journal of Phytopharmacology 4, 81–86.

[224] Despois J., 1962. Études sur la végétation du Sahara. Annales de géographie 71, 216–217.

[225] Ozenda P., 2004. Flore et végétation du Sahara, 3ième édition. CNRS. Paris. France.

[226] Leroux M., 1991. La spécificité climatique des montagnes sahariennes. Revue des régions arides 79, 23–42.

[227] Quézel P., 1965. La Végétation du Sahara: du Tchad à la Mauritanie .Fischer Verl, Stuttgart, Masson et Cie, Paris.

[228] Barry J.P., 1991.Bioclimat et végétation des montagnes du Sahara Central et du Sahara Occidental. Revue de géographie alpine 79 (1), 55–70.

[229] The plant List a working list of all plant species: http://www.theplantlist.org.

[230] Battandier J.P., Trabut L., 1911. Contribution à la flore du pays des Touaregs. Bulletin de la Société botanique de France 58, 669–677.

[231] Quézel P., 1955. Remarques sur le caryotype de quelques espèces méditerranéennes au Hoggar. Comptes rendus des Séances de l'Académie des Sciences 240, 1262–1264.

[232] Govaerts R., 2003. Word Checklist of Selected Plant Families Database in Acces: 1-216203. The board of trustees of the Royal Botanic Gardens, Kew.

[233] Quézel P., 1954. Contribution à l'étude de la flore et de la végétation du Hoggar. Imp. Imbert. Institut de recherche Saharienne. Monographies régionales, 2, Alger.

[234] Quézel P., 1958. Mission botanique au Tibesti. Mémoire de l'institut de Recherches Sahariennes, 4 : 155, Alger.

[235] Leredde C., 1957. Etude écologique et phytogéographique du Tassili n'Ajjer, Mission sc. au Tassili des Ajjer II. Institut de recherche Saharienne, Alger.

[236] Ozenda P., 1991. Flore et végétation du Sahara. Centre National de la Recherche Scientifique. Paris. France.

[237] Maiza K., 2008. Pharmacopée traditionnelle saharienne: Sahara algérien. Thèse en vue de l'obtention du Doctorat d'état en Sciences Médicales. Discipline Botanique Médicale. Université d'Alger.

[238] Hijmans R.J., Cameron S.E., Parra J.L., Jones P.G., Jarvis A., 2005. Very high resolution interpolated climate surfaces for global land areas. International Journal of Climatology 25, 1965–1978.

[239] Maire R., 1933. Etudes sur la flore et la végétation du Sahara Central. I.II. Mémoires de la société d'Histoires Naturelles de l'Afrique du Nord, n.3. Mission du Hoggar II.

[240] Sahki A., Boutamine Sahki R., 2004. Le Hoggar: Promenade botanique. Éd. Ésope. Lyon, Chamonix.

[241] Cordell G.A., 1995. Changing strategies in natural products chemistry. Phytochemistry 40, 1585–1612.

[242] Cordell G.A., Colvard M.D., 2005. Some thoughts on the future of ethnopharmacology. Journal of Ethnopharmacology 100, 5–14.

[243] Patwardhan B., 2005. Ethnopharmacology and drug discovery. Journal of Ethnopharmacology 100, 50–52.

[244] Rached W., Benamar H., Bennaceur M., Marouf A., 2010. Screening of the Antioxidant Potential of Some Algerian Indigenous Plants. Journal of Biological Sciences 10, 316–324.

[245] Touaibia M., Chaouch F.Z., 2014. Composition de l'huile essentielle et des extraits alcooliques de l'espèce saharo-endémique *Myrtus nivellei* Batt. et Trab. Revue des Biossources 4(1), 13-20.

[246] Emberger L.,1930. La végétation de la région méditerranéenne. Essai d'une classification des groupements végétaux. Revue Générale de Botanique, vol. 42. Paris. France.

[247] Climate Data.org. Les Données Climatiques pour les Villes du monde entier. Consulté le 17 mai 2015.

[248] Cocking T.T., Middleton G., 1935. Improved method for the estimation of the essential oil content of drugs. Quarterly Journal of Pharmacy and Pharmacology 8, 435–442.

[249] CLSI-Clinical and Laboratory Standards Institute, Reference Method for Broth Dilution Antifungal Susceptibility Testing of Yeasts, 2008a. Approved Standard, third ed., M27–A3, Wayne, PA.

[250] CLSI-Clinical and Laboratory Standards Institute, Reference Method for Broth Dilution Antifungal Susceptibility Testing of Filamentous Fungi, 2008b. Approved Standard, third ed., M38–A2, Wayne, PA.

[251] Green S.J., Meltzer M.S., Hibbs J.B.Jr., Nacy C.A., 1990. Activated macrophages destroy intracellular Leishmania major amastigotes by an L-arginine-dependent killing mechanism. Journal of Immunology 144, 278–283.

[252] Griess Reagent Kit for Nitrite Determination G7921, 2003. Molecular Probes 1-3.

[253] Mosmann T., 1983.Rapid colorimetric assay for cellular growth and survival application to proliferation and cytotoxicity assays. Journal of Immunology Methods Dec 16, 65(1-2), 55-63.

[254] Palm R., 1998. Notes de statistiques et d'informatiques; l'analyse en composantes principales. principes et applications. Faculté des Sciences de Gembloux, Gembloux.

[255] Legendre P., Legendre L.F.J., 1998. Numerical Ecology, 2 [ième] édition. Elsevier Science, Amsterdam.

[256] Vidrich V., Franci M., Michelozzi M., Fusi P. 2006. Variabilità della composizione di olii essenziali in diverse provenienze Italiane di *Mirtus communis* L. Italia Forestale E Montana 61, 87–92.

[257] Rowshan V., Najafian S., Tarakemeh A., 2012. Essential oil chemical composition changes affected by leaf ontogeny stages of myrtle (*Myrtus communis* L.). International Journal of Medicinal and Aromatic Plants 2, 114–117.

[258] Aboutabl E.A., Meselhy K.M., Elkhreisy E.M., Nassar M., Fawzi R., 2011. Composition and Bioactivity of Essential Oils from Leaves and Fruits of *Myrtus communis* and *Eugenia supraxillaris* (Myrtaceae) Grown in Egypt. Journal of Essential Oil Bearing Plants 14, 192–200.

[259] Mimica-Dukić N., Bugarin D., Grbović S., Mitić-Ćulafić D., Vuković-Gačić B., Orčić D., Jovin E., Couladis M., 2010. Essential Oil of *Myrtus communis* L. as a Potential Antioxidant and Antimutagenic Agents. Molecules 15, 2759–2770.

[260] Bouzabata A., Bazzali O., Cabral C., Gonçalves M.J., Cruz M.T., Bighelli A., Cavaleiro C., Casanova J., Salgueiro L., Tomi F., 2013b. New coumpounds, chemical composition, antifungal activity and cytotoxicity of the essential oil from *Myrtus nivellei* Batt. & Trab. an endemic species of Central Sahara. Journal

of Ethnopharmacology 149, 613–620.

[261] Bouzabata A., Boussaha F., Casanova J., Tomi F., 2010. Composition and chemical variability of leaf oil of *Myrtus communis* from north-eastern Algeria. Natural Product Communications 5, 1659–1662.

[262] Bouzabata A., Castola V., Bighelli A., Abed L., Casanova J., Tomi F., 2013a. Chemical Variability of Algerian *Myrtus communis* L. Chemistry & Biodiversity 10, 129–137.

[263] Eddouks M., Ouahidi M.L., Farid O., Moufid A., Khalidi A., Lemhadri A., 2007. L'utilisation des plantes médicinales dans le traitement du diabète au Maroc. Phytothérapie 5, 194–203.

[264] Allali H., Benmehdi H., Dib M.A., Tabti B., Ghalem S., Benabadji N., 2008. Phytotherapy of Diabetes in West Algeria. Asian Journal of Chemistry 2 (4), 2701–2710.

[265] Boudjelal A., Henchiri C., Sari M., Sarri D., Hendel N., Benkhaled A., Ruberto G., 2013. Herbalists and wild medicinal plants in M'sila (North Algeria): An ethnopharmacology survey. Journal of Ethnopharmacology 148, 395–402.

[266] Medjkane S, Hammiche V, Denine R., 1985. Propriétés antimicrobiennes de décoctions à base de *Myrtus communis* L. 2 ième journée Nationales de Biologie. 10-11 décembre, Alger.

[267] Boulos L. (1983) Medicinal Plants of North Africa. 11, rue Lavoisier 75384, Paris.

[268] Elfellah M.S., Akhtar M.H., Khan M.T., 1984. Anti-hyperglycaemic effect of an extract of *Myrtus communis* in streptozotocin-induced diabetes in mice. Journal of Ethnopharmacology 11, 275–281.

[269] Sepici A., Gurbuz I., Cevik C., Yesilada E., 2004. Hypoglycemic effects of myrtle oil in normal and alloxan-diabetic rabbits. Journal of Ethnopharmacology 93, 311–318.

[270] Mosser D.M., 2003. The many faces of macrophage activation. Journal of Leukocyte Biology 73, 209–212.

[271] FujiwaraN., Kobayashi K., 2005. Macrophages in Inflammation. Current Drug Targets - Inflammation & Allergy 4, 281–286.

[272] Boscá L., Zeini M., Través P.G., Hortelano S., 2005. Nitric oxide and cell viability in inflammatory cells: a role for NO in macrophage function and fate. Toxicology 208, 249–258.

[273] Korhonen R., Lahti A., Kankaanranta H., Moilanen E., 2005. Nitric Oxide Production and Signaling in Inflammation. Current Drug Targets - Inflammation & Allergy 4, 471–479.

[274] Aktan F., 2004. iNOS-mediated nitric oxide production and its regulation. Life Sciences 75, 639–653.

[275] Hofseth L.J., 2008. Nitric oxide as a target of complementary and alternative medicines to prevent and treat inflammation and cancer. Cancer Letters 268 (1), 10–30.

[276] Peana A.T., D'Aquila P.S., Panin F., Serra G., Pippia P., Moretti M.D.L., 2002. Anti-inflammatory activity of linalool and linalyl acetate constituents of essential oils. Phytomedicine 9, 721–726.

[277] Peana A.T., D'Aquila P.S., Chessa M.L., Moretti M.D., Serra G., Pippia P., 2003. (−)-Linalool produces antinociception in two experimental models of pain. European Journal of Pharmacology 460, 37–41.

[278] Prashar A., Locke I.C., Evans C.S., 2004. Cytotoxicity of lavender oil and its major components to human skin cells. Cell Proliferation 37, 221–229.

[279] Abed L., 1988. Expérience algérienne dans l'exploitation et la commercialisation des plantes médicinales. 2 ^{ième} colloque national sur les plantes médicinales, Sousse.

ANNEXES

A/ APPLICATION ANALYTIQUE.

Tableau 22 : Identification de quatre monoterpènes par RMN du carbone-13 dans une huile essentielle (*Myrtus communis* L.).

δ expérimental	δ Référence	Composé	Δδ
170,01	170,00	acétate de linalyle	0,01
145,03	**145,08**	**Linalol**	**0,05**
144,52	144,49	α-pinène	0,03
141,83	141,87	acétate de linalyle	0,04
131,78	131,75	acétate de linalyle	0,07
124,33	**124,41**	**Linalol**	**0,08**
123,81	123,87	acétate de linalyle	0,06
113,09	113,09	acétate de linalyle	0,00
116,02	**116,05**	**α-pinène**	**0,03**
111,69	**111,66**	**Linalol**	**0,02**
82,91	82,91	acétate de linalyle	0,00
73,7	73,65	1,8-cinéole	0,05
73,48	73,45	Linalol	0,03
69,86	69,81	1,8-cinéole	0,05
47,03	**47,10**	**α-pinène**	**0,07**
42,06	**42,1**	**Linalol**	**0,04**
40,73	**40,79**	**α-pinène**	**0,06**
39,71	39,72	acétate de linalyle	0,01
37,97	37,98	α-pinène	0,01
32,94	**32,99**	**1,8-cinéole**	**0,05**
31,5	**31,55**	**1,8-cinéole**	**0,05**
31,46	**31,47**	**α-pinène**	**0,01**
31,26	**31,29**	**α-pinène**	**0,03**
28,88	**28,9**	**1,8-cinéole**	**0,02**
27,86	**27,85**	**Linalol**	**0,01**
26,36	**26,38**	**α-pinène**	**0,02**
27,57	**27,59**	**1,8-cinéole**	**0,02**
25,7	**25,67**	**Linalol**	**0,03**
	25,66	acétate de linalyle	**0,04**
23,6	23,66	acétate de linalyle	0,06
22,99	**22,97**	**α-pinène**	**0,02**
22,82	**22,83**	**1,8-cinéole**	**0,01**

	22,83	Linalol	0,01
22,35	22,43	acétate de linalyle	0,08
22,18	22,13	acétate de linalyle	0,05
20,8	**20,81**	**α-pinène**	**20,81**
17,69	**17,68**	**Linalol**	**0,01**
17,57	17,56	acétate de linalyle	0,01

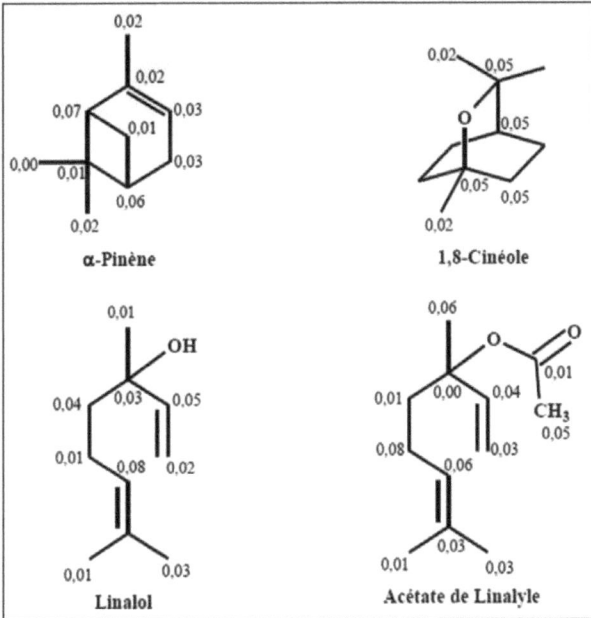

Figure 56 : Structure chimique et variation des déplacements chimiques de quatre monoterpènes identifiés dans l'huile essentielle de *Myrtus communis* L.

B/ SPECTRES ET CHROMATOGRAMMES.

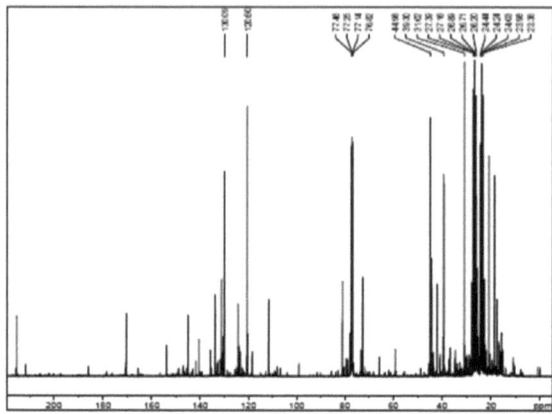

Figure 57: Spectre RMN du carbone-13 de la fraction F4

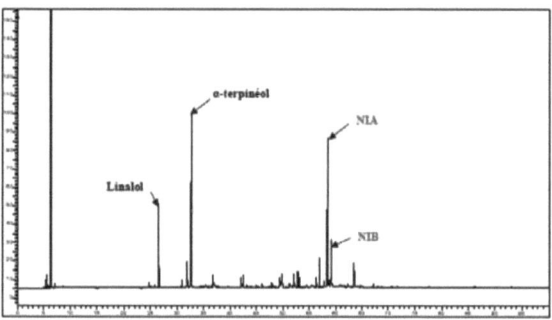

Figure 58: Chromatogramme de la fraction F4

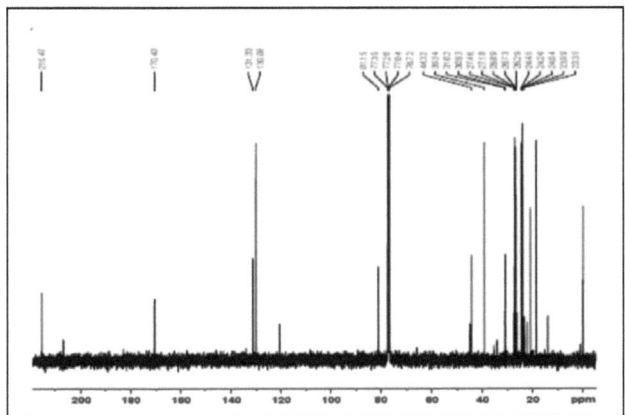

Figure 59 : Spectre RMN du carbone-13 de la fraction F16 (composé **NIA**)

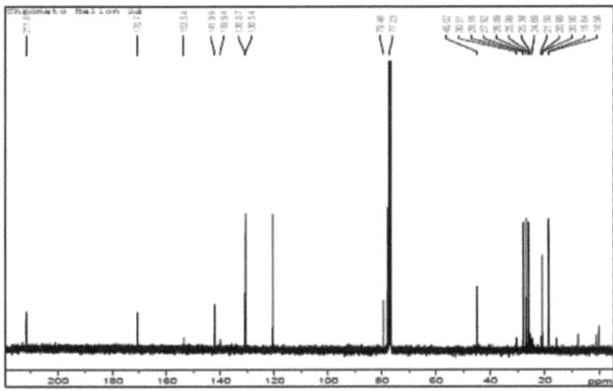

Figure 60 : Spectre RMN du carbone-13 de la fraction F23 (composé **NIB**)

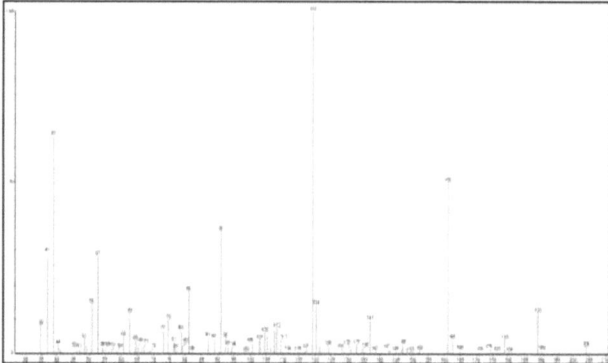

Figure 61 : Spectre de masse du composé **NIA**.

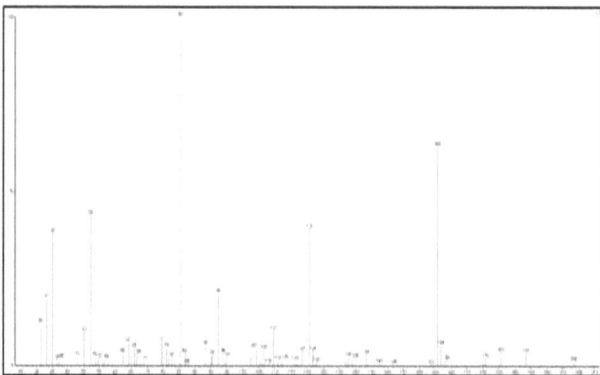

Figure 62 : Spectre de masse du composé **NIB**.

C/ TEXTE DES PUBLICATIONS.

 Natural Product Communications

2010
Vol. 5
No. 0
1

Composition and Chemical Variability of Leaf Oil of *Myrtus communis* from North-Eastern Algeria.

Amel Bouzabata,[a] Faffani Boussaha,[a] Joseph Casanova,[b] Félix Tomi[b*]

[a]*Laboratoire de Biofilms et Biocontamination des Matériaux, Université Badji-Mokhtar, Annaba, Algeria*

[b]*Université de Corse-CNRS, UMR CNRS 6134, Equipe Chimie et Biomasse, Route des Sanguinaires, 20000 Ajaccio, France.*

felix.tomi@univ-corse.fr

Received: April XX, 2010; Accepted: Xxxxxx XX, 2010

The chemical composition of 27 oil samples of *Myrtus communis* isolated from leaves collected in three locations in North-Eastern Algeria was investigated by GC(RI) and ^{13}C NMR. Yields ranged between 0.2-1.2% (w/w). The chemical composition of the essential oils was largely dominated by monoterpene hydrocarbons, α-pinene (40.5-64.0%), 1,8-cineole (10.9-29.1%) and limonene (6.7-8.2%). In all the samples, we identified 3,3,5,5,8,8-hexamethyl-7-oxabicyclo[4.3.0]non-1(6)-ene-2,4-dione (0.8-1.5%). The composition is similar to that reported for myrtle oils from Corsica, Sardinia and Tunisia. It differed to that of Moroccan and Spanish myrtle oils.

Keywords: *Myrtus communis*, chemical composition, α-pinene, 1-8 cineole, Algeria.

Myrtus communis (Myrtaceae family) is widespread all around the Mediterranean basin and in the islands. It is an evergreen shrub, 1.5-3 m of height, with linear and lanceolate leaves, white fragrant flowers and black berries when mature. In Algeria, *Myrtus communis* is found in the Tell and in the costal regions of Algiers and Constantine where it is known under the names of *rihan* or *mersin* [1].

Myrtle is known as a medicinal plant for its anti-hyperglycemic, antiseptic and antiinflammatory activities [2]. In popular medicine, it is used against the diseases of respiratory organs and urinary ways and recommended against the partial bronchitises, the sinusitis, the otitis, the diarrhea and the haemorrhoids [3]. The plant contains significant amounts of phenolic compounds and the methanolic extracts exhibit fair antioxidant capacity [4].

The essential oil obtained by steam distillation of aerial parts (leaves and twigs, sometimes flowers and berries), is used both in flavor and fragrance compositions [5]. Leaf oil has been employed for its antimicrobial, tonic and balsamic properties [6] and was used in culinary, pharmaceutical, therapeutical, industrial and cosmetic fields [7].

The chemical composition of myrtle essential oil has been extensively investigated and reviewed by Lawrence [8-12]. According to Chalchat et al [5] leaf oils from various origins could be differentiated by their content in α-pinene and divided into two groups: over 50% (Corsica and Tunisia), and under 35% (others). Our group [13] suggested a differentiation based on the presence ot the lack of myrtenyl acetate. Whatever, myrtle leaf oil produced all around the Mediterranean sea and in the islands exhibits a fair chemical variability. Indeed, a few components are characteristic of myrtle essential oil: myrtenyl acetate, cineole, α-pinene, limonene, linalool.

- Myrtenyl acetate-rich oils have been reported in Spain (32.9 and 35.9%) [14], Portugal (7.4-37.6%) [15] and in the Greek island of Zakynthos (23.7-39.0%) [4].

- Cineole-rich oils were found in Lebanon (40.0%) [16] and Cyprus island (50.1%) [17];

- α-Pinene-rich oils were isolated from leaves of myrtle growing wild in Corsica (α-pinene, 42.3-66.1%; cineole, 15.1-38.3) [13,5] and Sardinia (α-pinene, 50.0 and 59.5%; cineole 20.9 and 30.4%) [18]. Corsican and Sardinian oils were characterized by the lack of myrtenyl acetate.

2 *Natural Product Communications* Vol. 0 (0) 2010

Bouzabata A *et al.*

Table 1: Chemical composition of the essential oil of *Myrtus communis* from three locations in North-Eastern Algeria (27 samples).

	Components.	Ria	Rip	K Mean %	K SD	Z Mean %	Z SD	B Mean %	B SD
1	Isobutyl isobutyrate	894	1089	2,4	0,7	2,9	0,8	1,9	0,8
2	α-Thujene	922	1023	0,3	0,1	0,3	0,1	0,4	0,2
3	α-Pinene	931	1022	49,1	4,5	47,7	3,5	57,3	4,4
4	β-Pinene	970	1110	0,4	0,0	0,4	0,0	0,3	0,1
5	Δ-3-Carene	1005	1147	0,4	0,2	0,5	0,2	0,6	0,4
6	p-Cymene	1011	1268	0,6	0,3	1,0	0,4	0,6	0,4
7	Limonene*	1020	1199	6,7	1,0	8,2	2,0	5,5	1,7
8	1,8-Cineole*	1020	1209	25,0	3,1	24,4	3,3	18,7	3,8
9	γ-Terpinene	1047	1243	0,4	0,2	0,4	0,2	0,6	0,4
10	Terpinolene	1078	1280	0,4	0,1	0,3	0,1	0,8	0,4
11	Linalool	1081	1544	2,6	0,5	2,5	0,9	2,9	0,9
12	Terpinen-4-ol	1161	1600	0,3	0,0	0,3	0,1	0,3	0,1
13	α-Terpineol	1172	1697	3,1	0,2	3,2	0,6	3,4	0,2
14	Geraniol	1232	1844	0,5	0,2	0,5	0,3	0,2	0,1
15	Eugenol	1337	2176	0,4	0,2	0,5	0,3	0,3	0,1
16	Geranyl acetate	1358	1748	2,4	0,7	2,9	0,8	1,9	0,8
17	Methyl eugenol	1367	2009	1,3	0,2	1,1	0,2	1,3	0,6
18	(E)-β-Caryophyllene	1424	1591	0,6	0,2	0,5	0,2	0,6	0,2
19	α-Humulene	1456	1665	0,3	0,1	0,2	0,1	0,2	0,1
20	Dione#	1488	2033	0,8	0,2	1,1	0,3	1,5	0,5

Order of elution and percentages of components are given on apolar column, except those with an asterisk*: percentage on polar column. Ria, Rip: retention indices on apolar and polar columns. Stations of collection of myrtle: K – Khannguet Aoun (samples K1-K10), Z – Zitouna (samples Z1-Z10), B – Ain Barbar (samples B1-B7). Mean = mean values SD – standard deviantion. # 3,3,5,5,8,8-hexamethyl-7- oxabicyclo[4.3.0] non-1(6)-ene-2,4-dione

- Oils containing appreciable amounts of cineole, α-pinene, limonene and myrtenyl acetate: were found in Yougoslavia [5,19], Croatia [20], Albania [14,21] and Turkey [22];
- Oils containing apreciable amounts of cineole, α-pinene and limonene without myrtenyl acetate have been reported in Italy (Liguria and Sardinia) [18,23], Turkey [24] and Iran [25-27];
- Finally, a myrtle leaf oil sample from Greece contained linalyl acetate (31.4%), limonene (21.8%) and α-pinene (18.0%) as main components, but neither myrtenyl acetate nor 1,8-cineole were detected [28].

Concerning North Africa, the composition of both Morrocan and Tunisian myrtle oils has been substantially investigated. All the reported Morrocan oil samples contained α-pinene (up to 25.0%),1,8-cineole (up to 43.1%) and myrtenyl acetate (up to 42%) as major components.

Other compounds such as linalool (up to 18%) or limonene (up to 12.4%) were present at appreciable contents [5,14,29,30]. The composition of some myrtle oils from Tunisia was largely dominated by α-pinene (more than 50%) and cineole (20-25%). [5,7,31]. 1,8-Cineole (61.0%) was by far the major component of one other oil sample [32]. Finally, other samples contained various components at appreciable contents: α-pinene (up to 20.5%), 1,8-cineole (up to 30.1%), linalool (up to 14.4%) and myrtenyl acetate (up to 27.7%) [33,34].

Little is known about Algerian myrtle leaf oil. Only one study reported on the chemical composition of one oil sample from Center Algeria [35]. Although the identified components accounted for only 60% of the whole composition, it appears that the composition is dominated by cineole (15.8%), limonene (15.7%) and pulegone (5.7%).

With respect to the very important chemical variability observed for myrtle leaf oil, the aim of the present study was to determine the chemical profile of essential oil isolated from aerial parts (leaves and flowers) of *Myrtus communis* L. growing wild in North-Eastern Algeria.

Yields of essential oils isolated from aerial parts of *Myrtus communis* growing wild in North-Eastern Algeria at flowering stage (calculated on dry weight basis) varied substantially from location to location, being higher for plants from Khannguet Aoun (0.4 – 1.2 % w/w, samples K1-K10) and Zitouna (0.5-1.2% w/w, samples S1-S10) and lesser for plants from Ain Barbar (0.2-0.7% w/w, samples B1-S7). Analysis was carried out by GC (retention Indices on two columns of different polarity) and by ^{13}C NMR, without isolation of the individual components, following a method developped in our laboratories [36-38]. Twenty compounds were identified accounting for 97.6-99.0% of the whole composition.

The composition of myrtle leaf oil from North-Eastern Algeria (Table 1) is homogeneous; all the samples obviously belonged to the a-pinene/cineole chemotype, the two main components accounting for 40.5-64.0% and 10.9-29.1%, respectively. Slight variations from the quantitative point of view were observed from location to location for the two main components. Indeed, plants collected from Khannguet Aoun (samples K1-K10), and Zitouna (samples Z1-Z10) produced essential oil with similar composition: α-pinene, mean values M = 49.1% (SD = 4.5) and 47.7% (SD = 3.5), respectively; cineole, mean values = 25.0% (SD = 3.1) and 24.4% (SD = 3.3), respectively. Oils in provenance from Ain Barbar (samples B1-B7) exhibited a slightly higher content of α-pinene (mean = 57.3%, SD = 4.4) and a slightly lower content of cineole (mean = 18.7%, SD = 3.8). Otherwise, a few monoterpenes were present at apreciable content: limonene (M = 6.7, 8.2 and 5.5%), α- terpineol (M = 3.1, 3.2 and 3.4%), linalool (M = 2.6, 2.5 and 2.9%) and geranyl acetate (M = 2.4, 2.9 and 1.9%). Two phenyl propanoids, eugenol and methyl eugenol as well as two sesquiterpene hydrocarbons were present at moderate amount. Finally, we should mention the occurence in all the samples of the 3,3,5,5,8,8-hexamethyl-7-oxabicyclo [4.3.0]non-1(6)-ene-2,4-dione (0.8-1.5%), reported for the first time by Weyerstahl et al [25] in their detailed analysis, by combination of CC, GC, MS and NMR, of myrtle oil from Iran and and only found

since this time in Iranian and Turkish myrtle oils [22,26,27].

The composition of the myrtle leaf oil isolated from plants growing wild in North-Eastern Algeria, largely dominated by α-pinene and 1,8-cineole and characterized by the lack of myrtenyl acetate, is similar to those reported for oils from Corsica [5,13], Sardinia [18] and Tunisia [5,7,31].

Conversely, it differs from oils from Morocco, Spain, Greece (containing fair amounts of myrtenyl acetate), Lebanon (dominated by cineole), or from oils of various countries all around the Mediterranean sea characterized by the occurrence at apreciable contents of two or three of the aforementioned components. The composition of our samples differed also from that of the Algerian sample recently reported [36], dominated by cineole (15.8%), limonene (15.7%) and pulegone (5.7%).

Experimental

Plant material: Aerial parts of *Myrtus communis* were collected during the flowering stage in July 2009 from North East of Algeria. Twenty-seven samples of single plants were harvested in three stations: Khannguet Aoun (Wilaya El Tarf, El Kala region, 85 km East from Annaba, 11.5 km from the sea, altitude 88m, sub-humid hot climate, samples K1-K10); Zitouna (Wilaya El Tarf, 75 km East from Annaba, Altitude 120 m, 27 km from the sea, sub humid temperate climate, samples Z1-Z10) and Ain Barbar (Wilaya Annaba, Seraidi region, 33 km west from Annaba, 1.5 km from the sea, altitude 288m, humid temperate climate, samples B1-B7). The samples of *Myrtus communis* were identified by Dr G. De Belaire (Department of Vegetable Ecology, Badji-Mokhtar University, Annaba) by referring to the morphological description presented in the Flora of Algeria [2].

Isolation of essential oils: The essential oils were obtained by hydrodistillation of leaves and flowers from each sample (100g) in a Clevenger-type apparatus during 3h. Essential oil yields were estimated on the basis of the dry weight of the plant material.

Analytical GC: The GC analysis was carried out with a Clarus 500 Perkin-Elmer Autosystem apparatus equipped with two flame ionisation detectors (FID), and fused capillary columns (50 m x

4 *Natural Product Communications* Vol. 0 (0) 2010

0.22 mm i.d., film thickness 0.25 µm), BP-1 (polymethylsiloxane) and BP-20 (polyethylene glycol). Carrier gas, helium; linear velocity, 0.8 mL/min. The oven temperature was programmed from 60°C to 220°C at 2°C/min and then held isothermal (20 min). Injector temperature was 250°C (injection mode: split 1/60). Detector temperature: 250°C. The relative proportions of the essential oil constituents were expressed as percentages obtained by peak area normalization, all relative response factors being taken as one.

¹³C NMR: ¹³C NMR spectra were recorded on a Bruker AVANCE 400 Fourier Transform spectrometer operating at 100.13 MHz for ¹³C, equipped with a 5 mm probe, in deuterated chloroform (CDCl₃), with all shifts referred to internal tetramethylsilane (TMS). ¹³C NMR spectra were recorded with the following parameters: pulse width (PW), 4 µs (flip angle 45°); acquisition time, 2.7 s for 128 K data table with a spectral width (SW) of 24 000 Hz (240 ppm); CPD mode decoupling; digital resolution 0.183 Hz/pt. The number of accumulated scans ranged was 3 000 for each sample (50-60 mg in 0.5 ml of CDCl₃).

Identification of individual components: Identification of the individual components was based: (i) on comparison of their GC retention indices (RI) on apolar and polar columns, determined relative to the retention times of a series of *n*-alkanes with linear interpolation ('Target Compounds' software of Perkin-Elmer), with those of authentic compounds, or literature data (compound N°20, ref [25]) (ii) by ¹³C NMR spectroscopy, following a computerized method developed in our laboratories, using a home-made software, by comparison of the chemical shift values of the signal in the oil spectrum with those of reference compounds compiled in a laboratory-built library and comparison with literature data (compound N°20, ref [25]). This method allows identification of individual components of the essential oil at content as low as 0.3-0.4%. Seventeen oil samples, out of 27, were submitted to NMR analysis.

Acknowledgments – The Agence Universitaire de la Francophonie (AUF) is acknowledged for a travel grant to AB.

References

[1]   Quezel P, Santa S. (**1962**) Nouvelle flore de l'Algérie et des régions désertiques méridionale. In (Ed). CNRS, Paris, FR, 636-637.

[2]   Elfellah MS, Akhter MH, Khan MT. (**1984**) Anti-hyperglycaemic effect of an extract of Myrtus *communis* in streptozotocin-induced diabetes in mice. *Journal of Ethnopharmacology, 11*, 275-81.

[3]   Beloued A. (**1998**) *Plantes médicinales d'Algérie.* Ben Aknoun (Ed). Office des publications universitaires, Alger, AG, 1- 231.

[4]   Gardeli C, Papageorgiou V, Mallouchos A, Theodosis K, Komaitis M. (**2008**) Essential oil of *Pistacia lentiscus* L. and *Myrtus communis* L.: evaluation of antioxidant capacity of methanolic extracts. *Food Chemistry, 107*, 1120-1130.

[5]   Chalchat JC, Garry RPh. (**1998**) Essential oils of Myrtle (*Myrtus communis* L.) of the Mediterranean littoral. *Journal of Essential Oil Research, 10*, 613-617.

[6]   Bourrel C, Vilarem G, Michel, Case A. (**1995**) Etude des propriétés bactériostatiques et fongistatiques en milieu solide de 24 huiles essentielles préalablement analysées. *Rivista Italiana EPPOS, 16*, 3-12.

[7]   Aidi Wannes W, Mhamdi B, Marzouk B. (**2009**) GC Comparative Analysis of Leaf Essential Oils from Two Myrtle Varieties at Different Phenological Stages. *Chromatographia,69*, 17-20.

[8]   Lawrence BM. (**1990**) Progress in essential oils, Myrtle oil. *Perfumer and Flavorist, 15(3)*, 65-66.

[9]   Lawrence BM. (**1993**) Progress in essential oils, Myrtle oil. *Perfumer and Flavorist, 18(2)*, 52-55.

[10]   Lawrence BM. (**1996**) Progress in essential oils, Myrtle oil. *Perfumer and Flavorist, 21(4)*, 57-58.

[11]   Lawrence BM. (**2002**) Progress in essential oils, Myrtle oil. *Perfumer and Flavorist, 27(4)*, 82-85.

[12]   Lawrence BM. (**2007**) Progress in essential oils, Myrtle oil. *Perfumer and Flavorist, 32(5)*, 54-62.

[13]   Bradesi P, Tomi F, Casanova J, Costa J, Bernardini AF. (**1997**) The Chemical Composition of Myrtle Essential Oil from Corsica (France). *Journal of Essential Oil Research, 9*, 283-288.

[14]   Boelens MH, Jimenez R. (**1991**) The chemical composition of spanish Myrtle leaf oils. Part I. *Journal of Essential Oil Research, 3*, 173-177.

[15]   Pereira PC, Cebola MJ, Bernardo-Gil MG. (**2009**) Evolution of the yields and composition of essential oil from portuguese Myrtle (*Myrtus communis* L.) through the vegetative cycle. *Molecules,14*, 3094-3105.

Myrtle oil from Algeria

Natural Product Communications Vol. 0 (0) 2010 5

[16]   Traboulsi AF, Taoubi K, El-Haj S, Bessiere JM, Rammal S. (**2002**) Insecticidal properties of essential oils against the mosquito *Culex pipiens molectus* (Dipteria: Culicidae). *Pest Management Science, 58,* 491-495.

[17]   Akin M, Aktumsek A., Nostro A. (**2010**) Antibacterial activity and composition of the essential oil of *Eucalyptus camaldulensis* Dehn. and *Myrtus communis* L. growing in northern Cyprus. *African Journal of Biotechnology, 49,* 531-535.

[18]   Tuberoso CIG, Barra A, Angioni A, Sarritzu E, Pirisi FM. (**2006**) Chemical Composition of Volatiles in Sardinian Myrtle (*Myrtus communis* L.) Alcoholic Extracts and Essential Oils. *Journal of Agricultural Food Chemistry, 54,* 1420-1426.

[19]   Savikin-Fodulovic KP, Bulatovic VM, Menkovic NR, Grubisic DV. (**2000**) Comparison between the essential oil of *Myrtus communis* L. obtained from naturally grown and *in vitro* plants. *Journal of Essential Oil Research, 12,* 75-78.

[20]   Jerkovic I, Radonic A, Borcic I. (**2002**) Comparative study of leaf, fruit and flower essential oils of croatian *Myrtus communis* L. during a one-year vegetative cycle. *Journal of Essential Oil Research, 14,* 266-270.

[21]   Asllani U. (**2000**) Chemical composition of Albanian myrtle oil (*Myrtus communis* L.). *Journal of Essential Oil Research, 12,* 140-142.

[22]   Ozek T, Demirici B, Baser KHC. (**2000**) Chemical composition of Turquish myrtle oil, *Journal of Essential Oil Research, 12,* 41-544 .

[23]   Flamini G, Cioni PL, Morelli I, Maccioni S, Baldini R. (**2004**) Phytochemical typologies in some populations of *Myrtus communis* L. on Caprione promontory (East Liguria, Italy). *Food Chemistry, 85,* 599-604.

[24]   Oezcan M, Chalchat J. (**2004**) Effect of collection period on the flavour profiles of the leaves of myrtle tree (*Myrtus communis* L.) growing wild in Turkey. *Research Journal of Chemistry and Environment, 8,* 70-73.

[25]   Weyerstahl P, Marschall H, Rustaiyan A. (**1994**) Constituents of the essential oil of *Myrtus communis* L. from Iran. *Flavour and Fragrance Journal, 9,* 333-337.

[26]   Rasooli I, Moosavi ML, Rezaee MB, Jaimand K. (**2002**) Susceptibility of microorganisms to *Myrtus communis* L. essential oil and its chemical composition. *Journal of Agricultural Science and Technology, 4,* 127-133.

[27]   Yadegarinia D, Gachkar L, Rezaei MB, Taghizadeh M, Astaneh SA, Rasooli I. (**2006**) Biochemical activities of Iranian *Mentha piperita* L. and *Myrtus communis* L. essential oils. *Phytochemistry, 67,* 1249-1255.

[28]   Koukos PK, Papadopoulou KI, Papagiannopoulos AD, Patiaka T. (**2001**) Chemicals from Greek forestry biomass : constituents of the leaf oil of *Myrtus communis* L.. grown in Greece. *Journal of Essential Oil Research, 13,* 245-246.

[29]   Gauthier R, Gourai M, Bellakhdar J. (**1988**) A propos de l'huile essentielle de *Myrtus communis* L. var. *italica* récolté au Maroc. I. Rendements et compositions durant un cycle végétatif annuel. *Al Biruniya, Revue Marocaine de Pharma*cie, *4,* 97-116.

[30]   Farah A, Afifi A, Fechtal M, Chlen A, Satrani B, Talbi M, Chaouch A. (**2006**) Fractional distillation effect on the chemical composition of Morrocan myrtle (*Myrtus communis* L.) essential oils. *Flavour and Fragrance Journal, 21,* 351-354.

[31]   Jamoussi B, Romdhane M, Abderraba A, Ben Hassine B, El Gadri A. (**2005**) Effect of harvest time on the yield and composition of Tunisian myrtle oils. *Flavour and Fragrance Journal, 20,* 274-277.

[32]   Bouzouita N, Kachouri F, Hamdi M, Moncef Chaabouni M. (**2003**) Antimicrobial activity of essential oils from Tunisian aromatic plants. *Flavour and Fragrance Journal, 18,* 380-383.

[33]   Messaoud C, Zaouali Y, Ben Salah A, Khoudja ML, Boussaid M. (**2005**) *Myrtus communis* in Tunisia: variability of the essential oil composition in natural populations. *Flavour and Fragrance Journal, 20,* 577-582.

[34]   Naceur H, Romdhane M, Jamoussi B, Abderraba M. (**2006**) Extraction des huiles essentielles du myrte « *Myrtus communis* L. » par hydrodistillation et entrainement à la vapeur d'eau : Etude quantitative et qualitative. *Revue des Régions Arides. N° spécial Actes du séminaire international « les Plantes à Parfum, Aromatiques et Médicinales » SIPAM 2006,,* 81-86.

[35]   Moghrani H, Maachi R. (**2008**) Valorization of *Myrtus communis* Essential Oil Obtained by Steam Driving Distillation. *Asian Journal of Scientific Research, 1,* 518-524.

[36]   Tomi F, Bradesi P, Bighelli A, Casanova J. (**1995**) Computer-aided identification of individual components of essential oils using Carbon-13 NMR spectroscopy. *Journal of Magnetic Resonance Analysis, 1,* 25-34.

[37]   Rezzi S, Bighelli A, Castola V, Casanova J. (**2002**) Direct Identification and Quantitative Determination of Acidic and Neutral Diterpenes Using ¹³C NMR Spectroscopy. *Journal Applied Spectroscopy. 56,* 312-317.

[38]   Tomi F, Casanova J. (**2006**) ¹³C NMR as a tool for identification of individual components of essential oils from Labiatae. *Acta Horticulturae, 723,* 185-192.

CHEMISTRY & BIODIVERSITY – Vol. 10 (2013)   129

Chemical Variability of Algerian *Myrtus communis* L.

by Amel Bouzabata[a]), Vincent Castola[a]), Ange Bighelli[a]), Lahouari Abed[b]), Joseph Casanova[a]), and Felix Tomi*[a])

[a]) Université de Corse-CNRS, UMR CNRS 6134, Equipe Chimie et Biomasse, Route des Sanguinaires, F-20000 Ajaccio (phone: +33-4-95524122; fax: +33-4-95524142; e-mail: felix.tomi@univ-corse.fr)
[b]) Laboratoire de Pharmacognosie et Matière Médicale, Université Ben Youcef Benkhedda, Alger, Algeria

The composition of 55 samples of essential oil isolated from the aerial parts of wild growing *Myrtus communis* L. harvested in 16 locations from East to West Algeria were investigated by GC (determination of retention indices) and ^{13}C-NMR analyses. The essential oils consisted mainly of monoterpenes, α-pinene (27.4–59.2%) and 1,8-cineole (6.1–34.3%) being the major components. They were also characterized by the absence of myrtenyl acetate. The compositions of the 55 oils were submitted to *k*-means partitioning and principal component analysis, which allowed the distinction of two groups within the oil samples, which could be subdivided into two subgroups each. *Groups I* (78% of the samples) and *II* were differentiated on the basis of the contents of α-pinene, linalool, and linalyl acetate. *Subgroups IA* and *IB* could be distinguished by their contents of α-pinene and 1,8-cineole. *Subgroups IIA* and *IIB* differed substantially in their contents of 1,8-cineole and limonene. All the samples contained 3,3,5,5,8,8-hexamethyl-7-oxabicyclo[4.3.0]non-1(6)-ene-2,4-dione (up to 4.9%).

Introduction. – The Myrtaceae occur mainly in tropical and subtropical regions of the world, and only the genus *Myrtus* has reached the northern temperate region. *Myrtus communis* is an evergreen shrub that has been reported as far west as Marcaronesia (Madeira island and Azores islands), and as far east as Western Asia (Iran and Afghanistan). It is widespread all around the Mediterranean basin and the islands [1]. In Algeria, *M. communis* is found in the Tell Atlas and in the coastal regions of Algiers and Constantine, where it is known under the names '*rihan*' or '*mersin*' [2].

M. communis has been used as anti-inflammatory and antiseptic for the treatment of respiratory disorders [3]. The H_2O extract of leaves has long been used for treating diabetes [4]. A recent study has shown that myrtucommulone isolated from myrtle leaves induced apoptotic cell death in different cancer cells with low cytotoxicity [5]. Myrtle essential oil isolated from aerial parts (leaves, stems, and flowers) is used in flavor and fragrance compositions [6]. The leaf essential oils showed various degrees of activity against *Gram*-positive and *Gram*-negative bacteria [7–9] and fungi [10][11].

The chemical composition of myrtle oil has been extensively investigated and has been reviewed by *Lawrence* [12]. A summary of the compositions of Mediterranean myrtle oil has recently been reported by our group [13][14]. In short, myrtle leaf oils could be differentiated by the presence at appreciable contents or by the lack of myrtenyl acetate [15]. Differentiation could also be based on the content of α-pinene (superior to 50%, inferior to 35%) [16].

Concerning North Africa, the composition of myrtle oils has been investigated; the first study dates back to 1980 evidencing monoterpene-rich oil [17]. Although most oil samples may be considered as α-pinene- and 1,8-cineole-rich oils, differences in their compositions have been observed. Commercial Moroccan myrtle oils (eight samples) exhibited 1,8-cineole (32.5–37.5%), α-pinene (18.5–25.0%), and myrtenyl acetate (14.8–21.1%) as major components [16][18]. More or less similar compositions have been reported for various laboratory-distilled oil samples [11][19][20]. However, the percentage of the main components, *i.e.*, α-pinene, 1,8-cineole, linalool, and myrtenyl acetate, varied substantially from sample to sample. In contrast, most myrtle oils coming from Tunisia (seven commercial oils and 30 laboratory-distilled oils) were characterized by high contents of α-pinene (up to 58.0%) and cineole (up to 61.0%) [16][21–25]. Only samples isolated from plants collected in Northeastern Tunisia (Cap Bone) contained myrtenyl acetate (2.7–27.7%) beside α-pinene (up to 20.5%), 1,8-cineole (up to 30.1%), limonene (up to 20.6%), and linalool (up to 14.4%) [26].

Otherwise, four studies reported on the chemical composition of Algerian myrtle leaf oil. One oil sample from Central Algeria contained predominantly cineole and limonene [27]. In a previous study, we investigated the composition of 27 samples of myrtle oil isolated from plants growing wild in Northeastern Algeria [13]; α-pinene (40.5–64.0%) and 1,8-cineole (10.9–29.1%) were detected as the main components. Finally, during the writing of the present study, a similar composition was reported for two oil samples of plants harvested in the north of Central Algeria [28][29]. None of these articles mentioned the occurrence of myrtenyl acetate among the myrtle oil components.

Therefore, keeping in mind that among the investigated myrtle leaf oils from North Africa, all the Moroccan samples contained myrtenyl acetate and, in contrast, almost all Tunisian samples and samples from far-eastern Algeria were characterized by the lack of this ester, the aim of the present study was to evidence either homogeneity or chemical variability within the leaf oil samples isolated from *M. communis* growing wild in Algeria. In order to eliminate any climatic implication, myrtle leaves were harvested during a short period of time and, moreover, a new sampling in Northeastern Algeria was preferred, instead of using the results of our previous work [13].

Results and Discussion. – *Chemical Composition of the* M. communis *Essential Oils.* The aerial parts of 55 individuals of *M. communis* growing wild in 16 localities of Algeria (*Fig. 1*) were separately submitted to hydrodistillation. The essential-oil yields, calculated on the dry-weight basis, varied substantially from location to location (0.4 – 0.9%). All the samples were submitted to GC (determination of retention indices (*RIs*) on two columns of different polarity) and ^{13}C-NMR analyses following a computerized procedure developed in our laboratory [30–32]. In total, 27 components, accounting for 89.2–98.9% of the whole oil composition, were identified (*Table*). The composition of the investigated myrtle leaf oil samples was dominated by α-pinene (27.4–59.2%) and 1,8-cineole (6.1–34.3%). In addition, a few monoterpene hydrocarbons and oxygenated monoterpenes were present at appreciable amounts, *viz.*, limonene (2.9 – 24.3%), α-terpineol (1.8–5.5%), linalool (0.6–15.2%), geranyl acetate (1.4–6.0%), and linalyl acetate (up to 13.1%). Moreover, methyleugenol (0.5–8.8%), (*E*)-β-caryophyllene (0.2–2.6%), and spathulenol (up to 0.8%) were the main phenyl

CHEMISTRY & BIODIVERSITY – Vol. 10 (2013)　　　131

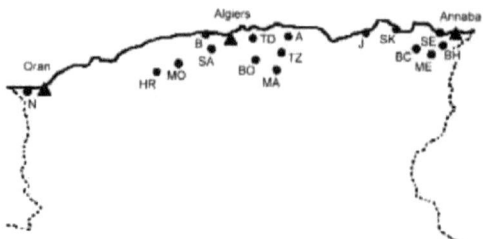

Fig. 1. *Harvesting locations of the aerial parts of* Myrtus communis *studied.* A: Adekar, B: Bainem, BC: Bouchegout, BH: Bouhadjar, BO: Bouira, J: Jijel, HR: Hammam Righa, MA: Mansoura, ME: Mechroha, MO: Mouzaia, N: Nedroma, TZ: Tazmalt, SA: Saoula, SE: Seraidi, SK: Skikda, TD: Tadmait.

propanoid, sesquiterpene hydrocarbon, and oxygenated sesquiterpene, respectively. In agreement with previous studies [13][27–29], myrtenyl acetate was not detected in the oils. In contrast, we should mention the occurrence in all the samples of 3,3,5,5,8,8-hexamethyl-7-oxabicyclo[4.3.0]non-1(6)-ene-2,4-dione (up to 4.9%), which has been first reported in an Iranian myrtle oil sample [33] and was also found in the samples of our previous work on leaf oil of myrtle collected in Northeastern Algeria (0.5–2.3%) [13] and in other Mediterranean countries (0.5–1.2%) [14]. Special attention has also to be assigned to C_8–C_{10} esters, which have been first reported by *Boelens* and *Jimenez* [18] in a Spanish myrtle leaf oil sample and recently identified in oils from various Mediterranean countries (Corsica, Sardinia, Tunisia, Morocco, and Portugal) [14]. They were isobutyl isobutyrate (traces–1.7%), isobutyl 2-methylbutyrate (traces–0.8%), 2-methylbutyl isobutyrate (traces–0.3%), and 2-methylbutyl 2-methylbutyrate (traces–0.8%).

Multivariate Statistics. The 55 oil compositions were submitted to statistical analysis to distinguish clusters. The combination of k-means partitioning, hierarchical cluster analysis (HCA; dendrogram shown in *Fig. 2*), and principal component analysis (PCA; plot shown in *Fig. 3*), for which the first two axes accounted for 54.4 and 28.6% of the total variance of the population, respectively, suggested the existence of two principal groups, which could be differentiated by their content of α-pinene. Moreover, the amount of other compounds, *viz.*, 1,8-cineole, limonene, and linalool, varied substantially.

Group I contained 43 samples and could be further divided into two subgroups, *i.e.*, *IA* and *IB. Group II* consisted of 12 samples and could also be further divided into two subgroups, *i.e.*, *IIA* and *IIB*. Groups *I* and *II* were distinguished on the basis of the α-pinene content. Indeed, the samples of *Group I* had higher α-pinene contents (48.4 ± 4.3 and 40.4 ± 3.5% for *Subgroups IA* and *IB*, resp.) than those of *Group II* (33.2 ± 3.7 and 32.8 ± 4.4% for *Subgroups IIA* and *IIB*, resp.). On the other hand, the samples of *Group II* showed much higher contents than those of *Group I* for linalool (8.5 ± 6.0 and

CHEMISTRY & BIODIVERSITY – Vol. 10 (2013)

Table. *Chemical Composition of Myrtle Essential Oils from Algeria*

Compound name and class[a])	RI_x[b])	RI_y[c])	Content [%][d])			
			Subgroup IA	Subgroup IB	Subgroup IIA	Subgroup IIB
Isobutyl isobutyrate	899	1092	0.3 ± 0.2	0.3 ± 0.4	0.2 ± 0.3	1.5 ± 0.2
α-Thujene	924	1027	0.3 ± 0.3	0.3 ± 0.2	0.1 ± 0.1	0.2 ± 0.0
α-Pinene	932	1028	48.4 ± 4.3	40.4 ± 3.5	33.2 ± 3.7	32.8 ± 4.4
β-Pinene	971	1114	0.4 ± 0.1	0.4 ± 0.1	0.3 ± 0.1	0.1 ± 0.0
Myrcene	985	1163	0.2 ± 0.2	0.2 ± 0.1	0.3 ± 0.2	0.2 ± 0.0
Isobutyl 2-methylbutyrate	988	1175	0.3 ± 0.1	0.3 ± 0.2	0.1 ± 0.1	tr
2-Methylbutyl isobutyrate	1001	1197	0.1 ± 0.0	0.1 ± 0.1	tr	tr
δ-Car-3-ene	1006	1151	0.7 ± 0.4	0.5 ± 0.4	0.3 ± 0.2	0.5 ± 0.0
p-Cymene	1013	1268	1.3 ± 0.8	1.2 ± 0.7	0.7 ± 0.4	0.7 ± 0.1
Limonene[e])	1022	1204	6.5 ± 3.0	6.0 ± 1.2	8.4 ± 6.0	23.9 ± 0.3
1,8-Cineole[e])	1022	1213	21.8 ± 3.1	30.4 ± 2.7	16.1 ± 4.6	6.5 ± 0.5
γ-Terpinene	1049	1247	0.8 ± 0.4	0.7 ± 0.3	0.5 ± 0.2	0.6 ± 0.1
Terpinolene	1079	1285	0.9 ± 0.4	0.7 ± 0.3	0.6 ± 0.2	0.6 ± 0.0
Linalool	1084	1544	2.4 ± 1.0	2.5 ± 0.9	8.5 ± 6.0	9.3 ± 0.5
2-Methylbutyl 2-methylbutyrate	1087	1279	0.2 ± 0.1	0.3 ± 0.2	0.6 ± 0.2	0.5 ± 0.3
Terpinen-4-ol	1161	1598	0.3 ± 0.1	0.3 ± 0.1	0.3 ± 0.1	0.2 ± 0.0
α-Terpineol	1172	1692	0.1 ± 0.5	3.2 ± 0.5	4.0 ± 0.9	1.9 ± 0.1
Linalyl acetate	1239	1557	0.4 ± 0.5	0.8 ± 0.5	4.6 ± 5.2	5.3 ± 1.6
α-Terpinyl acetate	1331	1688	0.7 ± 0.5	0.5 ± 0.1	0.5 ± 0.3	0.8 ± 0.6
Geranyl acetate	1359	1754	2.5 ± 0.8	3.2 ± 0.8	4.1 ± 1.5	2.5 ± 0.2
Methyleugenol	1369	2008	1.5 ± 0.7	1.1 ± 0.4	3.2 ± 2.5	1.8 ± 0.2
(E)-β-Caryophyllene	1418	1596	0.9 ± 0.5	1.0 ± 0.5	1.3 ± 1.0	0.3 ± 0.1
α-Humulene	1450	1668	0.3 ± 0.1	0.3 ± 0.1	0.6 ± 0.4	0.9 ± 0.3
Dione[f])	1492	2033	1.1 ± 0.4	0.7 ± 0.2	2.0 ± 1.4	1.7 ± 0.9
Caryophyllene oxide	1569	1976	0.3 ± 0.1	0.4 ± 0.2	0.5 ± 0.2	0.1 ± 0.0
Spathulenol	1594	2141	0.3 ± 0.2	0.2 ± 0.1	0.6 ± 0.6	0.3 ± 0.1
Monoterpene hydrocarbons			59.5	50.4	44.4	59.6
Oxygenated monoterpenes			28.2	40.9	38.1	26.5
Sesquiterpene hydrocarbons			1.2	1.3	1.9	1.2
Oxygenated sesquiterpenes			2.1	1.7	4.3	2.2
Others			2.0	1.7	2.9	3.7
Total identified			93.0	96.0	91.6	93.2

[a]) Order of elution and content of the compounds are given for the apolar column *BP-1*, except for compounds followed by [e]). [b]) RI_x: Retention index determined on the apolar column (*BP-1*). [c]) RI_y: Retention index determined on the polar column (*BP-20*). [d]) The content is given as mean ± standard deviation; tr: trace. [e]) Content determined on the polar column *BP-20*. [f]) Dione = 3,3,5,5,8,8-Hexamethyl-7-oxabicyclo[4.3.0]non-1(6)-ene-2,4-dione.

9.3 ± 0.5% for *Subgroups IIA* and *IIB*, resp., vs. 2.4 ± 1.0 and 2.5 ± 0.9% for *Subgroups IA* and *IB*, resp.) and linalyl acetate (4.6 ± 5.2 and 5.3 ± 1.6 for *Subgroups IIA* and *IIB*, resp., vs. 0.4 ± 0.5 and 0.8 ± 0.5% for *Subgroups IA* and *IB*, resp.). Finally, it appeared that the oil samples of *Group II* contained more 3,3,5,5,8,8-hexamethyl-7-oxabicyclo[4.3.0]non-1(6)-ene-2,4-dione than those of *Group I*.

Subgroups IA and *IB* could be distinguished by their content of α-pinene and 1,8-cineole. The essential oils that belonged to *Subgroup IA* were characterized by a higher

CHEMISTRY & BIODIVERSITY – Vol. 10 (2013)   133

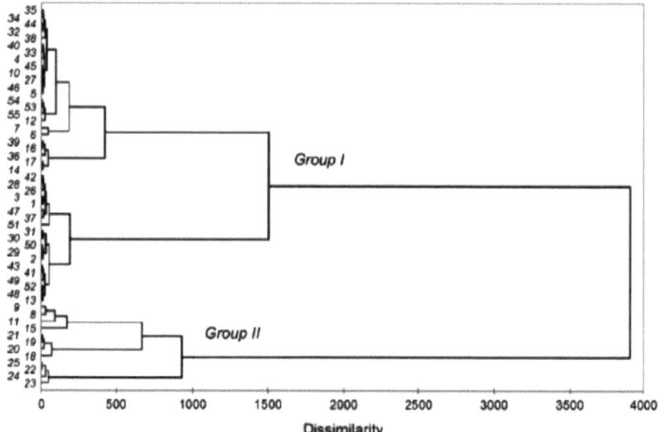

Fig. 2. *Dendrogram obtained by hierarchical cluster analysis of the 55 samples of myrtle essential oil from Algeria.* All the components listed in the *Table* were taken into account for the analysis.

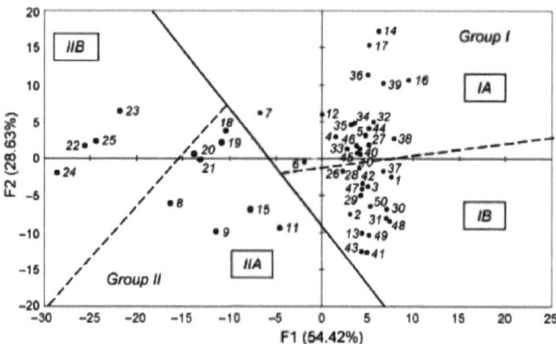

Fig. 3. *Principal component analysis of the 55 samples of* Myrtus communis *essential oil from Algeria*

α-pinene content (48.4 ± 4.3%) and a lower 1,8-cineole content (21.8 ± 3.1%) than those of *Subgroup IB* (α-pinene, 40.4 ± 3.5%; 1,8-cineole, 30.4 ± 2.7%). *Subgroups IIA* and *IIB* differed substantially by their contents in 1,8-cineole (16.1 ± 4.6% *vs.* 6.5 ± 0.5%, resp.) and limonene (8.4 ± 6.0% *vs.* 23.9 ± 0.3%, resp.).

CHEMISTRY & BIODIVERSITY – Vol. 10 (2013)

Relation between Essential-Oil Contents and Harvesting Locations. The following observations may be emphasized. To eleven locations, only samples belonging to *Group I* were assigned. Indeed, in four locations, only samples classed in *Subgroup IA* were harvested; three of them are located in Eastern Algeria (Bouhadjar, BH; Skikda, SK; Seraidi, SE) and the fourth south to Algiers (Saoula, SA). Four other locations contained only samples of *Subgroup IB*, and they are all situated in Central Algeria, east to Algiers (Bouira, BO; Tazemalt, TZ; Adekar, A), or Eastern Algeria (Bouchegout, BC). Finally, in three locations situated in Eastern and Central Algeria (east of Algiers), *i.e.*, Tadmiat (T), Mansourah (MA), and Mechroha (ME), samples belonging to *Subgroups IA* and *IB* were collected. Similarly, in two locations, only samples assigned to *Group II* were found. In Hammam Righa (HR) and Mouzaia (MO), located in the north of Central Algeria (west of Algiers), only samples classed in *Subgroups IIA* and *IIB*, respectively, were harvested. In contrast, to three locations, samples belonging to both principal groups, *i.e.*, *Groups I* and *II*, were assigned. They are located in the far-western, Nedroma (N), central, Bainem (B), and eastern, Jijel (J), parts of Algeria.

With respect to the partitioning of the 55 oil samples, it could be assumed that the samples investigated in our previous study [13], isolated from myrtle leaves collected in far-eastern parts of Algeria, belong to the *Subgroup IA*, as well as the samples investigated by *Brada et al.* [28] and *Berka-Zougali et al.* [29]. In contrast, the sample isolated by *Moghrani et al.* [27] from Central Algerian myrtle, dominated by 1,8-cineole (15.8%) and limonene (15.7%) and characterized by a very low content of α-pinene, looks unusual.

According to the present and previous results, there is no correlation between pedoclimatic factors and the chemical composition of Algerian myrtle leaf oil. For instance, samples belonging to *Subgroups IA* and *IIA* have been isolated from myrtle leaves harvested in Nedroma (Western Algeria), with a rainfall of *ca.* 180 mm per year, as well as in various locations of Central and East Algeria, with a rainfall of *ca.* 480 – 530 mm per year.

Taking into account our present and previous studies, as well as literature data on the composition of myrtle oils from Morocco and Tunisia, we could remark that all the reported Moroccan oil samples contained myrtenyl acetate. In contrast, oils samples from Algeria and Tunisia (except of one sample) were characterized by the lack of myrtenyl acetate. As far as the information was provided, it appeared that all the Moroccan myrtle oils were isolated from plants collected in the western part of Morocco (near Rabat, Ouezane, or Chefchaouen), and, therefore, it could be hypothesized that the Atlas mountains constitute the natural limit between myrtle characterized by the presence or the lack of myrtenyl acetate. This hypothesis should be confirmed by the analysis of Moroccan myrtle oils isolated from plants growing wild on the east side of the Atlas Mountains, if available.

Conclusions. – Myrtle leaves were collected from 55 individual plants from East to West Algeria and yielded essential oils that were investigated by GC (determination of RIs) and ^{13}C-NMR analyses. All the oil samples contained α-pinene, 1,8-cineole, limonene, linalool, and linalyl acetate as major components. However, the contents of these components varied substantially from sample to sample. Therefore, the 55

CHEMISTRY & BIODIVERSITY – Vol. 10 (2013)   135

compositions were submitted to statistical analysis that suggested the existence of two groups (each one being further divided into two subgroups) within the essential oils. No correlation between pedoclimatic factors and the chemical composition of Algerian myrtle leaf oil was found.

Moreover, Algerian myrtle leaf oil was characterized by the absence of myrtenyl acetate, and this fact appeared useful to examine the composition of myrtle leaf oil in the Mediterranean context. Indeed, compositions free of myrtenyl acetate have been reported for myrtle oils coming from other countries than Algeria, such as Tunisia [21 – 25] and Iran [33], as well as from various Mediterranean islands, viz., Cyprus [34], Sardinia [35][36], and Corsica [14][15]. In contrast, myrtle leaf oils containing appreciable amounts of myrtenyl acetate have been reported in Morocco [16][18–20], Spain [18], Portugal [37], Central and Southern Italy [36][38], Montenegro [39], Croatia [40], Greece [41], and Turkey [42].

The authors are indebted to Dr. G. De Belaire (Badji-Mokhtar University, Annaba, Algeria) for the identification of the plant. A. B. wishes to thank the Ministère Algérien de l'Enseignement Supérieur for a research grant and partial support by the PROFAS 'B' program between France and Algeria.

Experimental Part

Plant Material. Fifty-five samples of aerial parts of *Myrtus communis* L. were collected during the flowering stage in May and June 2010, in 16 locations (*Fig. 1*) from Eastern Algeria (6 locations) to central Algeria (9 locations) and Western Algeria (one location). The details of the sampling locations are as follows. The six locations of Eastern Algeria are Jijel (littoral, *Samples 10–13*), Skikda (littoral, *Samples 44–46*), Seraidi (littoral, *Samples 53–55*), Bouchegout (Tell Atlas, Gulema Province, *Samples 29–31*), Mechroha (Tell Atlas, Guelma Province, *Samples 35–37*), and Bouhadjar (Tell Atlas, El Tarf Province, close to Tunisia, *Samples 32–34*). The nine locations of Central Algeria are situated either east of Algiers, i.e., Tadmaït (Tizi Ouzou Province, *Samples 1–5*), Adekkar (Béjaïa Province, *Samples 50–52*), Bouira (Bouira Province, *Samples 41–43*), Tazmalt (Béjaïa Province, *Samples 47–49*), and Mansoura (Bordj Bou Arréridj Province, *Samples 26–28*), or west of Algiers, i.e., Saoula (Alger Province, *Samples 38–40*), Baïnem Forest (Tipaza Province, *Samples 14–17*), Mouzaïa (Blida Province, *Samples 22–25*), and Hammam Righa (Ain Defla Province, *Samples 18–21*). Finally, the sampling location of West Algeria is Nedroma (Tlemcen Province, *Samples 6–9*). The plant material was identified by Dr. G. De Belaire (Department of Vegetable Ecology, Badji-Mokhtar University) by referring to the morphological description presented in the *Flora of Algeria* [2].

Essential-Oil Isolation. The essential oils were obtained from each sample by hydrodistillation of the leaves and flowers (100 g) in a *Clevenger*-type apparatus for 3 h. The essential-oil yields were estimated on the basis of the dry weight of the plant material.

GC Analysis. The oil-sample analyses were performed with a *Perkin-Elmer Clarus 500 Autosystem* apparatus equipped with two flame ionization detectors (FID) and two fused-silica cap. columns (50 m × 0.22 mm i.d., film thickness 0.25 µm), i.e., an apolar *BP-1* (polydimethylsiloxane) and a polar *BP-20* (polyethylene glycol) column. The oven temp. was programmed rising from 60 to 220° at 2°/min and then held isothermal at 220° for 20 min; injector temp., 250°; detector temp., 250°; carrier gas, He (0.8 ml/min); split ratio, 1:60.

The rel. proportions of the essential-oil constituents were expressed as percentages obtained by peak area normalization without using correction factors. Retention indices (*RI*s) were determined rel. to the retention times (t_R) of a series of *n*-alkanes (C_7–C_{26}) with linear interpolation (Target Compounds software, *Perkin-Elmer*).

13C-NMR Analysis. The 13C-NMR spectra were recorded with a *Bruker AVANCE 400 Fourier Transform* spectrometer operating at 100.13 MHz, equipped with a 5 mm probe, in CDCl₃, with all chemical shifts referred to internal Me₄Si. Spectra were recorded with the following parameters: pulse width, 4 μs (flip angle 45°); acquisition time, 2.7 s for 128 K data table with a spectral width (SW) of 24000 Hz (240 ppm); CPD mode decoupling; digital resolution, 0.183 Hz/pt. The number of accumulated scans was 3000 for each sample (50–60 mg of essential oil in 0.5 ml of CDCl₃).

Identification of Individual Components. All the samples were submitted to both GC (determination of *RI*s) and ¹³C-NMR analyses. The identification of the individual components was based on *i*) the comparison of the GC retention indices (*RI*s) for the polar and apolar columns, determined rel. to the *t*ᵣ of a series of *n*-alkanes with linear interpolation, with those of authentic compounds and *ii*) the comparison of the chemical shift values in the ¹³C-NMR spectra of the essential oils with those of reference spectra compiled in a laboratory-built spectral library, following a computerized method developed in our laboratories and with the help of a laboratory-made software [30–32]. This method allowed the identification of individual components of the essential oils in amounts as low as 0.3–0.4%. This means that every compound listed in the *Table* has been identified at least ten times by ¹³C-NMR.

Statistical Analysis. The principal component analysis (PCA) and the hierarchical cluster analysis (HCA; *Ward*'s method) were performed with Xlstat (*Adinsoft*, France). The *k*-means partitioning was done according to *Legendre* and *Legendre* [43].

REFERENCES

[1] J. Migliore, A. Baumel, M. Juin, F. Médail, *J. Biogeogr.* **2012**, *39*, 942.
[2] P. Quezel, S. Santa, in 'Nouvelle Flore de l'Algérie et des Régions Désertiques Méridionales', Éd CNRS, Paris, France, 1962, p. 636.
[3] A. Beloued, in 'Plantes Médicinales d'Algérie', Office des Publications Universitaires, Ben Aknoun, Alger, 1998, p. 231.
[4] M. S. Elfellah, M. H. Akhter, M. T. Khan, *J. Ethnopharmacol.* **1984**, *11*, 275.
[5] I. Tretiakova, D. Blaesius, I. Maxia, S. Wesselborg, K. Schulze-Osthoff, J. Cinalt, M. Michaelis, O. Werz, *Apoptosis* **2008**, *13*, 119.
[6] L. Peyron, *Plantes Med. Phytother.* **1970**, *4*, 279.
[7] I. Rasooli, M. L. Moosavi, M. B. Rezaee, K. Jaimand, *J. Agric. Sci. Technol.* **2002**, *4*, 127.
[8] M. Mahboubi, F. Ghazian Bidgoli, *Phytomedicine* **2010**, *17*, 771.
[9] S. Zanetti, S. Cannas, P. Molicotti, A. Bua, M. Cubeddu, S. Porcedda, B. Marongiu, L. A. Sechi, *Interdiscipl. Perspect. Infect. Dis.* **2010**, Article ID 931530.
[10] M. Curini, A. Bianchi, F. Epifano, R. Bruni, L. Torta, A. Zambonelli, *Chem. Nat. Compd.* **2003**, *39*, 191.
[11] B. Chebli, M. Hmamouchi, *J. Essent. Oil Res.* **2004**, *16*, 507.
[12] B. M. Lawrence, *Perfum. Flavor.* **1990**, *1*, 65; B. M. Lawrence, *Perfum. Flavor.* **1993**, *18*, 52; B. M. Lawrence, *Perfum. Flavor.* **1996**, *21*, 57; B. M. Lawrence, *Perfum. Flavor.* **2002**, *27*, 82; B. M. Lawrence, *Perfum. Flavor.* **2007**, *32*, 54.
[13] A. Bouzabata, F. Boussaha, J. Casanova, F. Tomi, *Nat. Prod. Commun.* **2010**, *5*, 1659.
[14] O. Bazzali, F. Tomi, J. Casanova, A. Bighelli, *Flavour Fragrance J.* **2012**, *27*, 335.
[15] P. Bradesi, F. Tomi, J. Casanova, J. Costa, A. F. Bernardini, *J. Essent. Oil Res.* **1997**, *9*, 283.
[16] J. C. Chalchat, R. P. Garry, *J. Essent. Oil Res.* **1998**, *10*, 613.
[17] M. Vanhaelen, R. Vanhaelen-Fastré, *Planta Med.* **1980**, *39*, 164.
[18] M. H. Boelens, R. Jimenez, *J. Essent. Oil Res.* **1991**, *3*, 173; M. H. Boelens, R. Jimenez, *J. Essent. Oil Res.* **1992**, *4*, 349.
[19] A. Farah, A. Afifi, M. Fechtal, A. Chlen, B. Satrani, M. Talbi, A. Chaouch, *Flavour Fragrance J.* **2006**, *21*, 351.
[20] R. Gauthier, M. Gourai, J. Bellakhdar, *Al Biruniya, Rev. Mar. Pharm.* **1988**, *4*, 97.
[21] C. Messaoud, Y. Zaouali, A. Ben Salah, M. L. Khoudja, M. Boussaid, *Flavour Fragrance J.* **2005**, *20*, 577.
[22] B. Jamoussi, M. Romdhane, A. Abderraba, B. Ben Hassine, A. El Gadri, *Flavour Fragrance J.* **2005**, *20*, 274.

[23] W. A. Wannes, B. Mhamdi, B. Marzouk, *Chromatographia* **2009**, *69*, 145.
[24] N. Bouzouita, F. Kachouri, M. Hamdi, M. M. Chaabouni, *Flavour Fragrance J.* **2003**, *18*, 380.
[25] A. Snoussi, F. Kachouri, M. M. Chaabouni, N. Bouzouita, *Med. J. Chem.* **2011**, *1*, 38.
[26] H. Naceur, M. Romdane, B. Jamoussi, M. Abderraba, *Rev. Régions Arides* **2006**, 81.
[27] H. Moghrani, R. Maachi, *Asian J. Sci. Res.* **2008**, *1*, 518.
[28] M. Brada, N. Tabti, H. Boutoumi, J. P. Wathelet, G. Lognay, *J. Essent. Oil Res.* **2012**, *24*, 1.
[29] B. Berka-Zougali, M.-A. Ferhat, A. Hassani, F. Chemat, K. S. Allaf, *Int. J. Mol. Sci.* **2012**, *13*, 4673.
[30] F. Tomi, P. Bradesi, A. Bighelli, J. Casanova, *J. Magn. Reson. Anal.* **1995**, *1*, 25.
[31] F. Tomi, J. Casanova, *Acta Hortic.* **2006**, *723*, 185.
[32] E. Duquesnoy, M. Paoli, V. Castola, A. Bighelli, J. Casanova, *Phytochem. Anal.* **2009**, *20*, 246.
[33] P. Weyerstahl, H. Marschall, A. Rustaiyan, *Flavour Fragrance J.* **1994**, *9*, 333.
[34] M. Akin, A. Aktumsek, A. Nostro, *Afr. J. Biotechnol.* **2010**, *9*, 531.
[35] C. I. G. Tuberoso, A. Barra, A. Angioni, E. Sarritzu, F. M. Pirisi, *J. Agric. Food Chem.* **2006**, *54*, 1420.
[36] V. Vidrich, M. Franci, M. Michelozzi, P. Fusi, *Ital. Forest. Mont.* **2006**, *61*, 87.
[37] P. C. Pereira, M. J. Cebola, M. G. Bernardo-Gil, *Molecules* **2009**, *14*, 3094.
[38] N. De Laurentis, A. Rosato, F. Morlacchi, L. Gallo, L. Leone, M. A. Milillo, *Riv. Ital. EPPOS* **2005**, *39*, 3.
[39] N. Mimica-Dukić, D. Bugarin, S. Grbović, D. Mitić-Ćulafić, B. Vuković-Gačić, D. Orčić, E. Jovin, M. Couladis, *Molecules* **2010**, *15*, 2759.
[40] I. Jerkovic, A. Radonic, I. Borcic, *J. Essent. Oil Res.* **2002**, *14*, 266.
[41] C. Gardeli, P. Vassiliki, M. Athanasios, T. Kibouris, M. Komaitis, *Food Chem.* **2008**, *107*, 1120.
[42] T. Özek, B. Demirci, K. H. C. Baser, *J. Essent. Oil Res.* **2000**, *12*, 541.
[43] P. Legendre, L. Legendre, 'Numerical Ecology', 2nd edn., Elsevier Science, Amsterdam, 1998.

Received April 30, 2012

223

Journal of Pharmacognosy and Phytotherapy Vol. 5(1), pp. 12-20, January 2013
Available online at http://www.academicjournals.org/jpp
DOI: 10.5897/JPP11.065
ISSN 2141-2502 ©2013 Academic Journals

Full Length Research Paper

Traditional treatment of high blood pressure and diabetes in Souk Ahras District

Bouzabata Amel

Faculty of Medicine, University of Badji-Mokhtar, Annaba, 23000, Algeria. E-mail: amelbouz2009@gmail.com.

Accepted 18 December, 2012

This study reports an ethnobotanical survey of the medicinal plants used for the treatment of diabetes and hypertension in six divisions of Souk Ahras District in Algeria. A total of 200 informants, including some healers, were interviewed throughout different divisions of the district. These ethnobotanical investigations allowed the development of an inventory of 59 medicinal plants belonging to 35 families; 28 of the plants are used for diabetes, 15 for hypertension, and 16 for both diseases. In this region, the most frequently used plants to treat diabetes include *Olea europea, Ajuga iva, Allium cepa, A. sativum, Myrtus communis* and *Trigonella foenum graecum*. The plants used to treat high blood pressure include *A. cepa, A. sativum, Artemisia herba-alba, Nigella sativa, Oleaeuropea*, and *Rosmarinus officinalis*. Ethnomedical documentation and sustainable plant uses can support drug discovery efforts in developing countries.

Key words: Diabetes, hypertension, ethnobotanical, traditional medicines.

INTRODUCTION

Currently, the world population is confronted with the rapid emergence of several chronic diseases, including diabetes and high blood pressure, which present economic, as well as a serious current and long-term health problems (Tra Bi et al., 2008). Firstly, diabetes, mainly type 2, has become a truly global problem for humanity, since projections estimate as many as 380 million diabetics globally by 2025, representing a staggering 7.1% of the world population (International Diabetes Federation, 2006).

According to the investigation of the National Institute of Public Health (INSP), and according to the classification Global Burden of Disease (GBD), diabetes occupies the 4th place among the top ten causes of death (INSP, 2005). Secondly, according to the World Health Organization (WHO) (1985) more than 20% of the world's population is affected by high arterial blood pressure (Eddouks et al., 2009). In view of the expansion of these diseases, the resolution of WHOAFR/RC50/R3 in August 31, 2000 encouraged African countries to elaborate regional strategies on traditional medicine in order to begin research on medicinal plants and to improve their optimal uses in the healthcare systems(Eddouks et al., 2009). Finally, the United States Food

and Drug Administration (FDA) showed that natural products have a significant place in the discovery of new therapeutic agents (Cordell, 1995; Newman and Cragg, 2007). Ethnopharmacologic knowledge is a holistic system approach that can serve as an innovative and powerful discovery engine for newer, safer, and more accessible medicines (Cordell, 1995; Nanyingi et al., 2008; Patwardhan, 2005).

In Southern Algeria, several ethnobotanical surveys have been carried in the Central Sahara region (Maiza et al., 1990, 1992, 1993a, 1993b, 1995, 2006). However, in Northern Algeria ethnobtanical studies still remain unexplored, especially in the North-Eastern part of the country. The purpose of the present investigation was to establish an inventory of medicinal plants which grow and/or are available in the Souk Ahras province, andwhich are used traditionally to treat diabetes and high blood pressure.

MATERIALS AND METHODS

Study area

Geographically, Souk Ahras District is situated in the north Eastern part of Algeria, bordering on Tunisia, and covers approximately

4.541 km² (estimate of 2007). It is divided into 10 sectors and includes 26 villages. It is bordered by the Republic of Tunisia in the east, Guelma in northwest, Oum El Bouaghi in the southwest, Tebessa in the southeast and El Tarf, Annabain in the northeast. Souk Ahras district is also crossed by the principal wadi in North Africa, the Medjerda. It lies between latitudes north 36° 14' 00" N and longitudes east 8° 10' 00" E of the Prime Meridian. The geomorphological configuration of the Souk Ahras region reveals two important areas. The study area is characterized by a Mediterranean climate in the North and a continental climate in the far South of this region.

Ethnobotanical survey

Questionnaire

A questionnaire was developed and modeled according to various surveys (El-Hilaly et al., 2003 ; Tahraoui et al., 2007). The questions were focused on the names of the most commonly-used plants, the reasons for using the plants, the part of the plant used, the method of medicinal plant preparation, the route of administration, and the possible adverse effects of plants, and the accessibility of the population to health services.

Based on the information gathered, the plants mentioned as being used for the treatment of diabetes and high blood pressure were selected from the synoptic table. The questionnaire was addressed to two groups of people: those who knew the use of medicinal purposes, the local herbalist, and those who used medicinal plants, the patients.

Local herbalists

Eighteen local herbalists having a practical knowledge of the use plants in medicine were interviewed in six villages: M'daourouch, Sedrata, Drea, Machrouha, Taoura and Souk Ahras during the six-month period from January to June, 2010. Local herbalists were selected based on their knowledge of medicinal plants, either for self-medication or for treating patients.

Study population

A total of 200 patients from public health institutions were selected based on their socio-economic level, knowledge, attitude, and pathology (Höft et al., 1999) The study population included patients suffering from high blood pressure and diabetes of both sexes.

Data analyses

Informants were asked to be present at the local field collection sites, and indicate the medicinal plants being used with the local name. The species mentioned by the informants were then taxonomically identified. The botanical identification and the nomenclature of the listed plants with their different vernacular and scientific names were based on the morphological descriptions presented in the Flora of Algeria (Quezel and Santa, 1963)

RESULTS

Medicinal plants used by the local population

A total of 200 patients (112 women and 88 men) ranging in age from 10 to 90 years old, were included in the

study, Fifty-three (53) people were listed who requested plants for use in partnership with synthetic drugs against arterial hypertension and diabetes for a percentage of 26.5%. Of these 53 patients, 31 requested plants against diabetes (15.5%), while 22 requested plants against hypertension (11% of the population) (Figure 1). As noted, of these two pathologies, diabetes is that which is known better by traditional medicine in Souk Ahras Province.

However, in order to propose a treatment for any patient presenting one or the other of the diseases, all the herbalists who operate as tradi-therapeutists also require the diagnosis of a doctor. It is an effective collaboration between western and traditional medicine practitioners. In order to ascertain the medicinal species used by these patients, as delivered by the herbalists, interviews were conducted with the herbalists. This approach demonstrates that diabetic patients use medicinal plants in addition to pharmaceutical drugs. Furthermore, the local knowledge encompasses historical and present beliefs, traditions, practices, and views developed by the local human communities over time (Vandebroek et al., 2011).

Medicinal plant diversity and ethnobotanical knowledge

The results of the survey indicate that there are 59 medicinal plant species in use in Souk Ahras (Table 1). Most of these species grow naturally in the different local regions and their properties are important in traditional Arabic medicine. They are distributed in 35 plant families. The families most represented are Lamiaceae, Apiaceae, Liliaceae, Brassicaceae, Cupressaceae and Myrtaceae. Among the plants listed in Table 1, 44 species (74.6% of the total plants) are used for arterial hypertension and diabetes, 28 species (47%) are used for treating diabetes, and 15 species (25%) are used for treating high blood pressure. The most frequently used plants to treat diabetes include *Ajuga iva*, *Allium cepa*, *Myrtus communis*, *Olea europea*, and *Ptychotis verticillata*, and those to treat hypertension include *A. cepa*, *A. sativum*, *O. europea*, and *P. verticillata*. The plant part which is mostly used in medicinal preparations is the leaves. They are available throughout the year are of easy access and are a sustainable resource. They are followed by the stem bark, roots and the floral parts (Figure 2). The stem bark and root parts may or may not be sustainable, depending on the plant source. All of these plant parts are prepared mainly in the form of a decoction (47%). This is the mode of plant preparation most commonly used by the large majority of the herbalists. This is followed by 40% of infusions and 13% of macerations which are also prepared. These preparations are all prepared and used practically as a drink. According to the survey, the practitioners administer their remedies in the form of a standard decoction prepared by boiling the plant parts in hot water, an infusion in water or oil, or by

14   J. Pharmacognosy Phytother

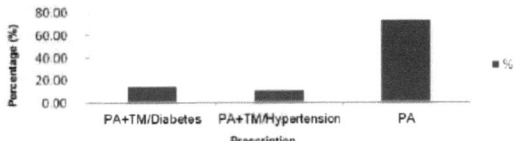

Figure 1. Distribution of the prescription according to mode of treatment. PA: Pharmaceutical agents, TM: traditional medicine.

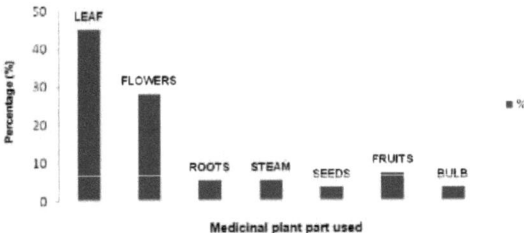

Figure 2. Distribution of the use of medicinal plants according to the plant part used.

macerating the plant parts in oil. The remedies were administered orally or externally according to the disease being treated and the method of preparation (Table 1).

DISCUSSION

The claimed therapeutic indications of some of these plants have been validated by studies in experimental animals. In patients with diabetes, for example *Artemisia herba-alba* (Al-Waili,1986,1988a), *Marrubium vulgare*, *O. europaea* var. *oleaster* (Circosta et al., 1986), *Trigonella foenum-graecum*, and for patients with hypertension *A. sativum*, *Art. herba-alba* (Al-waili et al., 1986; 1988; Eddouks et al., 2002; Jouad et al., 2001; Twaij et al.,1988) and *O. europea* var. *oleaster* (Komaki et al., 2003; Gonzalez et al., 1992; Sedef et al., 2009). Some species, such as *Hordeum vulgare* and *Zygophyllum cornutum* are described for the first time for treating diabetes and *Borago officinalis, Centaurea benedicta* and *Arbutus unedo* are indicated for treating hypertension in this survey.

The Islamization of Algeria played a paramount role in the cultural development of plant as medicinal agents. Among the plants quoted as anti-hyperglycemic, some

are drawn directly from Qurrun and other religious manuscripts. This is the case in particular for *M. communis* L. and *Nigella sativa* L. (Eddouks et al., 2007). Among the cited plants, some are mentioned in other traditional pharmacopeias, especially those of the Mediterranean region. Cultural mixing supports the exchange of knowledge relating to the traditional systems of care (Eddouks et al., 2007). The food practices and the nutritional factors are regarded as the foundation in the treatment and the prevention of diabetes (Eddouks et al., 2007; Srivastava and Mehdi, 2005). However, some of the plants identified are toxic, although fortunately, most of the prescribers/users are aware of the toxic plants found in Souk Ahras province. The main toxic plants toxic plants are *Citrullus colocynthis* (Abdel-Hassan et al., 2000; Al-Ghaithi et al., 2004; Nmila et al., 2000), *Nerium oleander* (Eddouks et al., 2007), and *N. sativa* (Al-Hader et al., 1993; El Tahir et al., 1993; Murli et al., 2011; Labhal et al., 1999; Zaoui et al., 2000) which are still used in the treatment of diabetes and/or hypertension.

The importance of the conservation and preservation of medicinal plants, including the preservation of the ethnobotanical knowledge is being increasingly recognized. However, there are often significant problems with accessing and interpreting this knowledge (Huntington,

Table 1. List of medicinal plants used in traditional medicine in Souk Ahras Province (United States Department of Agriculture (USDA), 2010)

Family	Plant name	Local name	Part used	Therapeutic indications
Anacardiaceae	Pistacia lentiscus L.	Dhrou	LF	Expectorant: cough and bronchitis
			FR	Healing wounds and burns
			RS: Mastic	Imitations, stomach ulcers
Apiaceae	Ammi visnaga Lam.	Khlellal, Siouak en'bi	SE	Urethral lithiasis and nephretic colic
				Sedative
				Vasodilator
	Ptychotis verticillata Duby	Nünkha	AP	Hypoglycemic
				Hypotensive
	Coriandrum sativum L.	Kosbar	LF	Carminative
			SE	Antispasmodic
	Apium graveolens L.	Krafs	RT, SE, LF	Antispasmodic
				Carminative
				Diuretic
	Pimpinella anisum L.	Habet h'lawa	SE, LF	Carminative
				Antispasmodic
				Stomachic
	Petroselinum sativum L.	Maâdanous	LF, RO, SE	Diuretic
				Hypotensive
Apocynaceae	Nerium oleander L.	Defla	LF	Cardiotonic
Capparidaceae	Capparis spinosa L.	Kebbar	FR,SE	Hypoglycemic, diuretic
Boraginaceae	Borrago officinalis L.	Boukhrich	LF	Diuretic
			FL	Sudorific
				Hypotensive
Brassicaceae	Artemisia absinthium L.	Chadjaret Meriém	LF	Hypoglycemic
	Artemisia herba alba Asso	Chih	LF, FL	Hypoglycemic
	Centaurea benedicta L.	Khirnya, chouk el-djamel	PL	Hypotensive

16   J. Pharmacognosy Phytother.

Table 1. Contd.

	Cynara scolymus L.	Quamoun	LF	Hypoglycemic, Depurative
	Lepidium sativum L.	Habb errachad	SE	Hypoglycemic
Cucurbitaceae	Citrullus colocynthis (L.) Schrad.	Handal	FR	Hypoglycemic
			LF	Hypoglycemic
	Juniperus phoenicea L.		LF	Diuretic
Cupressaceae		Aâr-âar	FR	Antirhematic , Antiseptic
	Tetraclinis articulata Mast.		LF	Hypoglycemic, Hypotensive
			SE	Hypoglycemic
Ericaceae	Arbutus unedo L.	Lenj	LF	Hypoglycemic, Hypotensive
			RT	Antiinflammatory, antidiarrheal
Euphorbiaceae	Ricinus communis L.	Kharowâ	LF	Purgative
			SE	Laxative
Fumariaceae	Fumaria officinalis L.	Soltan el bouqoul	AP (wihout RT)	Hypotensive, diuretic
Globulariaceae	Globularia alypum L.	Tasselgha	LF, FL	Purgative, depurative Hypoglycemic
Poaceae	Hordeum vulgare L.	Chair	SE	Diuretic Hypoglycemic
Hypericaceae	Hypericum perforatum L.	Mesmoun	FL	Healing
Lauraceae	Laurus nobilis L.	Rand	LF	Tonic Antiseptic Hypoglycemic
	Allium cepa L.	Bsel	BL	Hypotensive Hypoglycemic
Liliaceae	Allium sativum L.	Tthoum	BL	Hypotensive
	Tanacetum parthenium Sch. Bip.	Baboundj	FL, LF	Anti-inflammatory Antispasmodic

228

Table 1. Contd.

	Cynara scolymus L.	Quamoun	LF	Hypoglycemic, Depurative
	Lepidium sativum L.	Habb errachad	SE	Hypoglycemic
Cucurbitaceae	Citrullus colocynthis (L.) Schrad.	Handal	FR	Hypoglycemic
	Juniperus phoenicea L.	Aâr-âar	LF	Hypoglycemic
			LF	Diuretic
Cupressaceae			FR	Antirhematic , Antiseptic
	Tetraclinis articulata Mast.		LF	Hypoglycemic, Hypotensive
			SE	Hypoglycemic
Ericaceae	Arbutus unedo L.	Lenj	LF	Hypoglycemic, Hypotensive
			RT	Antiinflammatory, antidiarrheal
Euphorbiaceae	Ricinus communis L.	Kharowâ	LF	Purgative
			SE	Laxative
Fumariaceae	Fumaria officinalis L.	Soltan el bouqoul	AP (wihout RT)	Hypotensive, diuretic
Globulariaceae	Globularia alypum L.	Tasselgha	LF, FL	Purgative, depurative Hypoglycemic
Poaceae	Hordeum vulgare L.	Chair	SE	Diuretic Hypoglycemic
Hypericaceae	Hypericum perforatum L.	Mesmoun	FL	Healing
Lauraceae	Laurus nobilis L.	Rand	LF	Tonic Antiseptic Hypoglycemic
	Allium cepa L.	Bsel	BL	Hypotensive Hypoglycemic
Liliaceae	Allium sativum L.	Tthoum	BL	Hypotensive
	Tanacetum parthenium Sch. Bip.	Baboundj	FL, LF	Anti-inflammatory Antispasmodic

Table 1. Contd.

	Ajuga iva Schreb.	Chendgoura	FL, LF	hypoglycemic
	Marrubium vulgare L.	Marriouret	FL	Hypoglycemic
	Mentha piperata L.	Nânâ har	AP	Analgesic Carminative
	Mentha viridis L.	Nânâ	LF	Diuretic
	Origanum majorana L.	Mardqouch	FL	Stomachic
	Origanum vulgare L.	Zaatar	FL	Stomachic
Lamiaceae	*Rosmarinus officinalis* L.	Klil	FL, LF	Hypoglycemic Diuretic Stimulant
	Salvia officinalis L.	Souak en'nbi	LF, FL	Antisudorale Antispasmodic Hypoglycemic
	Thymus vulgaris L.	Zaitra	LF	Stomachic Antiseptic Antispasmodic
Loranthaceae	*Viscum album* L.	Loussiq	LF	Hypotensive
Malvaceae	*Malva sylvestris* L.	Khoubeiza	FL, LF	Laxative
Moraceae	*Morus nigra* L.	Toute	LF SE	Hypoglycemic Laxative Diuretic
Myrtaceae	*Eucalyptus globulus* Labill.	Kalitus	LF, FL	Hypoglycemic , hypotensive
	Myrtus communis L.	Raihan	LF, FR	Hypoglycemic Anti-inflammatory
Oleaceae	*Olea europea* L.	Zaitoun	LF, FR	Hypoglycemic Hypotensive
Papaveraceae	*Papaver rhoeas* L.	Bbenaâman	FL	Soothing Sudorific, Emollient

18   J. Pharmacognosy Phytother.

Table 1. Contd.

Papilonaceae	Trigonella foenum graecum L.	Besbas	SE	Hypoglycemic
Polygonaceae	Rumex patientia L.	Houmeida	RT	Laxative
Ranuculaceae	Nigella sativa L.	Sanouj	SE	Hypoglycemic , Hypotensive
Rhamnaceae	Zizyphus lotus (L.) Lam.	Sadra	LE	Hypoglycemic, urinary infections
Rosaceae	Rosa canina L.	Nesrine	LF, FL	Calmantes (palptations)
			FR	Astringent, anti diarrhéique
	Crataegus oxyacanta L.	Boumkherri	LF, FR, FL	Antispasmodic Hypotensive
Rutaceae	Ruta graveolens L.	Fidjel	AP	Emmenagogue Antihelminthic
Tiliaceae	Tilia cordata L.	Zaizafoun	FL	Antispasmodic Sedative
Urticaceae	Urtica dioica L.	Horagua	LF	Hypoglycemic
Valerianaceae	Valeriana tuberosa L.	Sounboul	RT	Hypotensive
Verbenaceae	Verbena officinalis L.	Louiza	AP	Antispasmodic Anti-inflammatory
Zingiberaceae	Zingiber officinale L.	Zanjabil	RH	Tonic Analqesic
Zygophyllaceae	Zygophyllum cornutum Coss.	Bougriba	AP	Hypoglycemic

AP: areal part, BL: bulb, FL: flowers, FR: fruit, LF: leaf, PL: whole plant, RH: Rhizome, RS: resin, RT: roots, SE: seeds

2011; Saslis-Lagoudakis and Clarke, 2012). Recently, Saslis-Lagoudakis and Clarke (2012) reportedthat the closer interaction between local practitioners and ethnobiologists who can study the relation-ship between humans and the natural world will enable local knowledge to be better applied in ecological and evolutionary biological research. The collaboration between local practitio- ners, ecologists, evolutionary biologists and ethnobio- logists is one of the most effective ways to incorporate local knowledge into biodiversity-related research (Saslis-Lagoudakis and Clarke, 2012).

Conclusion

To preserve the ethnobotanical knowledge, it is

important to document and restore the remains of ancient medical practices that still exist in Algeria. For instance, traditional medicine can usefully and cost-effectively be integrated into the treatment of type II diabetes and hypertension using an optimized strategy for the patient. Scientific collaboration between local practitioners, ecologists, evolutionary biologists and ethnobiologists should be encouraged in Algeria, to access local knowledge and incorporate it into biodiversity research. The preservation of the traditional knowledge is an essential requirement for prioritizing and conducting research on natural products and drug development as a way to provide and enhance local cost-effective local health care practices (Saslis-Lagoudakis and Clarke, 2012).

ACKNOWLEDGEMENTS

The author wishes to thank all the individuals and institutions in Souk Ahrasdsitrict who made this survey possible and Prof. Emer Geoffrey A. Cordell for his precious advice to evaluate this work.

REFERENCES

Abdel-Hassan IA, Abdel-Barry JA, Tariq MS (2000). The hypoglycaemic and anti-hyperglycaemic effect of Citrullus colocynthis fruit aqueous extract in normal and alloxan diabetic rabbits. J. Ethnopharmacol. 71:325-330.

Al-Ghaithi F, El-Ridi MR, Adeghate E, Amiri MH (2004). Biochemical effects of Citrullus colocynthis in normal and diabetic rats. Mol. Cell. Biochem. 261:143-149.

Al-Hader AA, Aqel M, Hasan Z (1993). Hypoglycemic effects of the volatile oil of Nigella sativa seeds. Int. J. Pharmacogn. 31:96-100.

Al-Wali NS (1986). Treatment of diabetes mellitus by Artemisia herba-alba extract: preliminary study. Clinic. and Experim. Pharmacol. and Physiol. 13, 569-573.

Al-Wali NS (1988). Artemisia herba-alba and diabetes mellitus. Clinical and Experim. Pharmacol. And Physiol. 15(6): 497.

Cordell GA (1995). Changing strategies in natural product chemistry. Phytochemistry 40:1585-1612.

Gonzalez M, Zarzuelo A, Ganez M, Utrilla MP, Jimenez J, Osuna I (1992). Hypoglycemic activity of olive leaf. Planta Med. 58: 513-515.

Eddouks M, Maghrani M, Lemhadri A, Ouahidi ML and Jouad H (2002). Ethnopharmacological survey of medicinal plants used for the treatment of Diabetes mellitus, hypertension and cardiac diseases in the Southease region of Morocco (Tafilalet). J. of Ethnopharmacol. 82: 97-103.

Eddouks M, Ouahidi ML, Farid O, Moufid A, Khalidi A, Lemhadri A (2007). The use of medicinal plants in the treatment of diabetes in Morocco. Phytother. 5(4):194-203.

Eddouks M, Khalidi A, Zeggwagh NA (2009). Pharmacological approach of plants traditionally used in treating hypertension in Morocco. Phytother. 7:122-127.

El-Hilaly J, Hmammouchi M, Lyoussi B (2003). Ethnobotanical studies and economic evaluation of medicinal plant in Taounate province (Northern Morocco). J. Ethnopharmacol. 86:149-158.

El-Tahir KEH, Ashour MMS, Al-Harbi MM (1993). The cardiovascular actions of the volatile oil of the black seed (Nigella sativa) in rats: Elucidation of the mechanism of action. Gen. Pharmacol. 24:1123-1131.

Jouad H, Haloui M, Rhiouani H, El-Hilaly J and Eddouks M (2001). Ethnobotenical survey of medicinal plants used or the treatment of

diabetes, cardiac and renal diseases in the North centre region of Morocco (Fez- Boulemane). J. of Ethnopharmacol. 77: 175-182.

Huntington HP (2011). The local perspective. Nature 478:182-183.

Höft M, Barik SK, Lykke AM (1999). Quantitative Ethnobotany. Applications of multivariate and statistical analyses in ethnobotany. People and Plant Working Paper.

National Institute of Public Health. Thania project (Epidemiological Transition and Health Impact in North Africa), National Health Survey 2005 (Contract No. ICA3-CT-2002-10011).

International Diabetes Federation (2006). Diabetes Atlas, third edition, 2006:   (http://   www. Eatlas.idf.org/webdata/docs/background_opening_pc.pdf. http://www.diabetesatlas.org/ consulted November 01 th, 2010.)

Komaki E, Yamaguchi S, Maru I (2003). Identification of anti-amylase components from olive leaf extracts. Food Sci Technol Res. 9:35-39.

Lebhal A, Settaf A, Zalagh F, Cherrah Y, Hassar M, Siaoul A (1999). Antidiabetic properties of Nigella sativa seeds in the jird Shawi obese and diabetic. Espérance Médicale 47:72-74.

Maiza K, Brac de la Perrière RA, Bounaga N, Hammiche V (1990). Traditional uses of wild plants in El Golea. Proceedings of the Symposium of the Association of French for the Conservation of Plant Species. Mulhouse.

Maiza K, Hammiche V, Bounaga N, Brac de la Perrière RA (1992). Inventory of medicinal plants in three regions of Algeria. Proceedings of the International Symposium tribute to Jean Pernes: Complexes species, gene flow, genetic resources of plants. Paris pp. 631-633.

Maiza K, Brac de la Perrière RA, Hammiche V (1993a).Traditional Saharian pharmacopoeia. Acta Horticulturae 332:37-42.

Maiza K, Brac de la Perrière RA, Hammiche V (1993b). Recent contributions to the ethnopharmacology of the Algerian Sahara: Proceedings of the 2nd European Symposium of Ethnopharmacology & International 11éme Conférence of Ethnomedicine. Heidelberg pp. 169-171.

Maiza K, Brac de la Perrière RA, Hammiche V (1995). Saharan traditional medicine. J. Afr. Med. Pharmacopoeia 9(1):71-75.

Nanyingi MO, Mbaria JM, Lanyasunya AL, Wagate CG, Koros KB, Kaburia HF, Munenge RW, Ogara WO (2008). Ethnopharmacological survey of Samburu district, Kenya. J. Ethnobiol. Ethnomed. 4:1-14.

Newman DJ, Cragg GM (2007). Natural Products as Sources of New Drugs over the Last 25 Years. J. Nat. Prod. 70(3):461-477

Nmila R, Gross R, Rchid H, Roye M, Manteghetti M, Petit P, Tijane M, Ribes G, Sauvaire Y (2000). Insulinotropic effect of Citrullus colocynthis fruit extracts. Planta Med. 66(5):418-423.

Patwardhan B (2005). Ethnopharmacology and drug discovery. J. Ethnopharmacol.100:50-52.

Sedef N El, Sibel K (2009). Olive tree (Olea europaea) leaves: potential beneficial effects on human health. Nutrition Reviews. 67(11): 632-638.

Saslis-Lagoudakis CH, Clarke CA (2012). Ethnobiology: The missing link in ecology and evolution. Trends Ecol. Evol. doi:pii:S0169-5347(12)00290-X. 10.1016/j.tree.2012.10.017.

Srivastava AK, Mehdi MZ (2005). Insulino-mimetic and anti-diabetic effects of vanadium compounds. Diabet. Med. 22(1):2-13

Tahraoui A, El-Hilaly J, Israili ZH, Lyoussi B (2007). Ethnopharmacological survey of plants used in the traditional treatment of hypertension and diabetes in south-eastern Morocco (Errachidia province). J. Ethnopharmacol.110:105-117.

Tra Bi HF, Irie G M, Kohue CCN, Clejesson HBM (2008). Therapeutic studies of some plants used in the treatment of hypertension and diabetes: two emerging diseases in Côte d'Ivoire. Science & Nature. 5:39-48.

Twaij HAA and Al-Badr AA (1988). Hypoglycaemic activity of Artemisia herba-alba. J. Ethnopharmacol. 24:123-126.

Quezel P, Santa S (1963). New flora of Algeria and southern desert regions. Volume 1. In: CNRS (ed). Paris pp. 1-1165.

Murli LM, Jyoti G, Ruchika S, Kripa R H (2011). Antidiabetic Properties of a Spice Plant Nigella sativa. J. Endocrinol. Metab. 1(1):1-8

United States Department of Agriculture (USDA) (2010). Natural Resources Conservation Service (NRCS) Plant Data Base Scott's Botanical Links: http://www.ou.edu/cas/botany-micro/bot-linx/subject/http://www.ou.edu/cas/botany-micro/bot-linx/subject/ consulted November 01 th,2010.

20   J. Pharmacognosy Phytother.

Vandebroek I, Reyes-García V, Paulino de Albuquerque U, Bussmann R, Pieroni A (2011). Local knowledge: who cares? J. Ethnobiol. Ethomed. 35:1-7.

World Health Organization (1985). Diabetes mellitus: Report of a WHO Study Group. WHO, Geneva, World Health Organ. Tech. Rep. Ser. 727.

Zaoui A, Cherrah Y, Lacaille-Dubois MA, Settaf A, Amarouch H, Hassar M (2000). Diuretic and hypotensive effects of *Nigella sativa* on the spontaneously hypertensive rat. Therapie 55:379-382.

Journal of Ethnopharmacology 149 (2013) 613–620

Contents lists available at ScienceDirect

Journal of Ethnopharmacology

journal homepage: www.elsevier.com/locate/jep

New compounds, chemical composition, antifungal activity and cytotoxicity of the essential oil from *Myrtus nivellei* Batt. & Trab., an endemic species of Central Sahara

Amel Bouzabata [a], Ophélie Bazzali [a], Célia Cabral [b], Maria José Gonçalves [b], Maria Teresa Cruz [c], Ange Bighelli [a], Carlos Cavaleiro [b], Joseph Casanova [a], Ligia Salgueiro [b], Félix Tomi [a,*]

[a] Université de Corse-CNRS, UMR 6134 SPE, Equipe Chimie et Biomasse, Route des Sanguinaires, 20000 Ajaccio, France
[b] Centro de Estudos Farmacêuticos/Faculdade de Farmácia, Universidade de Coimbra, 3000-548 Coimbra, Portugal
[c] Centro de Neurociências e Biologia Celular e Faculdade de Farmácia, Universidade de Coimbra, 3000-295 Coimbra, Portugal

ARTICLE INFO

Article history:
Received 10 April 2013
Received in revised form
26 June 2013
Accepted 27 June 2013
Available online 31 July 2013

Keywords:
Myrtus nivellei
Essential oil
Chemical composition
New terpenes
Antifungal activity
Cytotoxicity

ABSTRACT

Ethnopharmacologic relevance: Myrtus nivellei Batt. & Trab. (Myrtaceae) known as Sahara myrtle is appreciated by the Touaregs as medicinal plant. Infusion of leaves is employed against diarrhea and biennorrhea. Crushed leaves added to oil or to butter ointment have been traditionally used for the treatment of dermatosis. Aim of the study is to consider the traditional medicinal uses and the lack of scientific studies on their biological activities, the present study was designed to elucidate the chemical composition, the antifungal activity of its essential oils against fungi responsible for human infections, as well as, its cytotoxicity in the mammalian keratinocytes.
Materials and methods: Chemical analysis of Myrtus nivellei essential oil isolated by hydrodistillation of aerial parts (leaves and flowers), was carried out using a combination of chromatographic (CC, GC with retention indices) and spectroscopic techniques (MS, ^{13}C NMR, 2D NMR). The antifungal activity was evaluated by using broth macrodilution methods for yeasts and filamentous fungi. Cytotoxicity was tested in HaCaT keratinocytes through the MTT assay.
Results: Ten samples coming from two localities of harvest were investigated. The chemical composition was largely dominated by 1,8-cineole (33.6–50.4%) and limonene (17.5–25.0%). The structure of two new compounds bearing the isoamylcyclopentane skeleton has been elucidated. The oil was more active against Cryptococcus neoformans with MIC of 0.16 μL/mL, followed by dermatophytes (MICs of 0.64 and 1.25 μL/mL. Furthermore, evaluation of cell viability showed no cytotoxicity in HaCaT keratinocytes at concentrations up to 1.25 μL/mL.
Conclusions: The composition of Myrtus nivellei oil differed from that of Myrtus communis. The structure of two di-nor-sesquiterpenoids have been elucidated. It was possible to find appropriate doses of Myrtus nivellei oil with both antifungal activity and very low detrimental effect on keratinocytes. These findings add significant information to the pharmacological activity of Myrtus nivellei essential oils, specifically to its antifungal properties, thus justifying and reinforcing the use of this plant in traditional medicine.

© 2013 Elsevier Ireland Ltd. All rights reserved.

1. Introduction

In Algeria, the genus *Myrtus* L. (Myrtaceae) presently includes two species, *Myrtus communis* L. known as common myrtle and *Myrtus nivellei* Batt. & Trab. known as Sahara myrtle (Migliore et al., 2012). *Myrtus nivellei* is an endemic species of Sahara, widespread in the Center and scarce in the North (Quézel, 1965).

It has been considered two subspecies: subsp. *nivellei* in Algeria and subsp. *tibesticus* in Tchad (Tibesti) (Quézel, 1958).

Myrtus nivellei grows in scattered populations, in rocky and sandy wadies where subterranean water points exist, and generally at an altitude above 1400 m (Hammiche and Maiza, 2006). It is a shrub up to 2 m, with rough bark, leaves lanceolate, thick and linear (4–5 cm), five white petals, indeterminate stamens and the fruits are black berries (Battandier and Trabut, 1911; Ozenda, 2004).

Myrtus nivellei, known under the names of "Tafeldest" or "Tafaltasset" in Tamahaq and "Raihane Essahara El Wousta" in Arabic,

* Corresponding author. Tel.: +33 495 5241 22; fax: +33 495 5241 42.
E-mail address: felix.tomi@univ-corse.fr (F. Tomi).

614   *A. Bouzabata et al. / Journal of Ethnopharmacology 149 (2013) 613–620*

is appreciated by the Touaregs as medicinal plant, condiment and spice (flavoring of tea) (Maiza, 2008). According to the ethnobotanical research reported through interviews with nomad populations, leaves in infusion are employed by practitioners in internal use against intestinal diseases (diarrhea), fever and diabetes (Hammiche and Maiza, 2006; Maiza, 2008). In external use, the crushed leaves added to oil or butter ointment (poultice) are recommended in the treatment of dermatosis and for hair care (Hammiche and Maiza, 2006). In traditional medicine, the leaves in infusion or added to barley wafers, are also employed against the blennorrhea (Sahki and Boutamine-Sahki, 2004).

Very little is known about the phytochemistry and biological activities of *Myrtus nivellei*. To our knowledge there is only one paper reporting the phenolic compounds and its antioxidant activity (Rached et al., 2010) and there is none about the composition of *Myrtus nivellei* essential oil.

Therefore, in continuation of our ongoing work on the characterization of aromatic and medicinal plants from Algeria (Bousmaha et al., 2006; Mecherara-Idjeri et al., 2008; Bekhechi et al., 2010; Bouzabata et al., 2013), and considering the widely use of *Myrtus nivellei* by the Touaregs in Algerian traditional

medicine, the aims of the present work were to investigate the chemical composition of its essential oils, as well as to evaluate the antifungal potential and its topical safety on keratinocyte cells.

2. Materials and methods

2.1. Plant material and essential oil isolation

Aerial parts of *Myrtus nivellei* were collected in July 2010 during the flowering stage from Central Sahara. Samples TAS1–TAS5 and TAM1–TAM5 were isolated from plants harvested near Djanet city (Tassili of N'Ajjers massif; altitude: 1710 m, latitude: 24°37, longitude: 9°35) and near Tamanrasset city (Hoggar massif; altitude: 1900 m, latitude: 22°50, longitude: 5°37), respectively (Fig. 1). A voucher specimen was deposited at the herbarium of the Museum d'Histoire Naturelle, Aix-Marseille University; reference PH-2011-17-1. The myrtle was identified as *Myrtus nivellei* by Dr. G. De Belaire, University of Badji-Mokhtar, Annaba (Algeria). Each sample of aerial parts (leaves and flowers, 100 g) of *Myrtus nivellei* was submitted to

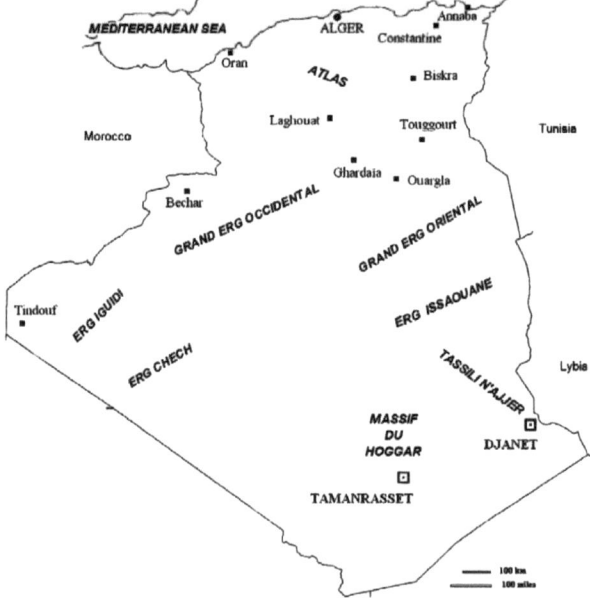

Fig. 1. Locations of harvest of *Myrtus nivellei* in Central Sahara (Algeria).

A. Bouzabata et al. / Journal of Ethnopharmacology 149 (2013) 613–620

hydrodistillation using a Clevenger type apparatus during 3 h. Essential oils were stored in the dark, at 4 °C.

2.2. Fractionation of the essential oil

An aliquot of the sample TAM2 (1055 mg) was chromatographed on a silica gel column (63–200 μm, 20.5 g) affording four fractions which were analyzed by GC(RI), GC–MS and ^{13}C NMR. Fractions F1 (159 mg) and F2 (61 mg) eluted with pentane contained terpene hydrocarbons, whereas oxygenated compounds were present in two fractions, F3 (501 mg, pentane/diethyl ether (P/DE)=98/2) and F4 (334 mg; diethyl ether). The fraction F4 contained unidentified components A (26.8%), and B (6.5%). Part of F4 (250 mg) was fractionated once again (silica gel, 63–200 μm, 5 g) using a gradient of solvents, pentane/diethyl ether (96/4 to 0/100) as mobile phase, affording 28 fractions (F4.1–F4.28) which were analyzed by GC(RI) and ^{13}C NMR. Fraction F4.23 (5 mg, P/DE=90/10) contained unidentified compound B (77% purity by GC). Unidentified compound A was present in fractions F4.10–F4.12 (19–20 mg each, P/DE=95/5). The three fractions were mixed and the resulting mixture (60 mg) was chromatographed once again (silica gel, 35–70 μm, 5 g) affording 18 fractions. Fraction 16 (11 mg) eluted with P/DE=95/5 contained unidentified compound A (purity: 84% by GC). Compounds A and B were accompanied by minor components that did not hinder structural elucidation by 2D NMR.

Compound A: ^{1}H and ^{13}C NMR data, see Table 1; EIMS 70 eV, m/z (relative intensity): 165 (92), 123 (100), 95 (35), 85 (17), 79 (10), 67 (11), 57 (27), 43 (64), 41 (30), 39 (11).

Compound B: ^{1}H and ^{13}C NMR data, see Table 2; EIMS 70 eV, m/z (relative intensity): 163 (77), 123 (40), 112 (7), 95 (20), 83 (100), 79 (6), 67 (11), 55 (35), 43 (41), 41 (21), 39 (16).

2.3. GC and GC–MS analysis

GC analysis were carried out using a Perkin-Elmer Autosystem apparatus equipped with two flame ionization detectors (FID), and fused capillary columns (50 m × 0.22 mm i.d., film thickness 0.25 μm), BP-1 (polydimethylsiloxane) and BP-20 (polyethyleneglycol). The oven temperature was programmed from 60 °C to 220 °C at 2 °C/min and then held isothermal (20 min); injector temperature: 250 °C (injection mode: split 1/60); detector temperature: 250 °C; carrier gas: helium (0.8 mL/min). The relative proportions of the essential oil constituents were expressed as percentage obtained by peak area normalization, without using

Table 1
NMR data of compound A.

C	δ(^{13}C)	Dept	δ(^{1}H)	Proton	Multiplicity (J)	Cosy ^{1}H–^{1}H	HMBC (H→C)
C1	81.15	C					
C2	77.26	CH	5.62		m	4,6	1,3,4,9,12
C3	131.34	C					
C4	130.07	CH	5.36		m	2,6	2,5,6,7,11
C5	44.32	C					
C6	18.59	CH$_3$	1.68		t (1.3)	2,4	2,3,4,8
C7	27.17	CH$_3$	1.26		s		4,5,8,11
C8	26.72	CH$_3$	1.24		s		1,4,5,7,11
C9	170.43	C					
C10	20.94	CH$_3$	2.17		s		2, 9
C11	215.46	C					
C12	39.33	CH$_2$	1.87	a	dd (14.7, 8.6)	13	1,2,11,13,14
			1.78	b	dd (14.7, 4.0)	13	1,2,11,13,14
C13	24.26	CH	1.5		m	12,14,15	
C14	24.03	CH$_3$	0.97		d (6.7)	13	12,13
C15	24.45	CH$_3$	0.83		d (6.7)	13	12,13

δ: ppm; J: Hz; d: doublet; t: triplet; m: multiplet; dd: doublet of doublet.

Table 2
NMR data of compound B.

C	δ(^{13}C)	Dept	δ(^{1}H)	Multiplicity (J)	Cosy ^{1}H–^{1}H	HMBC (H→C)
C1	79.48	C				
C2	77.90	CH	5.55	m	4,6	1,3,4,9
C3	130.87	C				
C4	130.54	CH	5.33	m	2,6	2,5,6,11
C5	45.02	C				
C6	18.64	CH$_3$	1.72	t (1.3)		
C7	27.92	CH$_3$	1.21	s		4,5,8,11
C8	25.99	CH$_3$	1.16	s		4,5,7,11
C9	170.73	C				
C10	20.99	CH$_3$	2.17	s		9
C11	211.80	C				
C12	120.41	CH	5.55	m	14,15	1,11,14,15
C13	141.98	C				
C14	18.56	CH$_3$	1.57	d (1.3)	12	11,12,13,15
C15	26.89	CH$_3$	1.74	d (1.3)	12	11,12,13,14

δ: ppm; J: Hz; d: doublet; t: triplet; m: multiplet.

correcting factors. Retention indices (RI) were determined relative to the retention times of a series of n-alkanes with linear interpolation ("Target Compounds" software from Perkin Elmer).

GC–MS analysis: EOs were analyzed with a Perkin-Elmer TurboMass detector (quadrupole), directly coupled to a Perkin-Elmer Autosystem XL, equipped with a fused-silica capillary column (60 m × 0.22 mm i.d., film thickness 0.25 μm), Rtx-1 (polydimethylsiloxane). Carrier gas, helium at 1 mL/min; split, 1/80; injection volume, 0.2 μL; injector temperature, 250 °C; oven temperature programmed from 60 °C to 230 °C at 2 °C/min and then held isothermal (45 min); ion source temperature, 150 °C; energy ionization, 70 eV; electron ionization mass spectra were acquired over the mass range 35–350 Da.

GC-TOF-MS analyses were performed on an Agilent 6890 gas chromatograph coupled to a time of flight (ToF) mass spectrometer GCT Premier from Waters equipped with a column (30 m × 0.25 mm i.d., film thickness 0.25 μm), DB-5 MS UI. Injection volume: 1 μL mode splitless; oven temperature programmed from 60 °C (1 min) to 320 °C (25 °C/min). 320 °C during 10 min. Transfer line temperature at 250 °C and source temperature at 200 °C. The mass spectrometer was operated in the electron impact mode (energy ionization, 70 eV). Multichannel plate voltage was set at 2600 V, acquisition rate at 10 spectra/s (i.e. 5 spectra/s with "Dynamic Range Enhancement" mode on) and pusher interval at 40 μs. Acquisition was performed in the full scan mode with a scan range of m/z 50–550. Calibration was done using the calibration wizard, with heptacosane as the reference. The mass resolution was around 5000 FMWH for m/z 218.9856. During acquisitions, an internal standard, pentafluorobromo benzene, was introduced continuously into the EI source, from a reference reservoir at 50 °C and through a reference inlet at 120 °C. The mass m/z 181.0077 was used as lock mass. Data were processed with MassLynx 4.1.

2.4. ^{13}C NMR analysis

All NMR spectra were recorded on a Bruker AVANCE 400 Fourier Transform spectrometer, equipped with a 5 mm probe, in deuterated chloroform, with all shifts referred to internal tetramethylsilane (TMS). ^{13}C NMR spectra of mixtures (EO or fractions of chromatography) were recorded with the following parameters: pulse width=4 μs (flip angle 45°); acquisition time=2.7 s for 128 K data table with a spectral width of 25,000 Hz (250 ppm); CPD mode decoupling; digital resolution=0.183 Hz/pt. The number of accumulated scans was 3000 (around 40 mg of the sample in 0.5 mL of CDCl$_3$). Standard pulse sequences from Bruker library

616   A. Bouzabata et al. / Journal of Ethnopharmacology 149 (2012) 613–620

were used for two dimensional spectra. Gradient enhanced sequences were used for the heteronuclear two-dimensional experiments.

2.5. Identification of components

Identification of the individual components was based (i) on comparison of their GC retention indices (RI) on apolar and polar columns, with those of authentic compounds (ii) on computer matching with commercial mass spectral libraries (National Institute of Standards and Technology, 1996; König et al., 2001; Adams, 2007), and (iii) on comparison of the signals in the ^{13}C NMR spectra of the mixtures with those of reference spectra compiled in the laboratory spectral library, with the help of a laboratory-made software (Rezzi et al., 2002; Tomi and Casanova, 2006; Bighelli and Casanova, 2009).

2.6. Antifungal activity evaluation

2.6.1. Fungal strains
The antifungal activity of the oil was evaluated against yeasts and filamentous fungi strains (dermatophytes):

– Yeasts: three American type culture collection (ATCC) type strains (Candida albicans ATCC 10231, Candida parapsilosis ATCC 90018, Candida tropicalis ATCC 13803); one Colección Española de Cultivos Tipo (CECT) type strain (Cryptococcus neoformans CECT 1078); and two clinical strains isolated from recurrent cases of vulvovaginal candidiasis (Candida guilliermondii MAT23 and Candida krusei H9).
– Dermatophytes: three dermatophyte clinical strains isolated from nails and skin (Epidermophyton floccosum FF9, Trichophyton mentagrophytes FF7, Microsporum canis FF1); and four Colección Española de Cultivos Tipo (CECT) type strains (Trichophyton rubrum CECT 2794, Microsporum gypseum CECT 2908, Trichophyton mentagrophytes var. interdigitale CECT 2958, Trichophyton verrucosum CECT 2992).
– Candida parapsilosis ATCC 90018 was used as control.

The fungal isolates were identified by standard microbiology methods and stored on Sabouraud broth with glycerol at −70 °C. Prior to antifungal susceptibility testing, each isolate was inoculated on Sabouraud agar to ensure optimal growth characteristics and purity.

2.6.2. Antifungal activity methods
Broth macrodilution methods based on the Clinical and Laboratory Standards Institute (CLSI) reference protocols M27-A3 (CLSI, 2008a) and M38-A2 (CLSI, 2008b) for yeasts and filamentous fungi, respectively, were used to determine MICs and MLCs of the essential oils.
The serial doubling dilution of the essential oil was prepared in dimethyl sulfoxide (DMSO), with concentrations ranging from 0.08 to 5 μL/mL. Final concentration of DMSO never exceeded 2%. Recent cultures of each strain were used to prepare the cell suspension adjusted to $1-2 \times 10^3$ cells/mL for yeasts, and $1-2 \times 10^4$ cells/mL for filamentous fungi. The concentration of cells was confirmed by viable count on Sabouraud agar. The test tubes were incubated aerobically at 35 °C for 48 h/72 h (Candida spp./Cryptococcus neoformans) and at 30 °C for 7 days (dermatophytes) and MICs were determined. To evaluate MLCs, aliquots (20 μL) of broth were taken from each negative tube after MIC reading, and cultured in Sabouraud dextrose agar plates. Plates were then incubated at 35 °C for 48 h (Candida spp.) and 72 h for Cryptococcus neoformans, and 30 °C for 7 days (dermatophytes). In addition,

two reference antifungal compounds, amphotericin B (Fluka) and fluconazole (Pfizer), were used to control the sensitivity of the tested microorganisms. All tests were performed in RPMI medium. For each strain tested, both growth conditions and sterility of the medium were checked in two control tubes. The innocuity of the DMSO was also checked at the highest tested concentration. All experiments were performed in duplicate and repeated three times, yielding essentially the same results (a range of values is presented when different results were obtained).

2.7. Evaluation of cytotoxicity

2.7.1. Cell culture and materials
The fetal calf serum was from Biochrom KG (Berlin, Germany) and trypsin from Gibco (Paisley, UK). The proteases inhibitor cocktail was from Roche (Carnaxide, Portugal). MTT (3-(4,5-dimethylthiazol-2-yl)-2,5-diphenyltetrazolium bromide) and all the other reagents were from Sigma Chemical Co. The human keratinocyte cell line HaCaT, obtained from DKFZ (Heidelberg), was kindly supplied by Dr. Eugénia Carvalho (Centro de Neurociências e Biologia Celular, Universidade de Coimbra, Coimbra, Portugal). Keratinocytes were cultured in Dulbecco's Modified Eagle Medium (high glucose) supplemented with 4 mM glutamine, 10% heat inactivated fetal bovine serum, 100 U/mL penicillin and 100 μg/mL streptomycin, at 37 °C in a humidified atmosphere of 95% air and 5% CO_2. Along the experiments, cells were monitored by microscope observation in order to detect any morphological change.

2.7.2. MTT assay for cell viability
Assessment of cell viability was made through a colorimetric assay, using MTT (Mosmann, 1983). In this method, the optical density of the solution containing the formazan produced by metabolically active cells is measured spectrophotometrically. The HaCaT cells (0.1×10^6 cells/well, cultured in 48-well microplates) were incubated in a final volume of 600 μL, allowed to stabilize for 12 h, and then incubated for 24 h with varying concentrations of the oil. After adding 60 μL of MTT solution (5 mg/mL in PBS) to each well, the cells were further incubated at 37 °C for 15 min, in a humidified atmosphere of 95% air/5% CO_2. Supernatants were then discarded and 300 μL of acidified isopropanol (0.04 N HCl in isopropanol) were added to the cultures and mixed thoroughly to dissolve the dark blue crystals of formazan. Formazan quantification was performed using an automatic plate reader (SLT, Austria) at 570 nm, with a reference wavelength of 620 nm.

2.8. Data analysis

All the experiments were performed in duplicate. The MTT results are presented as mean ± standard error of the mean (S.E. M.) of the indicated number of experiments, and the means were statistically compared using the one-way ANOVA test, with Dunnett's post-test. The differences between the means were considered significant for the values of $p < 0.05$.

3. Results and discussion

Leaves and flowers of Myrtus nivellei were collected on 10 individual shrubs in two localities of Algerian Central Sahara (Djanet, Tassili and Tamanrasset, Hoggar) (Fig. 1). Essential oil was isolated using a Clevenger-type apparatus. Yields ranged from 0.5% to 0.9% for Hoggar samples and from 1.4% to 2.0% for Tassili samples. All the samples were analyzed by GC(RI) and ^{13}C NMR without isolation of individual components, following a

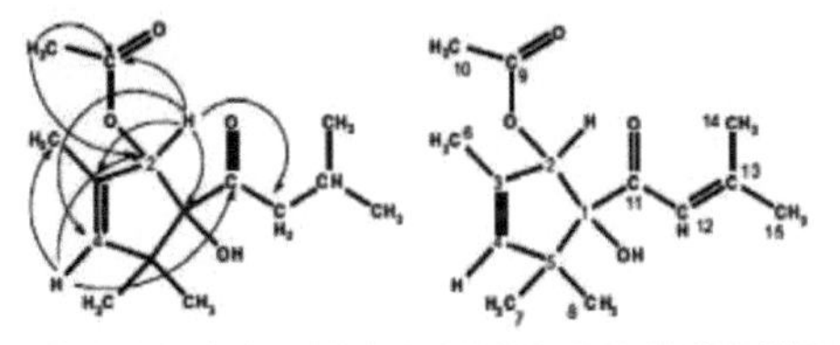

A. Bouzabata et al. / Journal of Ethnopharmacology 149 (2013) 613–620

Fig. 2. Structures of compounds A and B and illustrative long-range proton-carbon connectivities observed in the HMBC spectrum of A.

computerized method developed in our laboratory (Rezzi et al., 2002; Tomi and Casanova, 2006; Bighelli and Casanova, 2009). One sample was also analyzed by GC–MS. It resulted from the analyses that two components remained unidentified. Therefore, the following items will be successively reported (i) structural elucidation of compounds A and B; (ii) detailed analysis of a selected sample; (iii) comparison of the 10 samples composition; (iv) antifungal activity of the essential oil and (v) skin cytotoxicity.

3.1. Structure elucidation of new compounds

A sample, chosen among those exhibiting the higher yields of essential oil as well as the higher contents of unidentified compounds A and B was repeatedly chromatographed over silica gel column in order to purify these compounds. Compounds A and B were found into two different fractions of CC and their structural elucidation was achieved using a full set of two dimensional NMR experiments.

3.1.1. Compound A

According to GC–TOF–MS, compound A had an exact mass of $m/z = 268.1684$ corresponding to the formula $C_{16}H_{24}O_4$ (calc = 268.1668), in agreement with ^1H NMR, ^{13}C NMR and DEPT spectra (Table 1, Fig. 2). The molecule bears four insaturation centers, three of them being identified by the chemical shift values of selected carbons: a keto and an ester functions (215.46 ppm and 170.73 ppm, respectively), a trisubstituted double bond (131.34 ppm and 130.04 ppm), the fourth insaturation belonged to a ring. The deshielded values of aliphatic carbons (81.15 ppm and 77.26 ppm) confirmed the acetate function (methyl group at 20.94 ppm and 2.17 ppm) and suggested the occurrence of another oxygenated function (alcohol). The 3-methylbutoxy substructure [-CO–CH₂–CH(CH₃)₂], frequently found in natural compounds, was evidenced by characteristic proton and carbon chemical shifts and confirmed by adequate correlation plots in the HMBC spectrum (Table 1). If we take care of three remaining methyl groups, the molecule contains a cyclopentene moiety in its structure. The various oxygenated functions (acetate, hydroxyle and keto fragment) as well as the three methyl groups were located on the cyclopentene moiety using long range proton–carbon connectivities on the HMBC spectrum. Therefore, compound A was identified as 1-hydroxy-1-(3-methylbutoxy)-2-acetoxy-3,5,5-trimethyl-3-cyclopentene. Unfortunately, neither the chemical shift values of protons and carbons, nor through space proton–proton correlation plots in the NOESY spectrum (none was observed) allowed the determination of the relative stereochemistry of the oxygenated groups present in the molecule.

3.1.2. Compound B

The exact mass of compound B was measured as $m/z = 266.1552$ by GC–TOF–MS corresponding to the formula $C_{16}H_{22}O_4$

(calc = 266.1512) in agreement with ^1H NMR, ^{13}C NMR and DEPT spectra (Table 2, Fig. 2). The formula of compound B differs from that of compound A by the loss of two hydrogen atoms. Examination of ^1H and ^{13}C NMR spectra demonstrated that B contains a supplementary double bond on the one hand and that the chemical shifts of most carbons are close to those of compound A, suggesting that both compounds exhibited the same framework. Moreover, the acetyl function was present and in contrast, the 3-methylbutoxy substructure was no more found. Indeed, the side chain contained the isopentenyl moiety evidenced by proton and carbon chemical shifts as well as by the shielding of the carbonyl carbon (211.80 ppm in B instead of 215.46 ppm in A). The isopentenyloxy substructure was confirmed by correlation plots in the HMBC spectrum between vinylic hydrogen H12 on the one hand and methyl hydrogens H13 and H14 with carbons C11–C15. The location of the side chain on the cyclopentene moiety was ascertained by the observation of connectivity between H12 and C1. As this has been done in compound A, various long range hydrogen–carbon correlation plots allowed the location of the three methyls, the acetyl function on the cyclopentene substructure. Therefore, compound A was identified as 1-hydroxy-1-(3-methyl-2-butenoxy)-2-acetoxy-3,5,5-trimethyl-3-cyclopentene. Here again, the relative stereochemistry of the oxygenated groups present in the molecule, could not be assigned (no through space proton–proton correlation plots was observed in the NOESY spectrum).

3.2. Chemical composition of Myrtus nivellei essential oil

The chemical composition of the Myrtus nivellei leaf oil sample is reported in Table 3 resulting from the GC(RI) and GC–MS analysis of the EO, as well as ^{13}C NMR analysis of the EO and fractions of chromatography and structure elucidation of new compounds A and B. 1,8-Cineole (37.5%) and limonene (25.0%) were by far the major components of that monoterpene-rich oil sample. Indeed, various oxygenated monoterpenes were present at appreciable contents: geranyl acetate, 5.1%; α-terpineol, 5.0%; linalyl acetate, 4.2%, α-terpinyl acetate, 3.8% and linalool, 1.7%. The two di-nor-sesquiterpene new compounds A and B accounted for 4.3% and 0.9%, respectively of the whole composition.

In order to check the homogeneity of the composition of Myrtus nivellei essential oil or to evidence an eventual chemical variability, 10 oil samples isolated from plants growing wild in Sahara have been investigated. The stations of harvest are located in Tassili des N'Ajjers mountains (samples TAS-1–TAS-5) and in Hoggar mountains (near Tamanrasset, samples TAM-1–TAM-5). Both stations exhibit a meso-Mediterranean climate. The yields of EO isolated from Myrtus nivellei growing in the Tassili des N'Ajjers station (TAS samples, 1.4–2.0%, w/w) were twice higher than those of EO isolated from plants growing in Hoggar station (TAM samples, 0.5–0.9%, w/w). Analysis of the essential oils by GC(RI) and ^{13}C NMR allowed the identification of 24 constituents representing from 77.3% to 92.6% of the whole composition (all the unidentified compounds were minor components) (Table 4).

618   A. Bouzabata et al. / Journal of Ethnopharmacology 149 (2013) 613–620

Table 3
Components of the essential oil isolated from aerial parts of *Myrtus nivellei* Batt. & Trab.

	Components	RI[a]	RI[p]	%	Identification
1	α-Thujene	923	1013	tr	RI, MS, ¹³C NMR
2	α-Pinene	930	996	3.2	RI, MS, ¹³C NMR;C NM R
3	β-Pinene	971	1114	0.2	RI, MS, ¹³C NMR
4	Myrcene	981	1163	0.2	RI, MS
5	α-Phellandrene	997	1168	0.1	RI, MS, ¹³C NMR
6	δ-3-Carene	1005	1151	0.1	RI, MS, ¹³C NMR
7	α-Terpinene	1009	1183	0.1	RI, MS, ¹³C –NMR
8	p-Cymene	1011	1273	0.6	RI, MS, ¹³C NMR
9	1,8-Cineole*	1020	1213	37.5	RI, MS, ¹³C –NMR
10	Limonene*	1020	1204	25.0	RI, MS, ¹³C NMR
11	(Z)-β-Ocimene	1025	1235	0.1	RI, ¹³C NMR
12	(E)-β-Ocimene	1036	1252	0.2	RI, MS, ¹³C NMR
13	γ-Terpinene	1048	1248	0.6	RI, MS, ¹³C NMR
14	Terpinolene	1079	1285	0.2	RI, MS, ¹³C NMR
15	Linalool	1082	1544	1.7	RI, MS, ¹³C NMR
16	Terpinen-4-ol	1161	1600	0.5	RI, MS, ¹³C NMR
17	α-Terpineol	1172	1693	5.0	RI, MS, ¹³C NMR
18	Geraniol	1233	1829	0.1	RI, ¹³C NMR
19	Linalyl acetate	1239	1556	4.2	RI, MS, ¹³C NMR
20	α-Terpinyl acetate	1332	1694	3.8	RI, MS, ¹³C NMR
21	Neryl acetate	1341	1725	0.4	RI, MS, ¹³C NMR
22	Geranyl acetate	1359	1755	5.1	RI, MS, ¹³C NMR
23	(E)-β-Caryophyllene	1417	1596	0.2	RI, MS, ¹³C NMR
24	α-Humulene	1451	1665	0.4	RI, ¹³C NMR
25	Compound A	1582	2179	4.3	MS, NMR[b]
26	Compound B	1594	2270	0.9	MS, NMR[b]
Total				94.7	

Order of elution and percentages of individual components are given on apolar column (BP-1), those with an asterisk (*) excepted, percentages on polar column (BP-20). Limonene and 1,8-cineole co-eluted on the BP-1 column (GC) while they were separated on the Rtx-1 column (GC–MS). RI[a], RI[p]: retention indices measured on apolar and polar columns, respectively. tr < 0.05%.

[b] Identification by NMR: ¹H and ¹³C NMR, 2D-NMR.

Table 4
Composition of *Myrtus nivellei* essential oils from two stations in Central Algerian Sahara.

Components	TAS 1-5				TAM 1-5			
	Min	Max	M	SD	Min	Max	M	SD
α-Pinene	2.9	3.3	3.1	0.2	3.6	5.8	5.2	1.0
p-Cymene	0.6	0.7	0.6	0.0	0.9	1.0	0.9	0.0
Limonene*	17.5	25.0	20.5	3.7	18.8	20.6	19.8	1.4
1,8-Cineole*	36.6	50.4	43.9	6.1	33.6	40.7	39.0	3.7
γ-Terpinene	0.0	0.6	0.4	0.0	0.0	0.2	0.1	0.0
Linalool	0.7	1.7	1.3	0.5	0.6	1.0	0.8	0.1
Terpinen-4-ol	0.5	0.6	0.5	0.1	0.3	0.3	0.3	0.0
α-Terpineol	3.5	5.2	4.4	0.8	4.7	5.5	5.0	0.3
Linalyl acetate	1.7	4.2	2.8	1.3	1.5	2.1	1.6	0.3
α-Terpinyl acetate	3.6	7.8	5.7	2.0	3.6	4.7	4.0	0.4
Geranyl acetate	5.0	5.3	5.1	0.1	3.2	4.1	3.6	0.4
(E)-β-caryophyllene	0.2	0.2	0.2	0.0	0.4	0.6	0.5	0.1
α-Humulene	0.3	0.4	0.4	0.0	0.8	1.3	1.0	0.2
Compound A	2.4	4.5	3.4	0.9	4.8	9.8	6.7	2.0
Compound B	0.4	0.9	0.6	0.3	1.0	2.1	1.5	0.4

Order of elution and percentages are given on apolar column (BP-1), except for compounds with an asterisk (*), percentage on BP-20. TAS 1-5: Tassili des N'Ajjers samples, TAM 1-5: Tamanrasset samples.

The 10 oil samples exhibited similar chemical composition dominated by 1,8-cineole (up to 50.4%) and limonene (up to 25.0%). It could be noticed that the content of cineole is slightly higher in the samples from Tassili (TAS) than those from Hoggar (TAM). Conversely, the contents of the new compounds A and B are higher in Hoggar samples (means values = 6.7% and 1.5%) than in Tassili samples (mean values = 3.4% and 0.6%).

The composition of *Myrtus nivellei* essential oil differed from that of *Myrtus communis* growing wild in North Algeria, characterized by a high amount of α-pinene (Bouzabata et al., 2010, 2013). In fact, it differed from the various compositions of EOs isolated from

Myrtus communis growing wild all around the Mediterranean basin and in the islands (Bazzali et al., 2012). Compounds A and B have been found in all the investigated samples of *Myrtus nivellei* EO. In contrast, they were never identified in *Myrtus communis* EOs (Bazzali et al., 2012; Bouzabata et al., 2013). Both compounds may be considered as markers of *Myrtus nivellei*.

3.3. Antifungal activity

The antifungal activity of *Myrtus nivellei* essential oil presented in Table 5 showed a variability of inhibition among all the fungal

A. Bouzabata et al. / Journal of Ethnopharmacology 149 (2013) 613–620

619

Table 5
Antifungal activity (MIC and MLC) of Myrtus nivellei essential oil.

Strains	Myrtus nivellei oil		Fluconazole	
	MIC[a]	MLC[a]	MIC[b]	MLC[b]
Candida albicans ATCC 10231	1.25–2.5	1.25–2.5	1	> 128
Candida tropicalis ATCC 13803	2.5	2.5	4	> 128
Candida krusei H9	2.5	2.5	64	64–128
Candida guillermondii MA123	1.25–2.5	1.25–2.5	8	8
Candida parapsilosis ATCC 90018	2.5	2.5	< 1	< 1
Cryptococcus neoformans CECT 1078	0.16	0.32	16	128
Trichophyton mentagrophytes FF7	1.25	1.25	16–32	32–64
Microsporum canis FF1	0.64	0.64	128	128
Trichophyton rubrum CECT 2794	0.64	0.64	16	64
Microsporum gypseum CECT 2908	1.25	1.25	128	> 128
Epidermophyton floccosum FF9	0.64	0.64	16	16
Trichophyton mentagrophytes var. interdigitale CECT 2958	1.25	2.5	128	> 128
Trichophyton verrucosum CECT 2992	1.25	2.5	> 128	> 128

Results were obtained from 3 independent experiments performed in duplicate.
[a] MIC and MLC were determined by a macrodilution method and expressed in μL/mL (V/V).
[b] MIC and MLC were determined by a macrodilution method and expressed in μg/mL (W/V).

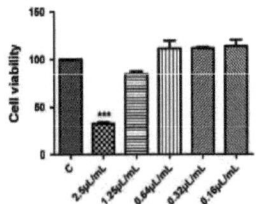

Fig. 3. Effect of Myrtus nivellei essential oil on keratinocytes viability (MTT assay). HaCaT cells were exposed to different concentrations of the essential oil (0.16–2.5 μL/mL) for 24 h. Results are expressed as a percentage of MTT reduction by control cells maintained in culture medium. Each value represents the mean ± SEM from three experiments, performed in duplicate (***$p < 0.001$, compared with control).

strains tested. Our results showed that Myrtus nivellei essential oil had effective antifungal activity against Cryptococcus neoformans with MIC and MLC values of 0.16 μL/mL and 0.32 μL/mL, respectively. Cryptococcus neoformans is the major causative agent of fungal meningoencephalitis. It is the best known form of this mycosis in both immunocompromised and immunocompetent individuals. Also against dermatophytes, the oil demonstrated antifungal potential, particularly for Microsporum canis, Trichophyton rubrum and Epidermophyton floccosum with MIC and MLC of 0.64 μL/mL (Table 5). For most of the fungi tested MIC and MLC are similar revealing fungicidal activity of the oil. These results support the use of this species in traditional medicine for the treatment of dermatophytosis.

3.4. Cytotoxicity evaluation

As shown in Fig. 3, only for 2.5 μL/mL of essential oil the value of cell viability in human keratinocyte is significantly different from the control (32.42 ± 1.62). Cell viability evaluation demonstrated that the oil in concentrations until 1.25 μL/mL are safe for topical use supported by the absence of cytotoxicity in HaCaT keratinocytes.

4. Conclusions

This paper reported for the first time the chemical composition and the antifungal activity of the essential oil isolated from Myrtus nivellei, an endemic species to the Central Saharan mountains. 1,8-Cineole and limonene were the major components. Two new natural components, which possess a cyclopentene framework, were identified by structural analysis from 1D and 2D NMR. It could be assumed that these components were probably markers of this species.

Skin cytotoxicity evaluation for doses with antifungal activity revealed that Myrtus nivellei oil in concentrations up to 1.25 μL/mL is safe for topical applications against Cryptococcus neoformans and all dermatophytes tested. These results demonstrate the efficacy and safety of Myrtus nivellei and support its use by the Touaregs in Saharan traditional medicine for the treatment of dermatophytosis.

Acknowledgments

A. Bouzabata wishes to thank the cooperation program between France and Algeria (PROFAS "B" program) for a research grant and PEst-OE/SAU/UI0177/2011 (Center for Pharmaceutical Studies, Portugal). We also thank Dr. G. De Belaire (Badji-Mokhtar University, Annaba, Algeria) for identification of the plant, Dr. J. Migliore, (IMBE, Aix-Marseille University, France) who deposited the voucher specimen, and Dr. H. Casabianca (SCA-CNRS, Solaize, France) for exact mass measurement.

References

Adams, R.P., 2007. Identification of Essential Oil Components by Gas Chromatography/Mass Spectrometry, fourth ed. Allured Publishing Corporation, Carol Stream, IL, USA.
Battandier, J.P., Trabut, L., 1911. Contribution à la flore du pays des Touaregs. Bulletin de la Société Botanique de France.
Bazzali, O., Tomi, F., Casanova, J., Bighelli, A., 2012. Occurrence of C8-C10 esters in Mediterranean Myrtus communis L. leaf essential oil. Flavour Fragrance Journal 27, 337–340.
Belhechci, C., Boti, J.B., Aziz Bekkara, F., Abdelouahid, D.E., Casanova, J., Tomi, F., 2010. Isothymol in ajowan essential oil. Natural Product Communications 5, 1107–1110.
Bighelli, A., Casanova, J., 2009. Analytical Methods for Cymbopogon Oils in Essential Oil Bearing Grasses, the Genus Cymbopogon. In: Akhila, A. (Ed.), CRC Press, Boca Raton, FL, USA. pp. 195–221.

Bousmaha, L., Boti, J.B., Adik Bekkara, F., Castola, V., Casanova, J., 2006. Intraspecific chemical variability of the essential oil of *Lavandula dentata* L. from Algeria. Flavour Fragrance Journal 21, 368–372.

Bouzabata, A., Boussaha, F., Casanova, J., Tomi, F., 2010. Composition and chemical variability of leaf oil of *Myrtus communis* L. from North-Eastern Algeria. Natural Product Communication 10, 1659–1662.

Bouzabata, A., Castola, V., Bighelli, A., Abed, L., Casanova, J., Tomi, F., 2013. Chemical variability of Algerian *Myrtus communis* L. Chemistry and Biodiversity 10, 129–137.

CLSI–Clinical and Laboratory Standards Institute, 2008a. Reference Method for Broth Dilution Antifungal Susceptibility Testing of Yeasts. Approved Standard, third ed., M27-A3, Wayne, PA.

CLSI–Clinical and Laboratory Standards Institute, 2008b. Reference Method for Broth Dilution Antifungal Susceptibility Testing of Filamentous Fungi. Approved Standard, third ed., M38-A2, Wayne, PA.

Hammiche, V., Maiza, K., 2006. Traditional medicine in Central Sahara: pharmacopeia of Tassili Najjer. Journal of Ethnopharmacology 105, 358–367.

König, W.A., Hochmuth, D.H., Joulain, D., 2001 Terpenoids and Related Constituents of Essential Oils. Library of MassFinder 2.1. University of Hamburg, Institute of Organic Chemistry, Hamburg, Germany.

Maiza, K., 2008. Pharmacopée traditionnelle saharienne: Sahara algérien (Ph.D.). Algiers University, p. 386.

Mecherara-Idjeri, S., Hassani, A., Castola, V., Casanova, J., 2008. Composition of leaf, fruit and gall essential oils of Algerian *Pistacia atlantica* Desf. Journal of Essential Oil Research 20, 215–219.

Migliore, J., Baumel, A., Juin, M., Médail, F., 2012. From Mediterranean shores to Central Saharan Mountains: key phytogeographical insights from the genus Myrtus. Journal of Biogeography 39, 942–956.

Mosmann, T., 1983. Rapid colorimetric assay for cellular growth and survival: application to proliferation and cytotoxicity assays. Journal of Immunology Methods 65, 55–63.

National Institute of Standards and Technology, 1996. PC version 1.7 of the NIST/EPA/NIH Mass Spectral Database. Perkin-Elmer Corp, Norwalk, CT, USA.

Ozenda, P., 2004. Flore et végétation du Sahara, third ed. CNRS, Paris.

Quézel, P., 1958. Mission botanique au Tibesti. Institut de recherches sahariennes, Alger.

Quézel, P., 1965. La végétation du Sahara, du Tchad à la Mauritanie. Gustav Fischer Verlag, Stuttgart.

Rached, W., Benamar, H., Bennaceur, M., Marouf, A., 2010. Screening of the antioxidant potential of some Algerian Indigenous plants. Journal of Biological Sciences 10, 316–324.

Rezzi, S., Bighelli, A., Castola, V., Casanova, J., 2002. Direct identification and quantitative determination of acidic and neutral diterpenes using ^{13}C NMR. Applied Spectroscopy 56, 312–317.

Sahki, A., Boutamine Sahki, R., 2004. Le Hoggar: Promenade botanique. Editions Esope.

Tomi, F., Casanova, J., 2006. ^{13}C NMR as a tool for identification of individual components of essentials oils from Labiatae—a review. Acta Horticulturae 723, 185–192.

241

Food and Chemical Toxicology 75 (2015) 166-172

Contents lists available at ScienceDirect

Food and Chemical Toxicology

journal homepage: www.elsevier.com/locate/foodchemtox

Myrtus communis L. as source of a bioactive and safe essential oil

Amel Bouzabata [a], Célia Cabral [b], Maria José Gonçalves [b,c], Maria Teresa Cruz [c], Ange Bighelli [d], Carlos Cavaleiro [b,c], Joseph Casanova [d], Félix Tomi [d], Ligia Salgueiro [b,c,*]

[a] UMR 6134 SPE, Équipe Chimie et Biomasse, Université de Corse-CNRS, Route des Sanguinaires, Ajaccio, 20000, France
[b] Centro de Estudos Farmacêuticos/Faculdade de Farmácia, Universidade de Coimbra, Coimbra 3000-548, Portugal
[c] Centro de Neurociências e Biologia Celular e Faculdade de Farmácia, Universidade de Coimbra, Coimbra 3000-205, Portugal

ARTICLE INFO

Article history:
Received 4 March 2014
Accepted 9 November 2014
Available online 28 November 2014

Keywords:
Myrtus communis
Essential oil
Chemical composition
Anti-inflammatory activity
Antifungal activity
Cell viability

ABSTRACT

In Algeria, Myrtus communis L. is distributed throughout the Tell Atlas and the coastal regions of Algiers and Constantine. The leaves are used in respiratory disorders, diarrhea and hemorrhoids. The aims of this work were to evaluate the antifungal and anti-inflammatory potential of well characterized essential oils (EO). Since EO can be applied by inhalation, dermal application and oral administration, we used several mammalian cell lines to assess safe bioactive doses. The chemical composition of two samples was investigated by GC-FID, GC-MS and ^{13}C NMR spectroscopy. Monoterpene derivatives are the main compounds: α-pinene (50.8 and 33.6%), 1,8-cineole (21.0 and 13.3%), linalool (2.7 and 14.8%), and linalyl acetate (0.5 and 9.5%). The antifungal evaluation revealed that the oils were more active against Cryptococcus neoformans (yeast) and Epidermophyton floccosum, Microsporum canis, Trichophyton rubrum (dermatophytes). The anti-inflammatory potential was evaluated using an in vitro model of lipopolysaccharide (LPS)-stimulated macrophages. Assessment of cell viability was made through the MTT assay. Both oils were able to significantly inhibit NO production, without affecting cell viability, in concentrations up to 0.64 mg/mL. These promising results, disclose bioactive concentrations of Myrtle essential oils with a safety profile suggesting a potential oral and topical application or use by inhalation.

© 2014 Elsevier Ltd. All rights reserved.

1. Introduction

Myrtus communis L., commonly named Myrtle, is an aromatic shrub of the Myrtaceae family, widespread all around the Mediterranean basin. In Algeria, it grows wild throughout the Tell Atlas and the coastal regions of Algiers and Constantine, where it is known as «rihan» or «mersin» (Quézel and Santa, 1962). M. communis has a long history of use as food preservative and in traditional medicine. In Algeria, the leaves of M. communis are used traditionally in the treatment of respiratory disorders, bronchitis, sinusitis, otitis, diarrhea and hemorrhoids (Beloued, 1998).

There are some studies on the biological activity of the essential oils of M. communis from various provenances. Myrtle oil from Italy inhibits the granuloma mass development and TNF-α and IL-6 formation

Abbreviations: ^{13}C NMR, Carbon-13 Nuclear Magnetic Resonance; EO, essential oil; GC-FID, Gas Chromatography-Flame Ionization Detector; GC-MS, Gas Chromatography-Mass Spectrometry; LPS, lipopolysaccharide; MIC, Minimal Inhibitory Concentration; MLC, Minimal Lethal Concentration; MTT, 3-(4,5-dimethylthiazol-2-yl)-2,5-diphenyltetrazolium bromide; NO, nitric oxide; RI, Retention Indices; SEM, Standard Error of the Mean; TMS, tetramethylsilane.
* Corresponding author. Centro de Estudos Farmacêuticos/Faculdade de Farmácia, Universidade de Coimbra, Coimbra 3000-548, Portugal. Tel.: +351 919541635; fax: +351 239 488503.
E-mail address: ligia@ff.uc.pt (L. Salgueiro).

http://dx.doi.org/10.1016/j.fct.2014.11.009
0278-6915/© 2014 Elsevier Ltd. All rights reserved.

(Maxia et al., 2011). Myrtle oil from Pakistan showed analgesic effect in mice (Syeda et al., 2013). The antibacterial activity of Myrtle essential oil has been extensively investigated (Akin et al., 2010; Bouzouita et al., 2003; De Laurentis et al., 2005; Deriu et al., 2007; Owlia et al., 2009; Rossi et al., 2007; Tolouipour et al., 2010; Zanetti et al., 2010). Contrarily, very little is known about the antifungal activity of Myrtle oil. There are only some studies regarding yeasts, particularly Candida albicans, and some filamentous fungi, specially Aspergillus strains (Cannas et al., 2013; Cunni et al., 2003; Delespaul et al., 2000; Yadegarinia et al., 2006; Zomorodian et al., 2013).

To our knowledge, the effects of Myrtle essential oil on dermatophytic fungal strains have not been evaluated. Dermatomycoses are common infections caused by filamentous fungi, especially dermatophytes and yeasts that can be severe in immunocompromised patients. Although Myrtle essential oil has a long history of use as food preservative and in traditional medicine very little information is available about its safety, with some studies concerning M. communis (Nassar et al., 2010; Uehleke and Brinkschulte-Freitas, 1979; Zeidán-Chuliá et al., 2012) and Myrtus nivellei (Bouzabata et al., 2013b), and some studies of other species of Myrtaceae, such as Backhousia citriodora, commonly known as lemon myrtle (Hayes and Markovic, 2002, 2003). Indeed, there is a lack of studies addressing the potential cytotoxicity of Myrtle essential oil on mammalian cells, namely alveolar epithelial cells, keratinocytes and hepatocytes. This evaluation is crucial to confirm it's suitability for inclusion

A. Bnaidiboussi et al /Food and Chemical Toxicology 75 (2015) 166–172 167

in pharmaceutical formulations for inhalation, topical and oral application.

In the present study two samples of Algerian Myrtle oil were chemically characterized and the antifungal activity evaluated against yeasts, dermatophytes and Aspergillus strains. Furthermore, the anti-inflammatory activity of the samples was assessed, and the safety of active doses was evaluated in several types of mammalian cells: macrophages, keratinocytes, hepatocytes and alveolar epithelial cells.

1. Materials and methods

2.1. Isolation of essential oil

Dried leaves and flowers of M. communis (b = 100 g) were harvested during the flowering stage in May–June 2010, in four Algerian locations. Eight plant samples were separately hydrodistilled using a Clevenger-type apparatus for 3 h according to the procedure described in the European Pharmacopoeia and they accounted for 0.6–1.0 g each. Afterwards, they were analyzed by GC, GC-MS and ^{13}C NMR, and grouped according to their chromatographic profile, as follows: four oil samples with α-pinene≥30%; 1,8-cineole≥20%; linalool≈5% and linalyl acetate ≈2%, led to the collective oil sample MCI; four oil samples with α-pinene <50%; 1,8-cineole <30%; linalool ≥10%; linalyl acetate≈8%, led to the collective oil sample MCII. The four samples within each collective oil (MCI I and MCI II) have similar composition.

MCI was constituted of oil samples isolated from plants harvested in Bainem Forest (Tipaza province, 2 samples), Mechtoka (Tell Atlas, Guelma Province, one sample) and Sâoula (Alger Province, one sample); MCII was constituted of samples isolated from plants harvested in Hammam Righa (Ain Defla province, 4 samples). Voucher specimens were deposited in the Herbarium of Medicinal Plants, Faculty of Pharmacy, University of Coimbra.

2.2. Chemical composition

2.2.1. Analytical GC

GC analysis was carried out with Clarus 500 Perkin-Elmer Autosystem apparatus equipped with two flame ionization detectors (FID), and fused capillary columns (50 m, 0.25 mm, i.d., film thickness 0.25 µm), BP-1 (polyethylene glycol) and BP-20 (polyethylene glycol); carrier gas, helium, linear velocity, 0.4 mL/min. The oven temperature was programmed from 60 °C to 220 °C at 2 °C/min and then held isothermal (20 min). Injector temperature, 250 °C (injection mode: split 1/60); detector temperature, 250 °C. The relative proportions of the essential oil constituents were expressed as percentages obtained by peak area normalization, without using correction factors.

2.2.2. GC-MS analysis

Essential oils were analyzed with a Perkin-Elmer TurboMass detector (quadrupole), directly coupled to a Perkin-Elmer Autosystem XL, equipped with a fused silica capillary column (60 m × 0.22 mm, i.d., film thickness 0.25 µm), Rtx-1 (polydimethylsiloxane). Carrier gas, helium at 1 mL/min; split, 1/60; injection volume, 0.2 mg; injector temperature, 250 °C; oven temperature programmed from 60 °C to 230 °C at a rate of 2 °C/min and then held isothermal (45 min); ion source temperature, 150 °C; energy ionization, 70 eV; electron ionization mass spectra were acquired over the mass range of 35–350 Da.

2.2.3. ^{13}C NMR spectroscopy

^{13}C NMR spectra were recorded on a Bruker AVANCE 400 Fourier Transform spectrometer operating at 100.13 MHz, equipped with a 5 mm probe, in deuterated chloroform (CDCl₃), with all shifts referred to internal tetramethylsilane (TMS). Spectra were recorded with the following parameters: pulse width, 4 µs (flip angle 45°); acquisition time, 2.7 s for 128 K data table with a spectral width (SW) of 24,000 Hz (240 ppm); CPD mode decoupling; digital resolution 0.183 Hz/pt. The number of accumulated scans was 3000 for each sample (50–60 mg in 0.5 mL of CDCl₃).

2.2.4. Identification of individual components

Both samples were submitted to GC in combination with Retention Indices (RI) and ^{13}C NMR analysis. Sample MCI was also analyzed by GC-MS. Identification of the individual components was based: i) on comparison of their GC retention indices (RI) on apolar and polar columns, determined relative to the retention times of a series of C₉–C₂₂ n-alkanes with linear interpolation (Target Compounds software of Perkin-Elmer), with those of authentic compounds; ii) on computer search using digital libraries of mass spectral data (Adams, 2007; König et al., 2001; National Institute of Standards and Technology, 1998) iii) by ^{13}C NMR spectroscopy following a computerized method developed in these laboratories, using home-made software, by comparison of the chemical shift values in the oil spectrum with those of reference compounds compiled in a laboratory-built library (Duquesnoy et al., 2002; Tomi and Casanova, 2006; Tomi et al., 1995). This method allows the identification of individual components of the essential oil in amounts as low as 0.3–0.4%.

2.3. Antifungal activity

2.3.1. Fungal strains

The antifungal activity of the oil was evaluated against yeasts and filamentous fungi strains (dermatophytes).

Yeasts: three ATCC (American Type Culture Collection) type strains (Candida albicans ATCC 10231, Candida parapsilosis ATCC 90018, Candida tropicalis ATCC 13803), one CECT (Colección Española de Cultivos Tipo) type strain (Cryptococcus neoformans CECT 1078); and two clinical strains isolated from recurrent cases of vulvovaginal candidiasis (Candida guilliermondii MAT23 and Candida krusei H9).

Aspergillus species: two ATCC type strains (Aspergillus niger ATCC 16404 and Aspergillus fumigatus ATCC 46645) and one clinical strain isolated from bronchial secretions (Aspergillus flavus F44).

Dermatophytes: three dermatophyte clinical strains isolated from nails and skin (Epidermophyton floccosum FF9, Trichophyton mentagrophytes FF7, Microsporum canis FF1); and four CECT (Colección Española de Cultivos Tipo) type strains (Trichophyton rubrum CECT 2794, Microsporum gypseum CECT 2908, Trichophyton mentagrophytes var. interdigitale CECT 2958, Trichophyton verrucosum CECT 2992). Candida parapsilosis ATCC 90018 was used as control.

The fungal isolates were identified by standard microbiological methods and stored on Sabouraud broth with glycerol at –70 °C. Prior to antifungal susceptibility testing, each isolate was inoculated on Sabouraud agar to ensure optimal growth characteristics and purity.

2.3.2. Antifungal activity methods

Broth macrodilution methods based on the Clinical and Laboratory Standards Institute (CLSI) reference protocols M27-A3 (CLSI, 2008c) and M38-A2 (CLSI, 2008b) for yeasts and filamentous fungi, respectively, were used to determine MICs and MLCs of the essential oils. The serial doubling dilution of the essential oil was prepared in dimethyl sulfoxide (DMSO), with concentrations ranging from 0.32 to 10 mg/mL. The final concentration of DMSO never exceeded 2%. Recent cultures of each strain were used to prepare the cell suspensions and adjusted to 1–2×10⁶ cells per mL for yeasts, and 1–2×10⁴ cells per mL for filamentous fungi. The concentration of the cells was confirmed by viable count on Sabouraud agar. The test tubes were incubated aerobically at 35 °C for 48 h/72 h (Candida spp./Cryptococcus neoformans/ Aspergillus) and at 30 °C for 7 days (dermatophytes) and MICs were determined. To evaluate MLCs, aliquots (20 µL) of broth were taken from each negative tube after MIC reading, and cultured in Sabouraud dextrose agar plates. Plates were then incubated at 35 °C for 48 h (Candida spp./Aspergillus spp.) and 72 h for Cryptococcus neoformans, and 30 °C for 7 days (dermatophytes). In addition, two reference antifungal compounds, amphotericin B (Fluka) and fluconazole (Pfizer), were used to control the sensitivity of the tested microorganisms. All tests were performed in RPMI medium. For each strain tested, both growth conditions and sterility of the medium were checked in two control tubes. The innocuity of the DMSO was also checked at the highest tested concentration. All experiments were performed in triplicate and repeated if the results differed.

2.4. Anti-inflammatory evaluation

2.4.1. Cell culture and materials

Raw 264.7 (ATCC number: TIB-71), a mouse macrophage cell line kindly supplied by Dr Otília Vieira (Centro de Neurociências e Biologia Celular, Universidade de Coimbra, Coimbra, Portugal), was cultured in Iscove's Modified Dulbecco's Eagle Medium supplemented with 10% non-inactivated fetal bovine serum, 100 U/mL penicillin, and 100 µg/mL streptomycin at 37 °C in a humidified atmosphere of 95% air and 5% CO₂.

2.4.2. Nitric oxide (NO) measurements

The anti-inflammatory activity of the oils from samples MCI and MCII was evaluated in the mouse macrophage cell line Raw 264.7. The production of NO was measured by the accumulation of nitrite in the culture supernatants, using a colorimetric reaction with the Griess reagent. The cells were plated at 0.6×10⁶ cells/ well in 48-well culture plates, allowed to stabilize for 12 h, and then incubated with culture medium (control), or stimulated with 1 µg/mL LPS, or with 1 µg/mL LPS in the presence of six concentrations of the oils, for 24 h. Briefly, 170 mg of culture supernatants were collected and diluted with equal volume of the Griess reagent [0.1% (w/v) N-(1-naphthyl) ethylenediamine dihydrochloride and 1% (w/v) sulfanilamide-containing 5% (w/v) H₃PO₄] during 30 min, in the dark. The absorbance at 550 nm was measured using an automatic plate reader (SLT, Austria). Nitrite concentration was determined using a sodium nitrite standard curve.

2.5. Evaluation of cytotoxicity

2.5.1. Cell culture and materials

The human keratinocyte cell line HaCaT, obtained from DKFZ (Heidelberg), was kindly supplied by Dr Eugénia Carvalho (Centro de Neurociências e Biologia Celular, Universidade de Coimbra, Portugal). Keratinocytes were cultured in Dulbecco's Modified Eagle Medium (high glucose) supplemented with 4 mM glutamine, 10% heat inactivated fetal bovine serum, 100 U/mL penicillin and 100 μg/mL streptomycin, at 37 °C in a humidified atmosphere of 95% air and 5% CO_2.

The human hepatocyte cell line HepG2 (ATCC number: 77400), kindly supplied by Professor Conceição Pedroso Lima, was cultured in Dulbecco's Modified Eagle Medium (low glucose) supplemented with 10% heat-inactivated fetal bovine serum, 100 U/mL penicillin and 100 μg/mL streptomycin, at 37 °C in a humidified atmosphere of 95% air and 5% CO_2.

The human alveolar epithelial cell line A549 was purchased at ATCC (number CCL-185). The alveolar epithelial cells were cultured in the same medium as keratinocytes (see above).

Along the experiments, cells were monitored by microscope observation in order to detect any morphological change.

2.5.2. MTT assay for cell viability

Cell viability was assessed for the oils from samples MCI and MCII using the mouse macrophage cell line Raw 264.7, the human keratinocyte cell line HaCaT, the hepatocyte cell line HepG2 and the alveolar epithelial cell line A549.

Assessment of cell viability was made through a colorimetric assay, using MTT (Mosmann, 1983). HaCaT, HepG2 and A549 cells (0.2×10^6 cells/well, cultured in 48-well microplates) were incubated in a final volume of 600 mg, allowed to stabilize for 12 h, and then incubated for 24 h with different concentrations of the essential oil. After adding 60 mg of MTT solution (5 mg/mL in PBS) to each well, the cells were further incubated at 37 °C for 15, 60 and 150 min for HaCaT, HepG2 and A549 cells, respectively, in a humidified atmosphere of 95% air and 5% CO_2. Supernatants were then discarded and 300 mg of acidified isopropanol (0.04 N HCl in isopropanol) were added to the cultures and mixed thoroughly to dissolve the dark blue crystals of formazan. Formazan quantification was performed using an ELISA automatic microplate reader (SLT) at 570 nm, with a reference wavelength of 620 nm.

Concerning the cell line Raw 264.7, and after collection of 170 mg of culture supernatants for NO measurement, 43 mg of MTT solution (5 mg/mL in PBS) were added and cells were further incubated at 37 °C for 15 min, in a humidified atmosphere of 95% air and 5% CO_2. Supernatants were then discarded and 300 mg of acidified isopropanol (0.04 N HCl in isopropanol) were added to the cultures and mixed thoroughly to dissolve the dark blue crystals of formazan. Formazan quantification was performed as described above.

2.5.3. Data analysis

All the experiments were performed in duplicate, and the results expressed as mean ± SEM of three independent experiments. The means were statistically compared using one-way ANOVA, with a Dunnett's multiple comparison test. The differences between the means were considered significant for values of $p < 0.001$. The statistical tests were applied using GraphPadPrism, version 5.02 (GraphPad Software, San Diego, CA, USA).

3. Results and discussion

3.1. Chemical analysis

Two samples MCI and MCII were analyzed by GC, in combination with retention indices (RIs) on two columns of different polarity, by GC–MS and by ^{13}C NMR following a computerized procedure developed in our laboratory (Duquesnoy et al., 2009; Tomi and Casanova, 2006; Tomi et al., 1995). The chemical composition is presented in Table 1. Twenty-six components, accounting for 93.8% and 92.5% of the total composition, were identified for samples MCI and MCII, respectively (Table 1). For both samples, the composition of the Myrtle essential oil is predominantly composed of monoterpene hydrocarbons (57.6% and 40.4%); α-pinene and 1,8-cineole being identified as the major components. The oils were characterized by the absence of myrtenyl acetate. The samples were differentiated on the basis of their content of α-pinene, cineole, linalool and linalyl acetate. Sample MCI exhibited higher content of α-pinene (50.8% vs 33.6%) and 1,8-cineole (21.9 vs 13.3%) than sample MCII. In contrast, sample MCII showed a higher content of linalool (14.8% vs 2.7%) and linalyl acetate (9.5% vs 0.5%). Several hydrocarbons and oxygenated monoterpenes were present in moderate amounts, namely,

Table 1
Chemical composition of essential oil samples MCI and MCII, isolated from aerial parts of *M. communis*.

Components[a]	RIa[c]	RIa[d]	RIp	MCI	MCII	Identification
Isobutyl isobutyrate	800[e]	899	1002	0.4	0.4	RI, MS, ^{13}C NMR
α-Thujene	922	924	1017	0.3	0.2	RI, MS
α-Pinene	936	932	1017	50.8	33.6	RI, MS, ^{13}C NMR
β-Pinene	978	971	1114	0.4	0.2	RI, MS
Myrcene	987	980	1161	–	0.4	RI, MS
Isobutyl 2-methylbutyrate	988[e]	986	1176	0.3	σ	RI, ^{13}C NMR
2-Methylbutyl isobutyrate	1001[e]	1001	1197	0.1	σ	RI, MS
δ-3-Carene	1010	1006	1151	0.3	0.3	RI, MS
p-Cymene	1015	1012	1272	1.0	0.8	RI, MS, ^{13}C NMR
Limonene[b]	1025	1021	1201	4.2	4.6	RI, MS, ^{13}C NMR
1,8-Cineole[b]	1024	1021	1212	21.9	13.3	RI, MS, ^{13}C NMR
γ-Terpinene	1051	1049	1247	0.2	0.1	RI, MS
Terpinolene	1082	1079	1284	0.4	0.2	RI, MS
Linalool	1086	1084	1544	2.7	14.8	RI, MS, ^{13}C NMR
2-Methylbutyl 2-methylbutyrate	1000[e]	1088	1280	0.3	σ	RI, ^{13}C NMR
Terpinen-4-ol	1164	1162	1599	0.3	0.2	RI, MS
α-Terpineol	1173	1173	1693	1.5	4.2	RI, MS, ^{13}C NMR
Estragole	1170	1175	1693	0.2	1.1	RI, ^{13}C NMR
Linalyl acetate	1230	1230	1556	0.5	9.5	RI, MS, ^{13}C NMR
α-Terpinyl acetate	1335	1332	1693	0.2	1.2	RI, MS, ^{13}C NMR
Geranyl acetate	1363	1350	1755	2.1	3.1	RI, MS, ^{13}C NMR
Methyleugenol	1360	1369	2008	1.4	1.0	RI, MS, ^{13}C NMR
(E)-β-Caryophyllene	1421	1418	1596	0.3	0.3	RI, MS, ^{13}C NMR
α-Humulene	1455	1431	1668	0.2	0.3	RI, MS
Dione A[f]	1400[e]	1492	2033	1.6	1.1	RI, ^{13}C NMR
Caryophyllene oxide	1578	1570	1977	0.2	0.5	RI, MS
Monoterpene hydrocarbons				57.6	40.4	
Oxygenated monoterpenes				31.0	46.3	
Sesquiterpene hydrocarbons				0.7	0.8	
Oxygenated sesquiterpenes				0.2	0.5	
Phenyl propanoids				1.6	3.0	
Other compounds				2.7	1.5	
Total identified				93.8	92.5	

[a] Order of elution and percentage of the components are given on the apolar column BP-1, except those with [b]. [c] on polar column. [f] Dione A = 3,3,5,5,6,8,8-heptamethyl-7-oxabicyclo[4.1.0]non-1(6)-ene-2,4-dione. [d] RIa: retention indices taken in the literature, apolar column, Terpenoids Library Website except for [e] retention indices of pure compounds (Bazali et al., 2012). [c] Retention indices from Fernandez et al. (2005). [d] Retention indices from W'genknecht et al. (1994). RIa: Retention index determined on the apolar column (BP-1). RIp: Retention index determined on the polar column (BP-20). σ < 0.05%.

A. Bouzabata et al./Food and Chemical Toxicology 75 (2015) 766–772   169

Table 2
Antifungal activity (MIC and MLC) of *M. communis* L. essential oil (samples MCI and MCII) for *Candida*, dermatophyte and *Aspergillus* strains compared with standards.

Souches	MCI		MCII		Fluco		Amph B	
	MIC[a]	MLC[a]	MIC[a]	MLC[a]	MIC[b]	MLC[b]	MIC[b]	MLC[b]
Candida albicans ATCC 10231	2.5	2.5	2.5	2.5	1	>128	N.T	N.T
Candida tropicalis ATCC 13803	2.5	2.5	2.5	2.5	4	>128	N.T	N.T
Candida krusei H 9	2.5	2.5	2.5	2.5	64	64–128	N.T	N.T
Candida guilliermondii MAT 23	2.5	2.5	1.25	1.25	8	8	N.T	N.T
Candida parapsilosis ATCC 90018	2.5	5	2.5	5–10	<1	<1	N.T	N.T
Cryptococcus neoformans CECT 1078	0.64	0.64–1.25	0.64	0.64	16	128	N.T	N.T
Epidermophyton floccosum FF 9	0.64	0.64	0.64	0.64	16	16	N.T	N.T
Microsporum canis FF 1	0.64	0.64	0.64	0.64	128	128	N.T	N.T
Microsporum gypseum CECT 2905	1.25	1.25	1.25	1.25	128	>128	N.T	N.T
Trichophyton mentagrophytes FF 7	1.25	1.25	1.25	1.25	16–32	32–64	N.T	N.T
Trichophyton mentagrophytes var. *interdigitale* CECT 2958	1.25	1.25	1.25	1.25	128	>128	N.T	N.T
Trichophyton rubrum CECT 2794	0.64	0.64	0.64	0.64	16	64	N.T	N.T
Trichophyton verrucosum CECT 2992	1.25	1.25	1.25	1.25	>128	>128	N.T	N.T
Aspergillus niger ATCC 16404	2.5	>10	2.5	>10	N.T	N.T	1–2	4
Aspergillus fumigatus ATCC 46645	2.5	>10	2.5	>10	N.T	N.T	2	4
Aspergillus flavus F 44	5	>10	5	>10	N.T	N.T	2	8

Results were obtained from three independent experiments performed in duplicate. When different MIC values were obtained, a range of values is presented.
[a] Determined by a macrodilution method and expressed in mg/mL (w/v).
[b] Determined by a macrodilution method and expressed in µg/mL (w/v).
N.T: Not tested. Fluco – Fluconazole; Amph B – Amphotericin B.

limonene, α-terpineol, and geranyl acetate in the two samples. The phenylpropanoid estragole reached 1.1% in sample MCII. The occurrence in both samples (1.1 and 1.6%) of 3,3,5,5,8,8-hexamethyl-7-oxabicyclo[4.3.0]non-1(6)-ene-2,4-dione (dione A), first identified in an Iranian Myrtle oil sample (Weyerstahl et al., 1994), should be mentioned. Dione A has been recently found in Algerian samples (Bouzabata et al., 2010, 2013a) and in the oils from other Mediterranean countries (Bazzali et al., 2012). The compositions of both myrtle oil samples are in agreement with those of various Algerian myrtle oil samples characterized by high amounts of α-pinene and cineole and lack of myrtenyl acetate (Bouzabata et al., 2013a).

3.2. Antifungal activity

The essential oils from *M. communis* showed various degrees of inhibition against all fungi tested (Table 2). For most of the dermatophytes tested, including *M. canis* FF1, *T. rubrum* CECT 2794 and *E. floccosum* FF9, the MIC was equivalent to the MLC (0.64 mg/mL), indicating a fungicidal effect for Myrtle essential oil. The oil was less effective against *Candida* sp. and *Aspergillus* sp. strains with MIC values of 1.25 mg/mL and 5 mg/mL, respectively. The results demonstrated that both samples exhibited similar antifungal activity in spite of different chemical composition. These results justify the traditional use of the Myrtle essential oil as disinfectant and antiseptic (Sumbul et al., 2011).

3.3. Anti-inflammatory activity

Since the over production of pro-inflammatory mediators, such as nitric oxide (NO), raises and maintains inflammation, compounds targeting their production are good candidates for attenuating inflammatory diseases. Thus, the effect of essential oils on the production of the pro-inflammatory mediator NO was disclosed in the present paper. After macrophages stimulation with the strong activator of inflammation LPS, in the presence of the six concentrations of the oil, nitrite production was reduced to: 14.56% ± 0.55 (2.5 mg/mL), 19.40% ± 0.94 (1.25 mg/mL), 41.71% ± 2.70 (0.64 mg/mL), 55.23% ± 1.68 (0.32 mg/mL), 63.90% ± 2.26 (0.16 mg/mL) and 84.64% ± 2.35 (0.08 mg/mL) for MCI (Fig. 1) and to 14.48% ± 0.94 (2.5 mg/mL), 18.04% ± 2.56 (1.25 mg/mL), 28.59% ± 1.60

(0.64 mg/mL), 34.91% ± 3.56 (0.32 mg/mL), 51.99% ± 0.41 (0.16 mg/mL) and 76.41% ± 1.8 (0.08 mg/mL) for MCII (Fig. 1). The anti-inflammatory activity of *M. communis* essential oils was disclosed for the first time *in vitro*, and these results highlight its potential use in traditional medicine for the treatment of several inflammatory disorders.

Both samples (MCI and MCII) significantly inhibited the NO production in macrophages stimulated by LPS, with sample MCII (characterized by high amounts of linalool) exhibiting a slightly higher anti-inflammatory activity than sample MCI, what is in accordance with Peana et al. (2002) data, were both the pure enantiomer (-)-linalool and its racemate caused a reduction of edema after systemic administration in the carrageenin-induced rat paw edema test.

3.4. Evaluation of cell viability

3.4.1. Effect of the essential oil on macrophages viability
As shown in Fig. 2, 2.5 and 1.25 mg/mL of MCI decreased MTT reduction to 26.54% ± 1.56 and 67.22% ± 3.66, respectively, while at

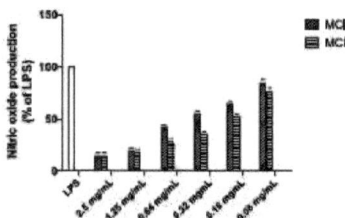

Fig. 1. Effect of essential oils of *Myrtus communis* (MCI and MCII) on NO production in macrophages. Results are expressed as a percentage of nitrite production by control cells maintained in culture medium. Each value represents the mean ± SEM from three experiments, performed in duplicate (***p < 0.001, compared to LPS).

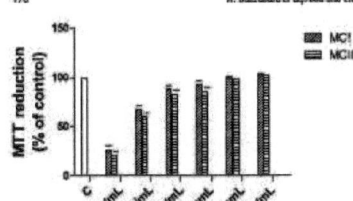

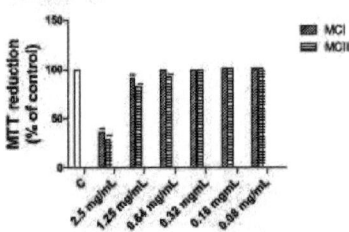

Fig. 2. Effect of essential oils of *Myrtus communis* (MCI and MCII) on macrophages viability (MTT assay). Results are expressed as a percentage of MTT reduction by control cells maintained in culture medium. Each value represents the mean ± SEM from three experiments, performed in duplicate (***p < 0.001, compared to control).

Fig. 4. Effect of essential oils of *Myrtus communis* (MCI and MCII) on hepatocytes viability (MTT assay). Results are expressed as a percentage of MTT reduction by control cells maintained in the culture medium. Each value represents the mean ± SEM from three experiments, performed in duplicate (***p < 0.001, compared to control).

the concentrations of 0.64, 0.32, 0.16 and 0.08 mg/mL, the oil did not show significant cytotoxicity in macrophages, with values of 87.40% ± 1.17, 91.86% ± 1.57, 101.0% ± 1.21 and 103.3% ± 1.07, respectively. For MCII, at the concentrations of 2.5 and 1.25 mg/mL, the MTT reduction decreased to 20.44% ± 4.6 and 58.67% ± 6.54, respectively; while at the concentrations of 0.64, 0.32, 0.16 and 0.08 mg/mL, the oil did not show significant cytotoxicity in macrophages, with values of 81.87% ± 0.35, 84.63% ± 1.99, 98.21% ± 1.00 and 102.5% ± 1.93, respectively (Fig. 2).

The oils did not affect macrophage viability at concentrations up to 0.64 mg/mL. MCII demonstrated a slightly higher toxicity than MCI, which could be related to the higher content of linalool and linalyl acetate. In fact, the toxicity of linalool and linalyl acetate was previously demonstrated in human skin cells (endothelial cells and fibroblasts) (Prashar et al., 2004).

3.4.2. Effect of the essential oil on keratinocytes viability

As shown in Fig. 3, 24 h of cells incubation with 2.5 mg/mL of MCI and MCII essential oils decreased the MTT reduction by HaCaT in comparison to control values to: 32.33% ± 0.44 and 21.16% ± 1.18, respectively. However, incubation of HaCaT with 1.25, 0.64 and 0.32 mg/mL of the oil, during 24 h, showed no cytotoxic effect,

with values of 95.27% ± 0.65 and 99.18% ± 0.54 (1.25 mg/mL), 100.60% ± 0.65 and 100.70% ± 0.29 (0.64 mg/mL), 101.60% ± 0.23 and 101.40% ± 0.19 (0.32 mg/mL), respectively for the two oils. A cell-free control was performed in order to exclude non-specific effects of the oils on MTT (data not shown).

The results indicate that *M. communis* essential oil does not affect keratinocytes viability at concentrations up to 1.25 mg/mL.

3.4.3. Effect of the essential oil on hepatocytes viability

As shown in Fig. 4, 24 h of cell incubation with 2.5 mg/mL of MCI and MCII essential oils decreased the MTT reduction by HepG2 in comparison to control values to: 36.18% ± 1.68 and 29.23% ± 0.37, respectively. However, incubation of HepG2 with 1.25, 0.64, 0.32, 0.16 and 0.08 mg/mL of the oil, during 24 h, showed the absence of any cytotoxic effect, with values of 90.59% ± 1.34 and 81.90% ± 0.76 (1.25 mg/mL), 99.55% ± 0.09 and 92.22% ± 0.83 (0.64 mg/mL), 99.79% ± 0.47 and 100.0% ± 0.53 (0.32 mg/mL), 100.8% ± 0.02 and 100.9% ± 0.44 (0.16 mg/mL), 101.2% ± 0.15 and 101.2% ± 0.48 (0.08 mg/mL), respectively for the two oils. A cell-free control was performed in order to exclude non-specific effects of the oils on MTT (data not shown).

The results indicate that *M. communis* essential oil does not affect hepatocytes viability at concentrations up to 1.25 mg/mL.

3.4.4. Effect of the essential oil on alveolar epithelial cells viability

As shown in Fig. 5, 24 h of cell incubation with 2.5 mg/mL of MCI and MCII essential oils decreased the MTT reduction by A549 in comparison to control values to: 29.74% ± 0.39 and 27.39% ± 0.83, respectively. However, the concentrations of 1.25, 0.64, 0.32, 0.16 and 0.08 mg/mL demonstrated a safety profile, with values of 85.15% ± 0.36 and 83.64% ± 0.64 (1.25 mg/mL), 93.53% ± 0.63 and 91.61% ± 0.25 (0.64 mg/mL), 100.2% ± 0.05 and 94.99% ± 0.42 (0.32 mg/mL), 100.9% ± 0.04 and 100.2% ± 0.11 (0.16 mg/mL), 101.1% ± 0.09 and 100.5% ± 0.33 (0.08 mg/mL), respectively for the two oils. A cell-free control was performed in order to exclude non-specific effects of the oils on MTT (data not shown).

The results indicate that *M. communis* essential oil does not affect alveolar epithelial cells viability at concentrations up to 1.25 mg/mL.

5. Conclusion

Our results show that *M. communis* essential oils, largely used as food preservative and in traditional medicine for the treatment

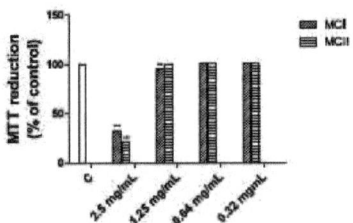

Fig. 3. Effect of essential oils of *Myrtus communis* (MCI and MCII) on keratinocytes viability (MTT assay). Results are expressed as a percentage of MTT reduction by control cells maintained in the culture medium. Each value represents the mean ± SEM from three experiments, performed in duplicate (***p < 0.001, compared to control).

A. Bouzabata et al. /Food and Chemical Toxicology 75 (2015) 166–272   171

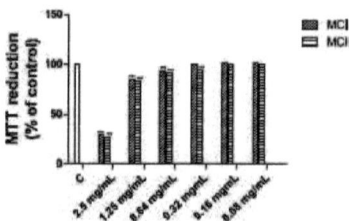

Fig. 5. Effect of essential oils of *Myrtus communis* (MCI and MCII) on alveolar epithelial cells viability (MTT assay). Results are expressed as a percentage of MTT reduction by control cells maintained in the culture medium. Each value represents the mean ± SEM from three experiments, performed in duplicate (*** $p < 0.001$, compared to control).

of respiratory disorders, diarrhea and hemorrhoids, possess significant anti-inflammatory activity and are safe at concentrations up to 0.64 mg/mL for macrophages and at concentrations up to 1.25 mg/mL for keratinocytes, hepatocytes and alveolar epithelial cells. Bioactive concentrations of Myrtle essential oils with a safety profile were disclosed in this study suggesting a potential oral and topical application or its administration by inhalation.

Therefore, Myrtle essential oils from Algeria revealed suitability for being used as preservative and to be incorporated in pharmaceutical formulations for the prevention and treatment of fungal infections and pathologies with a strong inflammatory component, as well as skin care formulations for cosmetic and pharmaceutical purposes.

Transparency document

The Transparency document associated with this article can be found in the online version.

Acknowledgements

A. Bouzabata wishes to thank the cooperation program between France and Algeria (PROFAS «B» program) for a research grant. The human keratinocyte cell line HaCaT, obtained from DKFZ (Heidelberg), was kindly supplied by Dr. Eugénia Carvalho (Centro de Neurociências e Biologia Celular, Universidade de Coimbra, Portugal). GC–MS analysis has been done on the equipment of the CPN laboratory, University of Corsica.

References

Adams, R.P., 2007. Identification of Essential Oil Components by Gas Chromatography/Mass Spectrometry, fourth ed. Allured Publishing Corporation, Carol Stream, IL, USA.

Akin, M., Aksumsek, A., Nostro, A., 2010. Antibacterial activity and composition of the essential oils of *Eucalyptus camaldulensis* Dehn. and *Myrtus communis* L. growing in Northern Cyprus. Afr. J. Biotechnol. 9, 531–535.

Bazzali, O., Tomi, F., Casanova, J., Bighelli, A., 2012. Occurrence of *C9–C14* esters in Mediterranean *Myrtus communis* L. leaf essential oil. Flavour Fragr. J. 27, 335–340.

Betoud, A., 1998. Plantes médicinales d'Algérie. Office des publications universitaires, Algiers.

Bouzabata, A., Bousaha, F., Casanova, J., Tomi, F., 2010. Composition and chemical variability of leaf oil of *Myrtus communis* from north-eastern Algeria. Nat. Prod. Commun. 5, 1659–1662.

Bouzabata, A., Castola, V., Bighelli, A., Abed, L., Casanova, J., Tomi, F., 2013a. Chemical variability of Algerian *Myrtus communis* L. Chem. Biodivers. 10, 129–137.

Bouzabata, A., Bazzali, O., Cabral, C., Gonçalves, M.J., Cruz, M.T., Bighelli, A., et al., 2013b. New compounds, chemical composition, antifungal activity and cytotoxicity of the essential oil from *Myrtus nivellei* Batt.&Trab., an endemic species of Central Sahara. J. Ethnopharmacol. 149 (3), 613–620.

Bouzouita, N., Kachouri, F., Hamdi, M., Chaabouni, M.M., 2003. Antimicrobial activity of essential oils from Tunisian aromatic plants. Flavour Fragr. J. 18, 380–383.

Cannas, S., Molicotti, P., Ruggeri, M., Cubeddu, M., Sanguinetti, M., Marongiu, B., et al., 2013. Antimycotic activity of *Myrtus communis* L. towards *Candida* spp. from clinical isolates. J. Infect. Dev. Ctries 7, 295–298.

CLSI–Clinical and Laboratory Standards Institute, 2008a. Reference Method for Broth Dilution Antifungal Susceptibility Testing of Yeasts. Approved Standard, third ed. M27–A3. Wayne, PA.

CLSI–Clinical and Laboratory Standards Institute, 2008b. Reference Method for Broth Dilution Antifungal Susceptibility Testing of Filamentous Fungi. Approved Standard, third ed. M38–A2. Wayne, PA.

Curini, M., Bianchi, A., Epifano, F., Bruni, R., Torta, L., Zambonelli, A., 2003. Composition and in vitro and in vivo antifungal activity of essential oils of *Eugenia caryophyllata* and *Myrtus communis* from France. Chem. Nat. Comp. 39, 191–194.

De Laurentis, N., Rosato, A., Gallo, L., Leone, L., Milillo, M., 2005. Chemical composition and antimicrobial activity of *Myrtus communis* L. EN. Ital. EPPOS 39, 3–8.

Deba, P., De Billerbeck, V.G., Roques, E.G., Michel, G., 2000. The antifungal activity of essential oils as determined by different screening methods. J. Essent. Oil Res. 12, 256–266.

Deriu, A., Branca, G., Molicotti, P., Pintore, G., Chiesa, M., Tirillini, B., et al., 2007. In vitro activity of essential oil of *Myrtus communis* L. against *Helicobacter pylori*. Int. J. Antimicrob. Agents 30, 562–563.

Elaqoubiy, E., Paoli, M., Castola, V., Bighelli, A., Casanova, J., 2009. Identification of taxanes in extracts from leaves of *Taxus baccata* L. using ^{13}C NMR spectroscopy. Phytochem. Anal. 20, 346–252.

Fernandes, X., Lozano-Chevelier, L., Loiseau, A.M., Perichet, C., Delbecque, C., Amiaudo, J.F., 2005. Chemical composition of the essential oils from Turkish and Honduras Styrax. Flavour Fragr. J. 20, 70–73.

Hayes, A.J., Markovic, B., 2002. Toxicity of Australian essential oil *Backhousia citriodora* (Lemon myrtle), Part 1. Antimicrobial activity and in vitro cytotoxicity. Food Chem. Toxicol. 40 (4), 535–543.

Hayes, A.J., Markovic, B., 2003. Toxicity of Australian essential oil *Backhousia citriodora* (lemon myrtle), Part 2. Absorption and histopathology following application to human skin. Food Chem. Toxicol. 41 (10), 1409–1416.

König, W.A., Hochmuth, D.H., Joulain, D., 2001. Terpenoids and Related Constituents of Essential Oils, Library of MassFinder 2.1. University of Hamburg, Institute of Organic Chemistry, Hamburg, Germany.

Maká, A., Frai, M.A., Falconieri, D., Karchuli, M.S., Raxture, S., 2011. Essential oil of *Myrtus communis* inhibits inflammation in rats by reducing serum IL-6 and TNF-alpha. Nat. Prod. Commun. 6, 1545–1548.

Mosmann, T., 1983. Rapid colorimetric assay for cellular growth and survival: application to proliferation and cytotoxicity assays. J. Immunol. Methods 65, 55–63.

Nassar, M.I., Aboutabl, E.S., Ahmed, R.F., El-Khrisy, E.D.A., Ibrahim, K.M., Sleem, A.A., 2010. Secondary metabolites and bioactivities of *Myrtus communis*. Pharmacognosy Res. 2, 325–329.

National Institute of Standards and Technology, 1996. PC version 1.7 of the NIST/EPA/NIH Mass Spectral Database, Perkin–Elmer Corp: Norwalk, CT, USA.

Owlia, P., Saderi, H., Rasooli, I., Sefidkon, F., 2000. Antimicrobial characteristics of some herbal oils on *Pseudomonas aeruginosa* with special reference to their chemical compositions. Iran. J. Pharm. Res. 8, 107–114.

Peana, A.T., D'Aquila, P.S., Panin, F., Serra, G., Pippia, P., Moretti, M.D.L., 2002. Anti-inflammatory activity of linalool and linalyl acetate constituents of essential oils. Phytomedicine 9, 721–726.

Prashar, A., Locke, I.C., Evans, C.S., 2004. Cytotoxicity of lavender oil and its major components to human skin cells. Cell Prolif. 37, 221–229.

Quézel, P., Santa, S., 1962. Nouvelle flore de l'Algérie et des régions désertiques méridionales. Éditions du Centre national de la Recherche scientifique.

Rossi, P.G., Berti, L., Panighi, J., Luciani, A., Maury, J., Muselli, A., et al., 2007. Antibacterial action of essential oils from Corsica. J. Essent. Oil Res. 19, 176–182.

Sumbul, S., Ahab Ahmed, M., Asif, M., Akhtar, M., 2011. *Myrtus communis* Linn. A review. Indian J. Nat. Prod. Resour. 2, 395–400.

Syeda, S., Ibrar, M., Barkatullah, N.M., Ehsan, M., 2013. Analgesic and gastrointestinal motility profile of essential oil from *Myrtus communis* leaves. J. Phytopharmacol. 4, 81–86.

Tohidpour, A., Sattari, M., Omidbaigi, R., Yadegar, A., Nazemi, J., 2010. Antibacterial effect of essential oils from two medicinal plants against Methicillin-resistant *Staphylococcus aureus* (MRSA). Phytomedicine 17, 142–145.

Tomi, F., Casanova, J., 2006. ^{13}C NMR as a tool for identification of individual components of essential oils from Labiatae. A review. Acta Hortic. 723, 185–192.

Tomi, F., Bradesi, P., Bighelli, A., Casanova, J., 1995. Computer-aided identification of individual components of essential oils using carbon-13 NMR spectroscopy. J. Magn. Reson. Anal. 1, 25–34.

Uehleke, H., Brinkschulte-Freitas, M., 1979. Oral toxicity of an essential oil from Myrtle and adaptive liver stimulation. Toxicology 12, 335–342.

Weyerstahl, P., Marschall, H., Rustaiyan, A., 1994. Constituents of the essential oil of *Myrtus communis* L. from Iran. Flavour Fragr. J. 9, 333–337.

172   A. Bouzabata et al./Food and Chemical Toxicology 75 (2015) 166–172

Yadegarinia, D., Gachkar, L., Rezaei, M.B., Taghizadeh, M., Astaneh, S.A., Rasooli, I., 2006. Biochemical activities of Iranian Mentha piperita L. and Myrtus communis L. essential oils. Phytochemistry 67, 1249–1255.

Zanetti, S., Cannas, S., Molicotti, P., Bua, A., Cubeddu, M., Porcedda, S., et al., 2010. Evaluation of the antimicrobial properties of the essential oil of Myrtus communis L. against clinical strains of Mycobacterium spp. Interdiscip. Perspect. Infect. Dis. 2010 (2010), Article ID 931530.

Zeidán-Chuliá, F., Rybarczyk-Filho, J.L., Gursoy, M., Könönen, E., Uitto, V.J., Gursoy, O.V., et al., 2012. Bioinformatical and in vitro approaches to essential oil-induced matrix metalloproteinase inhibition. Pharm. Biol. 50 (6), 675–686.

Zomorodian, K., Moein, M., Ghasemi Lori, Z., Ghasemi, Y., Rahimi Javid, M., Bandegani, A., et al., 2013. Chemical composition and antimicrobial activities of the essential oil from Myrtus communis leaves. J. Essent. Oil Bearing Plants 16, 76–84.

ABSTRACT

The aim of this study is the valorization of PMA in Algeria, through out the chemical composition of essential oils and the evaluation of their biological properties. For this, we used various chromatographic and spectroscopic techniques, including an analytical method based on ^{13}C NMR spectroscopy, developed in the University of Corsica.

Thus, we have illustrated the method developed at the University of Corsica. This application carried out the chemical composition of essential oils isolated from *Myrtus communis* L. We have made explicit the analysis method based on the ^{13}C NMR developed in the laboratory and highlighted the importance of complementarity of spectroscopic and chromatographic technic of analysis. This methodology has been applied on the study of the chemical variability of *Myrtus communis* L. For that,we performed a sampling in two steps. In a first step, we analysed 27 samples of myrtle essential oil from North-Eastern Algeria. The chemical composition was homogeneous, dominated by the association of α-pinene/1,8-cineole and characterized by the lack of myrtenyl acetate. In a second step, we analysed 55 samples of essential oil obtained from aerial parts of *M. communis* growing wild in Algeria in order to have a global view of Algerian myrtle. Despite the fact that the composition of these samples, are largely dominated by α-pinene and 1,8-cineole, the statistical analysis suggested the existence of two groups, which could be differentiated by their content of α-pinene, 1,8-cineole, limonene and linalool. According our results there is no correlation between pedoclimatic factors and the chemical composition of Algerian myrtle oil, which is close to that reported for oils from Corsican, Sardinia, and Tunisia. Conversely, it differs from oils described in Morocco, Spain, and Portugal which are characterized by the presence of myrtenyl acetate.

In a comparative view, we were also interested in an endemic species growing wild in Sahara Central *M. nivellei*. Thus, we describe a detailed analysis of *M. nivellei* leaf essential oil. 1,8-cineole and limonene were by far the major components. We have remarked the presence of two molecules which were absent from the commercial libraries and those built at the laboratory. The structure elucidation of new compounds was achieved by Ms Ophélie Bazzali, identified as 1-hydroxy-1-(3-methylbutoxy)-2-acetoxy-3,5,5-trimethyl-3-cyclopentene and 1-hydroxy-1-(3-methyl-2-butenoxy)-2-acetoxy-3,5,5-trimethyl-3-cyclopentene. These new compounds have been found in all investigated samples (9) isolated from two stations in Southern Algeria, and could be considered as markers of *M. nivellei*.

Finally, we evaluated the biological potential of Algerian myrtle essential oil (*M. communis* and *M. nivellei*), through out the antifungal test, the anti-inflammatory activity as well as the cytotoxicity in macrophages and keratinocytes cells. For each species, the oils revealed significant antifungal activity against *Cryptococcus neoformans* and dermatophyte strains *Microsporum canis* FF1, *Trichophyton rubrum* CECT 2794 and *Epidermophyton floccosum* FF9. Both oils were also able to inhibit significantly the production of NO, without affecting cell viability, in concentrations up to 0.64 µL/mL. Furthermore, evaluation of cell viability showed no cytotoxicity in HaCaT keratinocytes at concentrations up to 1.25 µL/mL. These findings information to the pharmacological activity of essential oil reinforcing the use of these two species in traditional medicine reported in ethnobotanical surveys, thus justifying further «*in vivo*» assays to confirm the effectiveness of the «*in vitro*» results.

KEYWORDS: Essential oil, ^{13}C NMR, Myrtus, antifungal, anti-inflammatory.

RESUME

Ce travail a pour objectif la valorisation des PMA en Algérie, par la caractérisation de diverses plantes poussant à l'état spontané à travers la composition chimique des huiles essentielles et l'évaluation de leurs propriétés biologiques. Pour cela, différentes techniques chromatographiques et spectroscopiques ont été mises œuvre, incluant la RMN ^{13}C suivant une méthode mise au point et développée par l'Université de Corse.

Ainsi, nous avons illustré la méthode d'analyse développée à l'Université de Corse. Cette application a concerné l'étude de la composition chimique de l'huile essentielle de *Myrtus communis* L., qui a permis d'expliciter la méthode d'analyse basée sur la RMN du ^{13}C et démontrer l'importance de la complémentarité des techniques d'analyse.

Nous avons poursuivi notre étude, par l'application de cette méthodologie dans l'étude de la variabilité chimique du myrte d'Algérie, nous avons réalisé un échantillonnage en deux temps. Dans un premier temps, nous avons montré que la composition chimique de l'huile essentielle du myrte du Nord-Est algérien, avec l'analyse de 27 échantillons est homogène, dominée par l'association α-pinène/1,8-cinéole et caractérisée par l'absence d'acétate de myrtényle. Ensuite, nous avons analysé 55 échantillons d'huile essentielle préparés avec du matériel végétal récolté dans tout le pays, afin d'avoir une vision globale du myrte d'Algérie. Bien que les compositions de ces échantillons soient largement dominées par l'α-pinène et le 1,8-cinéole, l'analyse statistique a permis de distinguer deux groupes sur la base des teneurs en α-pinène, 1,8-cinéole, linalol et acétate de linalyle. Cette variabilité est indépendante des conditions pédoclimatiques et la composition chimique de l'huile essentielle de myrte d'Algérie est proche de celle décrite en Corse, en Tunisie et en Sardaigne mais très différente de celle décrite au Maroc, Portugal et Espagne, caractérisée par la présence d'acétate de myrtényle.

Nous nous sommes aussi intéressés à une espèce endémique au Sahara Central *M.nivellei*, dans un but comparatif avec l'huile essentielle de *M. communis*. Pour cela, nous avons décrit l'analyse détaillée d'un échantillon d'huile essentielle extraite à partir des parties aériennes. La composition chimique est dominée par le 1,8-cinéole et le limonène. Nous avons également remarqué la présence de deux molécules absentes des bibliothèques commerciales et celles construites au laboratoire. Dans le cadre de la collaboration scientifique avec l'équipe de Chimie et Biomasse, Université de Corse, l'élucidation structurale, réalisée par Me Ophélie Bazzali, a permis d'identifier deux composés nouveaux le 1-hydroxy-1-(3-méthylbutoxy)-2-acétoxy-3,5,5-triméthyl-3-cyclopentène et le 1-hydroxy-1-(3-méthyl-2-butenoxy)-2-acétoxy-3,5,5-triméthyl-3-cyclopentène. Ces deux molécules sont présentes dans tous les échantillons étudiés (9) provenant de deux stations du Sud algérien et pourraient être considérées comme des marqueurs de l'espèce *M. nivellei*.

Enfin, afin de confirmer les utilisations traditionnelles du myrte, le potentiel biologique des huiles essentielles de *M. communis* et *M. nivellei* a été évalué par des tests antifongiques, anti-inflammatoires et par la mesure de la cytotoxicité vis-à-vis de deux lignées cellulaires (macrophages et kératinocytes). Pour chacune des espèces, une meilleure sensibilité a été observée pour *Cryptococcus neoformans* suivi partrois dermatophytes *Microsporum canis* FF1, *Trichophyton rubrum* CECT 2794 et *Epidermophyton floccosum* FF9. De plus, nous avons constaté une inhibition significative de la production de NO par les macrophages. L'absence de cytotoxicité a été observée aussi bien pour l'huile essentielle de *M. communis* que celle de *M.nivellei*, vis-à-vis des macrophages (concentrations inférieures ou égales à 0,64 µL/mL) et des kératinocytes HaCaT (concentrations inférieures ou égales à 1,25 µL/mL). Ces informations relatives à l'activité pharmacologique, valident l'utilisation de ces deux espèces en médecine traditionnelle reporté dans des enquêtes ethnobotaniques, et doivent être complétées par des essais *«in vivo»* pour confirmer l'efficacité des tests *«in vitro»*.

MOTS CLES : Huile essentielle, RMN ^{13}C, *Myrtus,* antifongique, anti-inflammatoire.

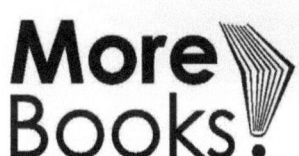
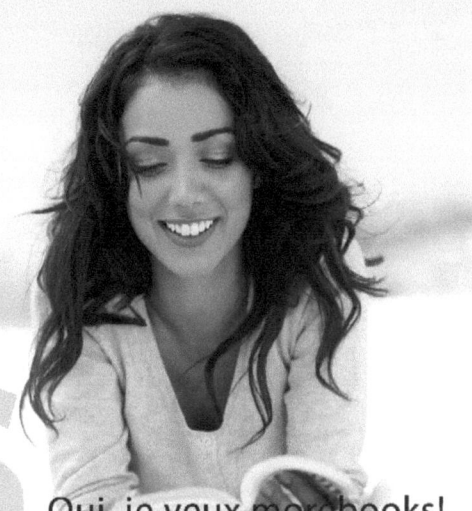
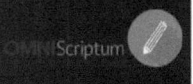

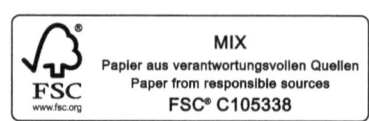

Printed by Books on Demand GmbH, Norderstedt / Germany